百病食疗一本通

对症吃出健康，一本在手，百病不愁

李卉　王梅康　主编

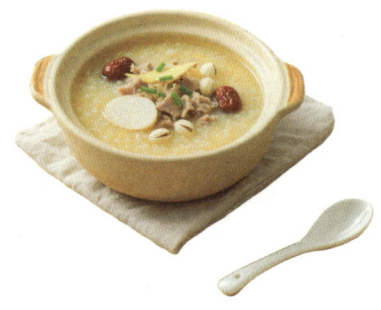

江西科学技术出版社

江西·南昌

序言
Preface

药食同补，缔造健康生活

日常生活中，我们的身体经常会被各种大大小小的疾病困扰，小至咳嗽感冒大到肿瘤癌症，这些疾病不仅影响着我们的身体健康，也让我们的心情变得黯淡无光。其实，只要懂得一些基本的养生防病方法，并正确地加以利用，就能使我们拥有一个健康的身体。而在众多的养生方法中，药膳食疗是最简单有效的方法之一。

药膳食疗是以各种中药材和养生食材为基础的中国传统医学与美食的完美结合。一勺汤、一盘菜、一碗粥，只要在其中加入了适合的药材，就成了能够滋补养生、防病祛病的美味药膳，让您既拥有了健康，又享受了美味。如今，人们越来越注重健康、天然养生，选择用更天然、更安全的药膳来调养滋补身体。

药膳起源于我国传统的中医学和饮食文化，是将中医学、烹饪学和营养学完美结合，严格按照食材、药材间的配伍原则，再加之熟练的烹饪技术，烹调出集养生与美味于一体的健康药膳。它将药材作为食物，又将食材赋予药用，药借食力，食助药威，二者相辅相成，以更自然的方式来保健强身、防病治病、延年益寿，真正做到药食同补，缔造健康生活。

自古以来，许多中医经典文献中都涉及了药膳的理论与实践，诸如《本草纲目》《黄帝内经》等著作，均对药膳的应用提供了重要的指导。这些经典不仅对药材的使用作出了详细的论述，还提出了通过合理的食物和药物配伍来增强体质、预防疾病和调节身体功能的理论与实践。药膳在中国传统医学中占有举足轻重的地位，这些药膳智慧至今对于人体健康仍有重要意义。

这本《百病食疗一本通》即在深入研究中国古代医学典籍的基础上，从几百种传统中药中精心挑选出更常见常用，更行之有效的中药材与相符的食材进行搭配，烹饪出既能养生祛疾，又美味可口的药膳，让"良药不再苦口"。本书为您精心介绍了210余种实用贴心的家庭养生药膳，以常见的药材食材、简单易学的烹饪方法、科学安全的搭配方案让您吃得明白、吃得营养、吃得放心。

从整体结构上来讲，本书分为九章。第1章对药材、食材以及药膳的基础知识和人体所必需的营养素进行了详细的阐述，让读者明白药膳怎样做更安全、更有效。第2～3章，根据四季的变化和人们不同的体质展现给大家不同的适用药膳，让大家能够循四季而养，辨体质而调。第4～7章，根据不同的病症，为读者介绍了贴心的对症药膳，让有不同需求的人群都能从中找到适合自己的美味佳肴和养生良方。第8～9章，重点介绍了婴幼儿、青少年、孕产妇、更年期人群、老年人、上班族等特殊人群适用的养生药膳，真正做到因人群而养，让家庭中的每一员都能从中找到适合自己的药膳美食。

本书对每一款药膳都配以清晰精美的实物图，让读者能够准确地辨别其品相，为其烹饪制作提供参考。另外，对书中的所有药膳食谱，我们都按照做法进行了实际操作，并进行了实景拍摄，让读者看起来清楚明了，做起来轻松愉悦。

药膳虽然能够在各种疾病的调理中发挥重要作用，但它不是包治百病的"万能药"，更不能代替药物治疗，它只是保健养生和防病祛病的一种有效辅助方法。因此当病情急重，或者食用药膳后病情并没有减轻时，还是应该及时就医治疗。

最后，真诚地希望本书能够为您的生活带来便利，让您和您的家人能够充分享受生活，拥有健康。将本书放在床头，每天读一读，让疾病少一点，健康多一点。

编者谨识

阅读导航
How to read

本草药典详解
详细介绍对症药材和食材的功效、如何选购、服用禁忌、适用剂量（每餐适用剂量）等，让读者掌握相关药材、食材的全面知识。

对应症状
将人们生活中常见的病症分门别类地加以阐述，便于不同症状人群检索阅读，选择适合的药膳。

对症药材、食材
介绍对治疗、缓解对应症状最有效的药材和食材，便于选择最有效的药材与食材组合来烹制药膳。

养生专家诊断
养生专家权威解析疾病的形成原因和症状表现，让读者能够自检、自查。

医师小叮咛
专业医师给出的日常保养建议，日常做好养护，就能很好地预防和缓解疾病。

饮食注意事项
全面阐述对应症状的饮食注意事项，让读者知道什么能吃，什么不能吃。

药膳常识 | 四季养生 | 体质调理 | 排毒护肝 | 健脾养心 | 润肺养肾 | 美容养颜 | 呵护全家 | 上班族

春季养阳

春季是万物复苏的时节。中医认为，人体在春季"由静转动、阳气渐升"。因此，春季需要补充能够补气升阳的营养物质，让身体尽快从冬眠中苏醒过来。同时饮食应以清淡为主，以免增加肠胃负担。

对症药材
①首乌　②地黄　③白芍
④枸杞　⑤黄芪　⑥太子参

对症食材
①香椿　②荠菜　③蒜
④春笋　⑤茼蒿　⑥山药

养生专家诊断

疾病成因
春季是万物复苏的季节，经过一个漫长冬季的储藏，天气转暖，身体阳气开始上升，身心机能被激活。中医认为春季养阳，重在养肝。肝如果过于活跃易引发身心不适，自律神经不调等问题。

症状表现
如果春季没有及时养阳，身体中的阳气得不到补充，我们的抵抗力就会下降，常常表现为易于感冒，总是感到身体寒冷、手脚冰凉、倦怠无力，身体气血不通，食欲不振症。

医师小叮咛

春天天气逐渐转暖，很多年轻人为了美丽，往往很早就脱下了厚厚的冬装，换上了春装。这样做会导致寒气入侵，引发感冒。因此春季应该遵循"春捂"的原则，不要急于更换春装。

本草药典详解

太子参
功效：补气生津，补肺健脾。
选购：以条粗肥润，无须根，脆易折断者为佳。
服用禁忌：表实邪盛者不宜食用。
适用剂量：15～30克。

山药
功效：健脾益肾，降血糖。
选购：以须毛多，横切面呈雪白色者为佳。
服用禁忌：长期食用山药者忌食生葱，大便燥结者不宜食用。
性味：性平，味甘。

饮食注意事项

宜
- 春季饮食以清平为主，适当多吃些温补助阳的食物，如红枣、牛奶、豆浆、春笋、山药等，来抵御肝气的入侵。
- 日常饮食应选择一些养肝、疏肝、健脾、理气的食物。

忌
- 少吃寒凉以及过酸的食物，尽量少喝冷饮。

快速掌握书中图文的阅读方法，提高阅读效率与阅读愉悦度。

药膏名称
　　清楚标明每款药膏的对应名称及最佳功效，方便不同人群对症查找相关药膳。

太子参米肚 ● 春季补阳不生病

材料

【药材】太子参18克。
【食材】糯米180克，猪肚360克，料酒、酱油、葱、白糖各10克，鸡精、盐、姜适量。

做法

1. 将太子参润透，切成薄片；糯米洗净沥干；猪肚洗净，切成长条；姜切片，葱切段。
2. 将猪肚放入碗内，加入调味料腌制1小时。
3. 将猪肚、太子参、糯米依次放入碗中，大火蒸50分钟，停火即可。

药膳功效全解析

　　太子参具有补肺健脾、补气生津、提高免疫力的功效；猪肚能够健脾胃、补中气。二者搭配能够大补元气，固脱生津。

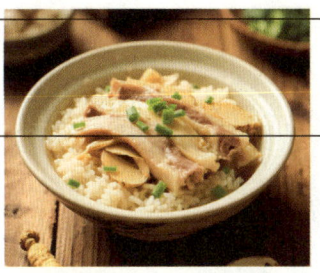

本草小百科

　　太子参性平、味甘、微苦，《本草纲目》记载，太子参可"大补元气"。具有补脾胃之气，养阴生津的功效，不宜与藜芦同食，表实邪盛者不宜食用。

材料
　　给出相应药膳所需药材与食材的用量，方便制作。

做法
　　详细阐述每款药膳的烹饪方法，让读者一学就会。

小百科
　　详细介绍烹饪药膳的主要药材和食材的功效、宜忌及选购妙招等，拓宽读者的知识面。

首乌肝片 ● 明目养血抗衰老的家常菜

材料

【药材】何首乌10克。
【食材】猪肝220克，油菜13克，黄酒、葱、姜、蒜、水淀粉各10克，盐、醋、酱油适量。

做法

1. 将何首乌煎汁，取20毫升备用。
2. 将猪肝洗净、切片，葱、蒜、姜切碎；在猪肝中加入少许首乌汁和盐，用6克水淀粉搅拌均匀；将剩余的首乌汁与调味料兑成汁。
3. 热锅下油，放入猪肝滑透，放入葱姜略煸，油菜下锅，倒入兑好的首乌汁略炒即可。

药膳功效全解析

　　首乌能够养血、益肝、补肾；猪肝具有很好的养血、补肝明目功效。本药膳具有很好的补肝明目、抗衰老功效。

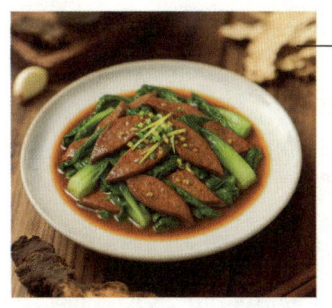

品饮宜忌

　　何首乌忌与萝卜、猪肉、猪血、羊血、无鳞鱼同食；大便溏泻及有湿痰者不宜食用。孕妇及出血性疾病患者慎食。

药膳主图
　　药膳的高清实拍图，便于读者作为参照物进行烹饪。

品饮宜忌
　　介绍对应药膳的食用宜忌、不适用人群、食物搭配宜忌等，让药膳因安全而健康。

药膳功效全解析
　　详细介绍每款药膳的药膳功效，让读者有的放矢地选择对症药膳。

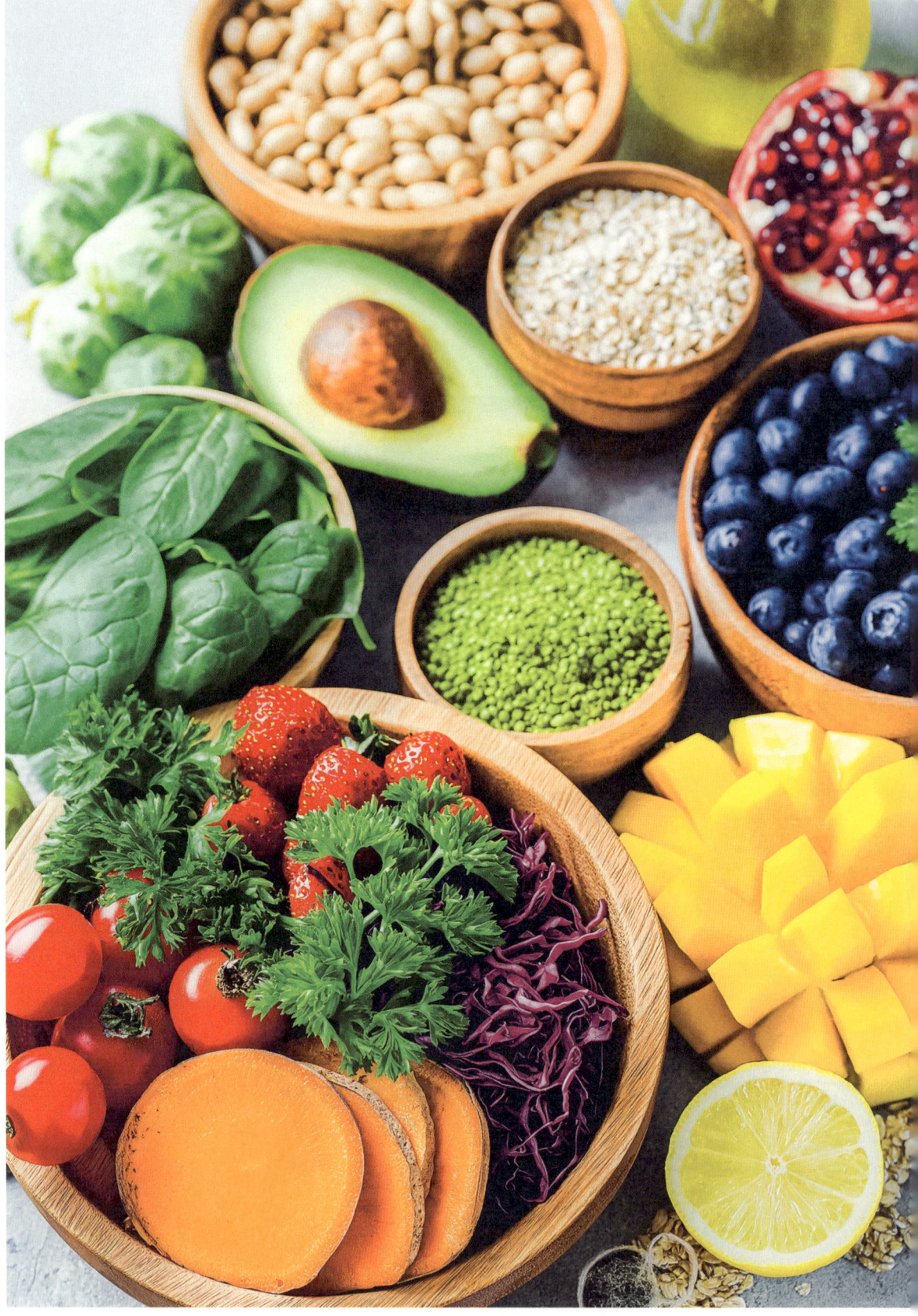

目录
Contents

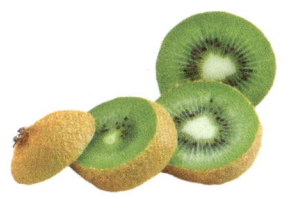

Chapter 1　实用药膳常识
打开药膳养生的密码

补充人体必需的营养素，你需要吃这些......2
你吃对了吗，科学饮食才能吃出健康......3
"药食同源"，食物是最好的医药......4
四性五味请牢记，吃对食物胜服药......5
五色食物补五脏......7
食材、药材的保存与使用有妙招......8
药膳养生，安全、营养、美味......9

Chapter 2　四季养生篇
养生专家告诉你，什么时节吃什么药膳

四季养生 常用药材......34
四季养生 常用食材......35

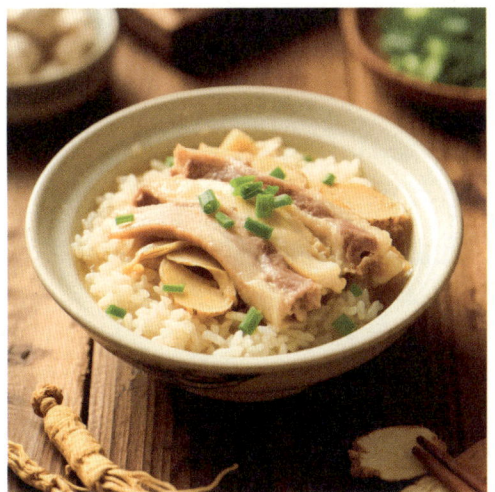

◆ **春季养阳**
太子参米肚　春季补阳不生病......15
首乌肝片　明目养血抗衰老的家常菜......15

◆ **夏季去暑**
参金冬瓜汤　湿热没胃口，就喝参金冬瓜汤......17
归参山药猪腰　专治夏季口干口渴......17

◆ **秋季润燥**
百合炖芦笋　秋燥流鼻血，赶紧找百合......19
菊花肉片　秋季护眼，菊花&胡萝卜最管用......19

◆ **冬季养肾**
虫草老鸭汤　温补不上火，除烦显精神......21
韭菜核桃炒虾仁　吃我冬天不怕冷......21

Chapter 3 体质调理篇
辨清体质养生,让养生事半功倍

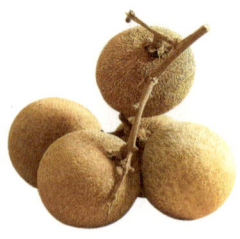

体质调理 常用药材 46
体质调理 常用食材 47

◆ 气虚体质
灵芝黄芪炖肉　灵芝&黄芪,补气安神最灵验 27
黄芪乌鸡汤　男人喝了身体壮,女人喝了气血好 27
党参煮土豆　体虚盗汗,来点党参煮土豆 28
黄精蒸土鸡　体倦无力者的"红牛" 28
苁蓉羊肉粥　苁蓉羊肉粥,找回男人的自信 29

◆ 气滞体质
人参雪梨乌鸡汤　大补元气,只用人参一点点 31
白术甘草汤　通气血、润红颜,就喝此汤 31

◆ 血虚体质
醪糟炖蛋　温中补气,养血安神,产后调养好搭档 33
红枣枸杞鸡汤　女性补气养血的首选 33
无花果煎鸡肝　面色苍白,经常吃点动物肝脏 34
糯米黑豆豆浆　孕妇也能喝的益气补血饮品 34
黄芪虾仁汤　让你气色红润,告别脸色苍白 35
红枣红豆粥　红枣&红豆,让你的脸色白里透红 35

◆ 瘀血体质
黑豆桂圆汤　气血不通畅,经常来点桂圆与黑豆 37
川芎蛋花汤　身上有瘀青,川芎来帮忙 37

◆ 阴虚体质
紫米甜饭团　男人吃了补肾,女人吃了润肺 39
银耳优酪羹　银耳,滋阴润肺的"长生不老药" 39
阿胶麦冬粥　经常吃阿胶,容颜不掉队 40
姜母老鸭煲　大病初愈身体弱,老鸭补虚效果好 40
糖枣芹菜汤　夏季祛暑安神的专业户 41
银耳橘子汤　能止咳的橘子水 41

◆ 痰湿体质
党参黄芪排骨　气虚气喘,来点党参和黄芪 43
白果蒸蛋　哮喘发作,赶快找白果 43
芡实莲子薏仁汤　排出湿气,消除水肿好轻松 44
排骨薏仁粥　大口吃肉也能减肥 44
苋菜大米粥　夏季清热凉血,来碗苋菜粥 45

Chapter 4 清热排毒 疏肝理气篇
肝火旺、脾气大,吃对药膳,排除毒素一身轻松

清热排毒 常用药材 48
清热排毒 常用食材 49
疏肝理气 常用药材 50
疏肝理气 常用食材 51

◆ 排毒祛火
菊花金银花茶　午后来一杯,精神一下午 53
鱼腥草茶　身体有炎症就吃鱼腥草 53

熟地冬瓜汤　经常盗汗，晚餐吃点熟地冬瓜汤..... 54
红花蒸蛋　血气不通毒素堆积，红花挺管用..... 54
红豆薏仁糊　排出毒素，身体好轻松..... 55
西红柿烩豆腐　小便通畅，轻松排毒..... 55

◆ 清热明目

决明子海带汤　明目防辐射，电脑族必备..... 57
胡萝卜咸粥　常吃胡萝卜，还你动人明眸..... 57
鱿鱼蛤蜊粥　眼睛红肿火气大，来点蛤蜊粥..... 58
桑杏菊花甜汤
　肝火旺，眼睛疼，只需桑菊一点点..... 58
胖大海杞子羹　止咳明目，双管齐下..... 59

◆ 消夏祛暑

陈皮绿豆汤　夏季消暑排毒必不可少..... 61
玉米绿豆糊　夏季常饮，开胃又消烦..... 61
薏仁藿香扁豆汤　藿香是夏季必备的防暑药..... 62
绿豆薏仁粥　排毒、消暑两不误的佳品..... 62
冬瓜薏仁鸭　既补身又解暑的美味鸭..... 63
苦瓜鸡蛋　既能减肥，又能排毒的廉价食品..... 63

◆ 代谢消脂

香菇陈皮炖冬瓜　冬瓜是个宝，利尿又减肥..... 65
山药枸杞炖牛肉　大口吃肉，照样减肥..... 65

◆ 养肝护肝

麦芽肉片汤　心情郁闷，麦芽让你拥有好心情..... 67

山药炖鸡汤　脾虚腹泻，来碗山药炖鸡汤..... 67

◆ 通乳丰胸

木瓜炖银耳　产后通乳美容两不误..... 69
猪脚煮花生　产妇补血增乳的必备餐..... 69
通草丝瓜汤　产后乳汁少，赶快找通草..... 70
牛奶炖花生　既滋补又通乳的老百姓食材..... 70

◆ 宁心助眠

党参茯苓粥　病后虚弱，党参茯苓滋补又安神..... 72
金针木耳肉片　常吃就能远离心血管疾病..... 72
当归炖猪心　心不慌，睡得好，心情爽..... 73
荞麦桂圆粥　荞麦是增长精神的大力士..... 73

◆ 理气止痛

香菇旗鱼汤　腰腿疼痛的妙药良方..... 75
虫草瘦肉粥　虫草一点点，轻松提高免疫力..... 75
山药土茯苓煲瘦肉
　通筋活络，去除湿毒就吃我..... 76
杜仲寄生鸡汤　既能止痛，还能安胎..... 77

Chapter 5　补血养心　健脾和胃篇
保护好心血管，三高人群的救命菜可以这样做

补血养心　常用药材..... 80
补血养心　常用食材..... 81
健脾和胃　常用药材..... 82
健脾和胃　常用食材..... 83

◆ 养心安神

胡桃豆腐汤　小小胡桃，脑神经的保护神..... 85
益智家常面　家常面，让你越吃越聪明..... 85
小麦红枣粥　小麦补气止烦价值高..... 86

参片莲子汤　心烦失眠，找莲花仙子相伴..........86
百合红枣粥　常吃百合，睡得香精神好..........87
银耳炖猪心　神经衰弱，银耳来帮忙..........87

◆ 活血化瘀
三七蛋花汤　气血不通头晕痛，三七散瘀很有效..........89
当归芍药炖排骨　告别黄脸婆，脸色红润心情美..........89
月季花粥　月季花美，活血调经更有效..........90
猪肝菠菜汤　贫血人群的必吃菜..........90
川芎黄芪炖鱼头
　　头晕头痛、跌打损伤，川芎都能治..........91

◆ 调节血糖
山药煮鲑鱼　餐桌有山药，饭后血糖不升高..........93
党参杞枣汤　党参是个宝，补血降压有奇效..........93
荞麦南瓜糊　荞麦就是三高人群的救命药..........94
西蓝花炒蛤蜊　西蓝花是糖尿病人的必选菜..........94

◆ 降血脂
鱼香茄子　茄子，保护心血管的紫衣郎中..........96
木耳炒白菜　软化血管，首选木耳..........96
猴头菇螺头汤　猴头菇养胃降血脂..........97
何首乌炒猪肝　治好脚气，让你足下更有力..........97

◆ 防治贫血
阿胶牛肉汤　女人吃阿胶，气色好、精神佳..........99
麦芽糖煮红枣　大枣一吃露红颜..........99

◆ 心悸气短
茯苓杏片松糕　气血足了才能心神安..........101
桂圆煲猪心　缓解压力的美味汤..........101

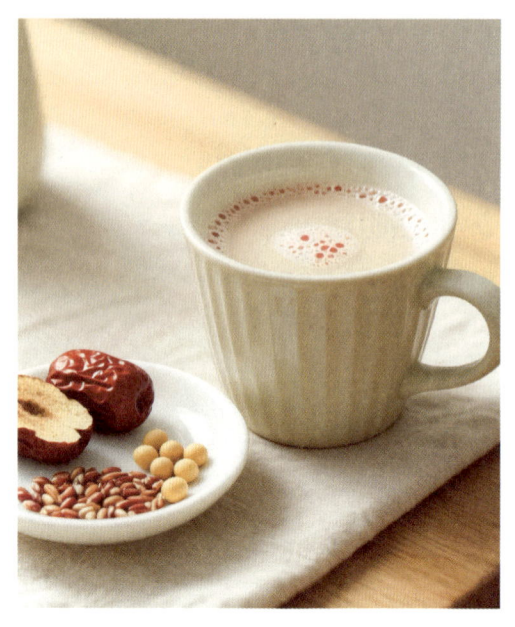

◆ 稳定血压
百合小黄瓜
　　头昏脑涨血压高，黄瓜经常备身边..........103
玉米红枣粥　吃点玉米就能降血压..........103
荠菜地栗汤　常吃荠菜，降压又减肥..........104
乌梅大枣银耳汤
　　乌梅是保护肝脏的有机酸果..........104
西芹多味鸡　想降压，吃芹菜..........105

◆ 消食健胃
山楂乌梅茶　山楂是消食化积的天然胃药..........107
草莓小虾球　好看又开胃，让你胃口大开..........107
莲子乌鸡汤　疲劳、没胃口，试试乌鸡汤..........108
白术猪肚粥　白术、猪肚，健脾养胃..........108
神曲山楂粥　伤食腹泻，来点神曲山楂粥..........109
杨桃紫苏梅甜汤
　　肠胃受寒不消化，吃点杨桃助消化..........109

◆ 食欲不振
莲藕炖排骨　没有食欲，莲藕让你增食欲..........111
谷芽麦芽汤　谷芽、麦芽，开胃消食的佳品..........111

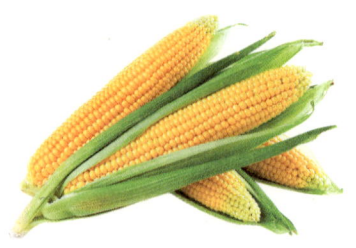

◆ 防治腹泻

茴香粥	肚子胀不消化，喝点茴香粥就管用......113
莲子紫米粥	适合新妈妈喝的滋补止泻粥......113
莲子红枣粥	莲子&红枣，专治着凉腹泻......114
高粱红枣豆浆	高粱、红枣都能治腹泻......114
茯苓山药米糊	慢性肠炎，常吃茯苓......115
车前草猪肚汤	猪肚就能健胃整肠止腹泻......115

◆ 慢性胃病

山楂牛肉菠萝盅　老胃病患者的日常调理餐...117

人参红枣粥　大补元气，健胃安神的首选.........117

◆ 润肠通便

松仁炒玉米	不仅治便秘，还能防三高......119
雪梨豌豆炒百合	消积食，通宿便，身体好轻松......119
红枣柏子小米粥	治疗长期便秘、老便秘效果最显著......120
人参蜂蜜粥	气血两虚老便秘，人参蜂蜜粥解烦忧......121

Chapter 6　润肺止咳　滋补养肾篇
女人养好肺气色佳，男人养肾就是养命，肾好才能生活好

润肺止咳　常用药材	124
润肺止咳　常用食材	125
滋补养肾　常用药材	126
滋补养肾　常用食材	127

◆ 滋阴润肺

洋参麦冬粥	一碗粥就能清肺热，宁心神......129
百合莲子豆浆	百合、莲子常相伴，养心安神精神足......129
雪梨枇杷蜜	老少皆宜的润肺化痰饮品......130
莲子花生豆浆	每天来一杯，胜过"静心口服液"......130
麦冬炖燕窝	燕窝是女人滋阴润肺的绝佳补品......131
银耳莲子羹	女人滋阴养颜的老配方......131

◆ 化痰止咳

枇杷叶茶	肺热咳嗽，来点枇杷叶......133
沙参百合汤	气虚久咳患者的甜味汤......133
山药瘦肉粥	经常饮此粥，强身健脾精神好......134

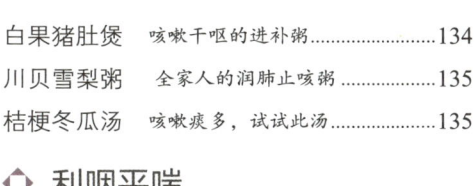

白果猪肚煲	咳嗽干呕的进补粥......134
川贝雪梨粥	全家人的润肺止咳粥......135
桔梗冬瓜汤	咳嗽痰多，试试此汤......135

◆ 利咽平喘

白果炒木耳	咳嗽咽喉痛，来个白果炒木耳......137
玄参萝卜汤	每天吃点萝卜，咽喉不发炎......137

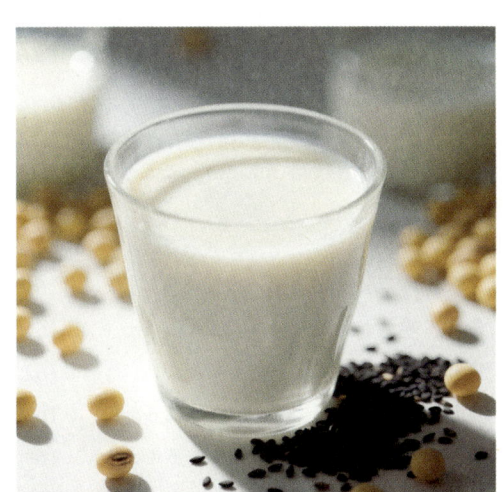

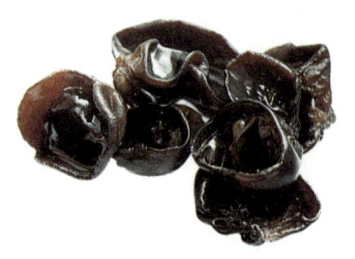

慢性支气管炎
四仁鸡蛋粥　慢性支气管炎，此粥来调养..........139
润肺乌龙面　咽干喉痛，吃点面就能治好..........139

滋阴补肾
百合地黄粥　比"六味地黄丸"更美味的补肾粥..........141
板栗焖鸡翅　肾虚腹泻，常吃板栗..........141
红枣荸荠汤　荸荠&红枣，既清热又滋补..........142
当归羊肉汤　男女通用的滋阴补肾大补汤..........143

补阳护肾
杜仲羊肉汤　男性体寒，多吃羊肉..........145
干姜大枣汤　温中助阳，男不可百日无姜..........145

鹿茸酒醉蛋　男人养肾，每次只需一点点..........146
韭菜炒虾仁　韭菜是男人归心利肾的"起阳草"146
山茱萸蒸羊肉
　　附子&羊肉，让男人更自信..........147
冬虫夏草鸡　阳痿苦难言，虫草帮你消烦忧..........147

补气养肾
参茸酒鸡肉汤　人参&鹿茸，大补身体..........149
海鲜山药饼　气虚则肾虚，补肾先补气..........149
板栗枸杞粥　补肾气，腰膝有力精神足..........150
枸杞鱼片粥　天天吃枸杞，肾好精神好..........150

骨质疏松
芝麻牛奶豆浆　芝麻&牛奶，促进钙吸收..........152
木耳炒芹菜　老年骨质疏松，就吃这道家常菜..........152
大骨高汤　吃骨头补骨头..........153

腰膝酸软
板栗排骨汤
　　排骨汤中加板栗，益气补肾挺有效..........155
三仙烩猪腰　猪腰补肾挺有效，常吃增力气..........155

Chapter 7　女性调理养颜篇
常吃这些养颜调理餐，让你做女人精彩不停

调理养颜　常用药材..........158
调理养颜　常用食材..........159

经期护理
花旗参炖乌鸡　经期量少，花旗参乌鸡来补血..........161
艾叶煮鸡蛋　赶走经期体寒腹痛..........161
玉米排骨汤　平衡你飞扬的激素..........162
熟地当归鸡汤　让自己更舒服，让男人更爱你..........162
百合炒红腰豆　补血抗衰老，容颜逆生长..........163

补气人参面　经常吃碗面，就能预防宫颈癌..........163

调经补血
桂圆肉煮鸡蛋
　　脸色苍白气血虚，桂圆最滋补..........165
红枣鸡肉汤　红枣是女性必备的养血美颜丸..........165
三七炖鸡　通血气，止疼痛的美味补品..........166
当归益母草蛋　女性活血调经挺管用..........166
玫瑰豆浆　疏肝解郁，调节激素..........167

◆ 保湿润肤
牛奶杏仁豆浆　皮肤水润不显老................169
干贝西蓝花　告别肌肤暗哑，重现光晰肌肤.....169
芦荟西红柿汤
　　消除黑色素，皮肤水润光滑..................170
猴头菇鸡汤　跟毛孔粗大说拜拜..................170

◆ 消斑祛痘
抗敏关东煮　皮肤过敏的女性要常吃..............172
玫瑰枸杞养颜羹　气血足，皮肤红润赛苹果......172
燕麦花生糊　排除毒素，肌肤好呼吸..............173
芦荟西瓜汁　皮肤长痘，吃芦荟，用芦荟.........173

◆ 除皱抗衰
木瓜冰糖炖燕窝　常食燕窝保年轻................175
冰冻红豆薏仁　平滑肌肤小细纹..................175
银耳山药羹　排出毒素，消除色斑没烦恼.........176
美肤猪脚汤　富含胶原蛋白的美味汤..............176

◆ 减肥瘦身
纤瘦蔬菜汤
　　身体毒素一扫光，化身窈窕美人..............178
牛奶燕麦粥　减肥排宿便，首推燕麦..............178
南瓜百合甜点　轻松瘦出小蛮腰..................179

◆ 乌发生发
芝麻红枣粥　每天来一碗，白发变青丝............181
首乌核桃粥　秀发乌黑有光泽....................181

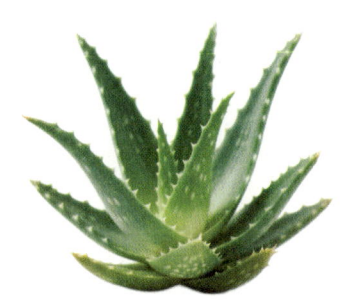

Chapter 8　呵护全家篇
营养科专家首推的各类人群养生餐

呵护全家　常用药材...............................184
呵护全家　常用食材...............................185

◆ 婴幼儿辅食
红薯苹果奶汁　每天一杯，宝宝不便秘............186
金针菇面　常吃金针菇，宝宝聪明身体棒.........187
蛋黄米糊　宝宝好吸收，提高免疫力..............187

◆ 青少年成长
核桃花生黄豆浆　增强记忆，学习轻松不费劲....188
菠菜炒鸡蛋　鸡蛋让孩子更聪明..................189
核桃花生糊　花生&核桃，强身又健脑............189

◆ 孕妈营养
燕麦栗子糊　孕期便秘，就喝燕麦栗子糊........190
蔬果叶酸汁　补充叶酸，减少宝宝畸形............191
葡萄干粥　孕期浮肿，吃葡萄....................191

◆ 产妇月子养护
红枣糯米糊　产后虚弱，多吃红枣................192
十全大补乌鸡汤　产后常喝乌鸡汤最滋补........193
黄芪猪肝汤　产后气虚乳汁少要常喝..............193

◆ 更年期调养
黑米黄豆糊　抗衰老黑米很管用..................194

麦草萝卜汤　更年期心烦失眠，就喝此汤..................195
猪肚炖莲子　清心安神睡得香..................195

◆ **男性保健**

芝麻松子豆浆　男人常吃松子身体壮..................196
参麦乌鸡汤　男人前列腺的保护神..................197
牛膝蔬菜鱼丸　肾虚浮肿，牛膝挺管用..................197

◆ **老年人补养**

黑米核桃豆浆
　　每天一杯，心脑血管疾病都远离..................198
山药燕麦豆浆　常喝此豆浆，延年又益寿..................199
五加皮烧牛肉　腰膝酸软吃牛肉..................199

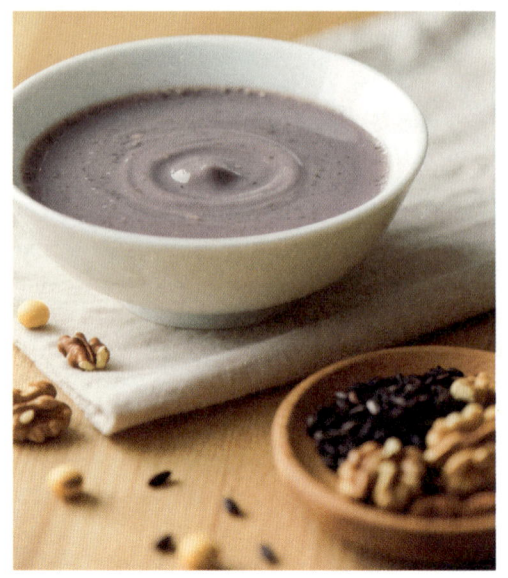

Chapter 9　上班族篇
职场达人的加油、减压良方

上班族调理　常用药材..................202
上班族调理　常用食材..................203

◆ **口腔溃疡**

蒲公英大米豆浆　清热消肿挺有效..................204
苹果油菜汁　补充维生素，溃疡早日好..................205
三味蔬菜汁　降压降脂防溃疡..................205

◆ **数码族**

绿豆海带豆浆　绿豆&海带，都能防辐射..................206

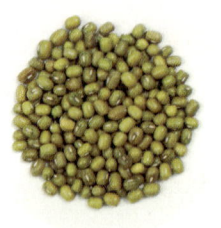

胡萝卜枸杞豆浆
　　常吃胡萝卜，眼睛不干涩..................207
芹菜炒猪肝　猪肝是补血明目的首选食物..................207

◆ **熬夜者**

香蕉苹果葡萄汁
　　经常用脑，常吃香蕉和葡萄..................208
天麻鸡肉饭　失眠多梦，来点天麻..................209
党参桂圆膏
　　神经衰弱很烦人，党参桂圆除烦恼..................209

◆ **增强免疫力**

五谷豆浆　五谷杂粮能防癌..................210
蔬菜鲜饭团　免疫力弱，经常吃点..................211
糯米甜红枣　腹泻无力者的美味滋补品..................211

附录：武警总医院25年临床权威专家
　　　唯一推荐糖尿病人四周食谱..................212

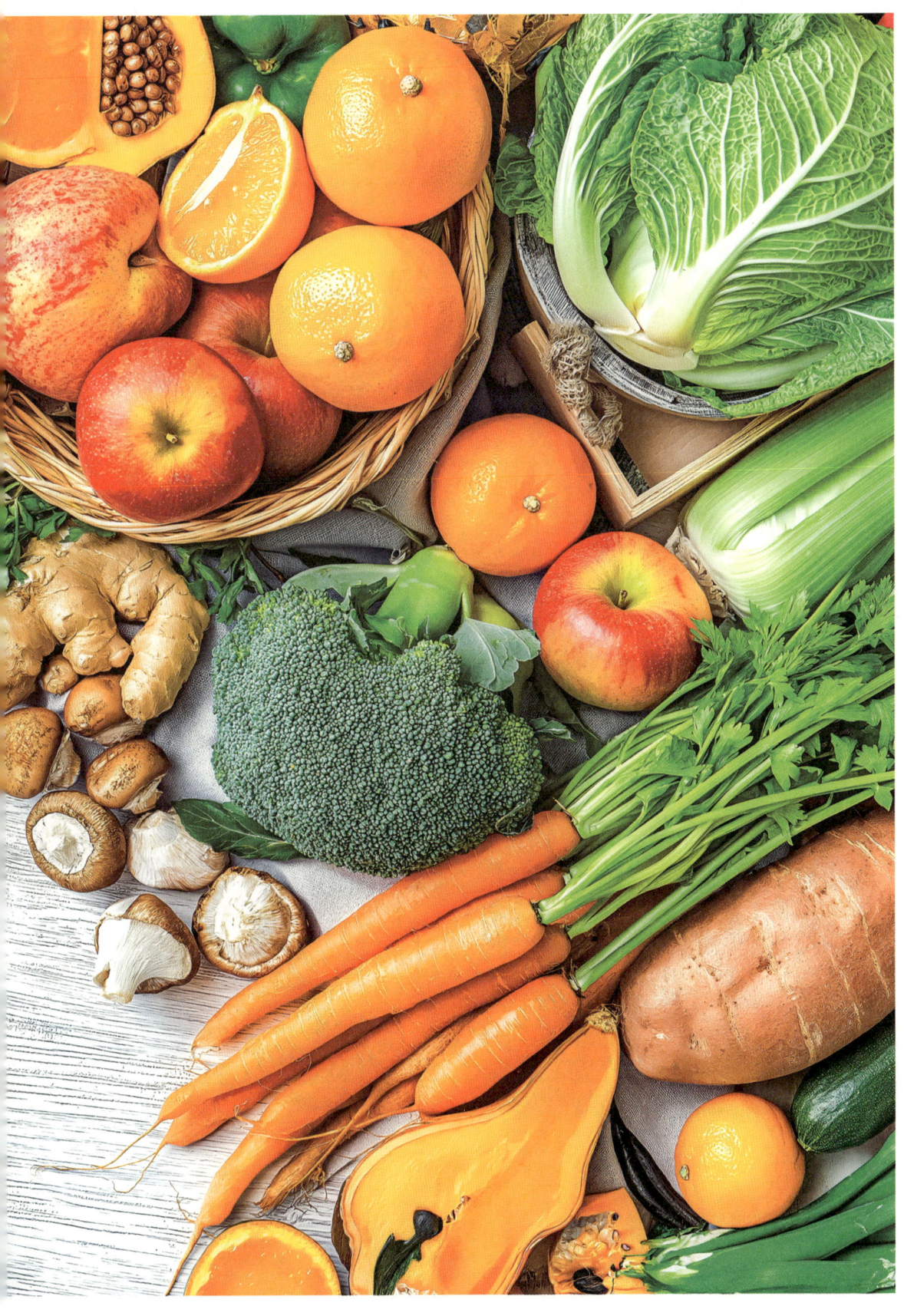

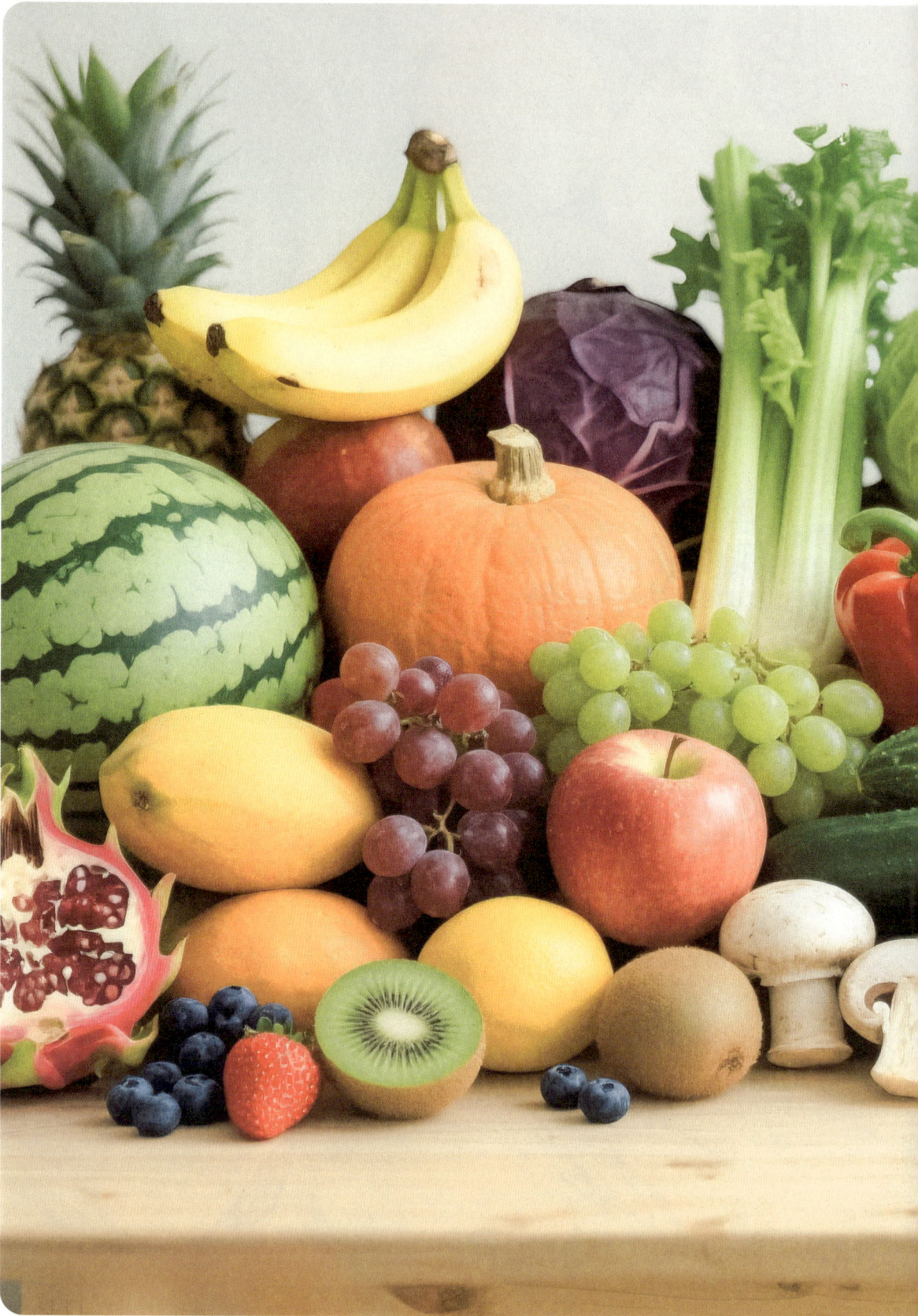

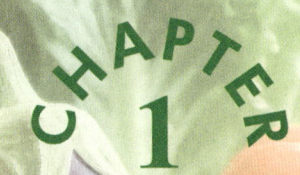

实用药膳常识

打开药膳养生的密码

- 补充人体必需的营养素，你需要吃这些
- "药食同源"，食物是最好的医药
- 五色食物补五脏
- 药膳养生，安全、营养、美味
- 你吃对了吗，科学饮食才能吃出健康
- 四性五味请牢记，吃对食物胜服药
- 食材、药材的保存与使用有妙招

补充人体必需的营养素，你需要吃这些

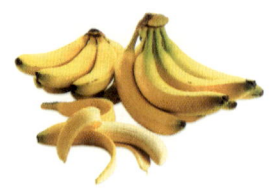

人们往往在享受美食前，以自己的喜好来挑选食物，只选择自己喜欢的，却忽略了营养均衡的问题。时间一长，身体就会因为营养不均衡而出现各种问题，随之而来的就是各种慢性疾病和身体的亚健康状态。

人体所需的七大营养素分别为碳水化合物、蛋白质、脂肪、维生素、矿物质、水和膳食纤维。这七大营养素相互配合，在人体内发挥着它们各自的作用，缺一不可。只有合理均衡地摄取这七大营养素，才能拥有健康的身体。

七大营养素	主要作用	主要来源	摄取比例
碳水化合物	为人体提供能量，保护身体组织的蛋白质；建构身体组织；促进肠道健康	蔬菜、水果、谷类、坚果、糖	建议成人每天的摄取量为150～300克，摄取量占总热量的50%～65%
蛋白质	为人体提供能量；建构身体组织；调节人体各项生理机能；参与身体各种代谢过程	肉类、蛋类、豆类、奶类	摄取量占总热量的10%～30%
脂肪	为人体提供能量；建构身体组织；保护内脏；促进脂溶性纤维素的吸收	烹调用油脂（花生油、豆油、猪油等）、肉类、蛋类、奶类、坚果类	摄取量占总热量的20%～30%
维生素	调节人体生理机能	各种食物中，尤其是绿叶蔬菜、水果中	多元的天然食物，摄取量占总热量的不到10%
矿物质	调节人体生理机能；建构身体骨骼组织	各种食物中	多元的天然食物，摄取量占总热量的不到10%
水	调节人体体温、运输体内各种物质；促进体内化学反应，起到润滑的作用	日常饮用水和多种食物中	一天饮用八杯水（2000毫升）
膳食纤维	促进肠道蠕动，缓解便秘；调节脂肪和糖分的吸收，降低胆固醇	蔬菜水果、粗粮杂粮、豆类、菌藻类	建议成人每天的摄取量为25～35克

你吃对了吗,科学饮食才能吃出健康

我们摄取食物,经由脾胃消化吸收,通过脏腑转化成人体的气血津液,输送到全身,滋养我们的五脏六腑身体各器官。中国传统养生之道,特别注重饮食养生,那么我们应该吃什么,怎样吃,才算是科学饮食呢?

◎ 均衡饮食很重要

广泛地摄取食物,适量并均衡地摄取各种营养素,一定不能偏食,这是健康饮食的第一步。

◎ 食材不要过于精细

现代人往往过于依赖精致的食物,这在不知不觉中减少了吸收维生素和氨基酸等营养物质的机会,应经常食用富含膳食纤维和维生素的糙米等五谷杂粮,扩大吸收营养的范围。

◎ 进食饥饱有度

长期过量饮食或过度节食都会对身体造成伤害。过度节食会损伤脾胃,造成营养不良;过量饮食则会加重肠胃的负担,可能会引发胃穿孔、胃扩张等疾病。

◎ 食用当季食物

蔬菜和水果都有自己的生长周期,当季出产的食物所具有的营养价值要远远高于反季节食物,因此要吃当季食物,尽量少吃反季节食物。

◎ 寒热适中

中医认为,寒凉生冷的食物易伤脾,煎炸辛辣的食物易伤胃。如果寒热不调,会使脾胃受伤,积食停滞,从而引发各种疾病,因此食物的寒热适中是健康饮食的重要原则。

◎ 适当减少调味料的使用,多用天然调味料

不要吃得过咸、过油。使用过多的调味料会造成身体内水分过多,影响正常的生理功能,应减少调味料的使用,尽量多使用天然调味料食材,如洋葱、姜、蒜、西红柿、香菜、紫苏等,就可以减少味精及其他调味料的使用。

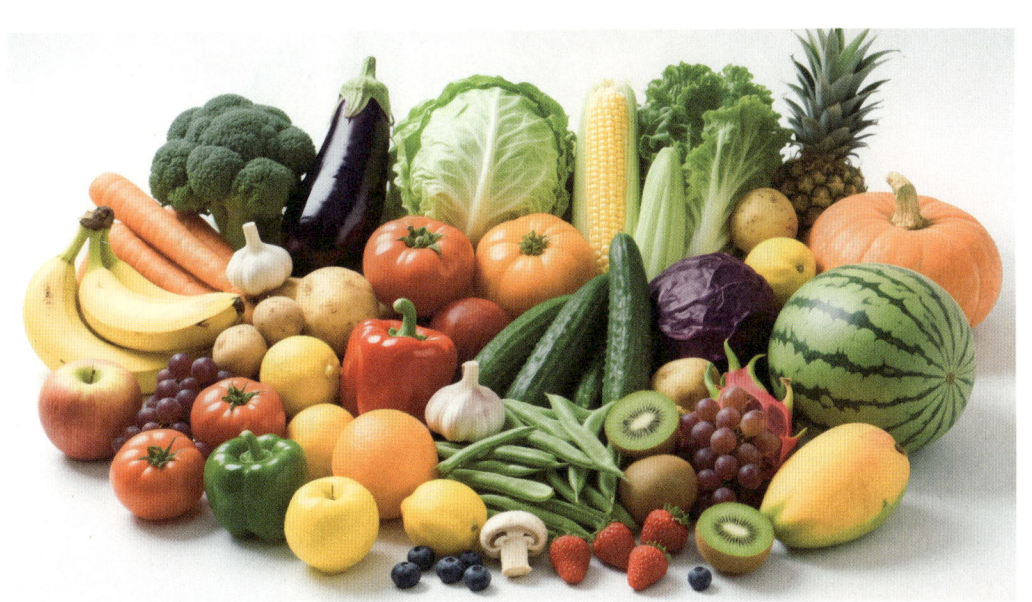

"药食同源",食物是最好的医药

中医自古以来就有"药食同源"这一说法。古代中医认为许多食物既是食物又是药物,既能够饱腹又能够治病。在古代原始社会中,人们在寻找食物的过程中发现了各种食物和药物的性味和功效,认识到许多食物可以药用,许多药物也可以食用,这就是"药食同源"理论的基础,也是药膳疗法的基础。

中医学还有一个中药的概念,即所有的动植物、矿物质都属于中药。所有的中药都可以食用,只是一个食用量上的差异而已。毒性作用大的食用量小,毒性作用小的食用量大。严格地讲,在中医中,药物和食物是不分的,药物也是食物,食物也是药物,只不过食物的副作用小,药物的副作用大。

"药食同源"虽然是中医的观点,现代科学对食物的研究也支撑了这一理论。食物才是最好的医药,中医"药食同源"的观点,西方自然疗法体系中的饮食疗法和现代科学研究都证明了食物治疗疾病的有效性。

药膳是中国传统医学知识与烹调经验相结合的产物,是以药物和食物为原料,经过烹饪加工制成的一种具有食疗作用的膳食。它"寓医于食",既将药物作为食物,又将食物赋以药用;既具有营养价值,又可防病治病、强身健体、延年益寿。因此,药膳是一种兼有药物功效和食材美味的特殊膳食。

总之,选择正确的药膳进行自我治疗或配合医药进行辅助治疗,是更经济、更方便、更安全的治疗方式,它会让身体恢复得更快,让疾病远离我们。

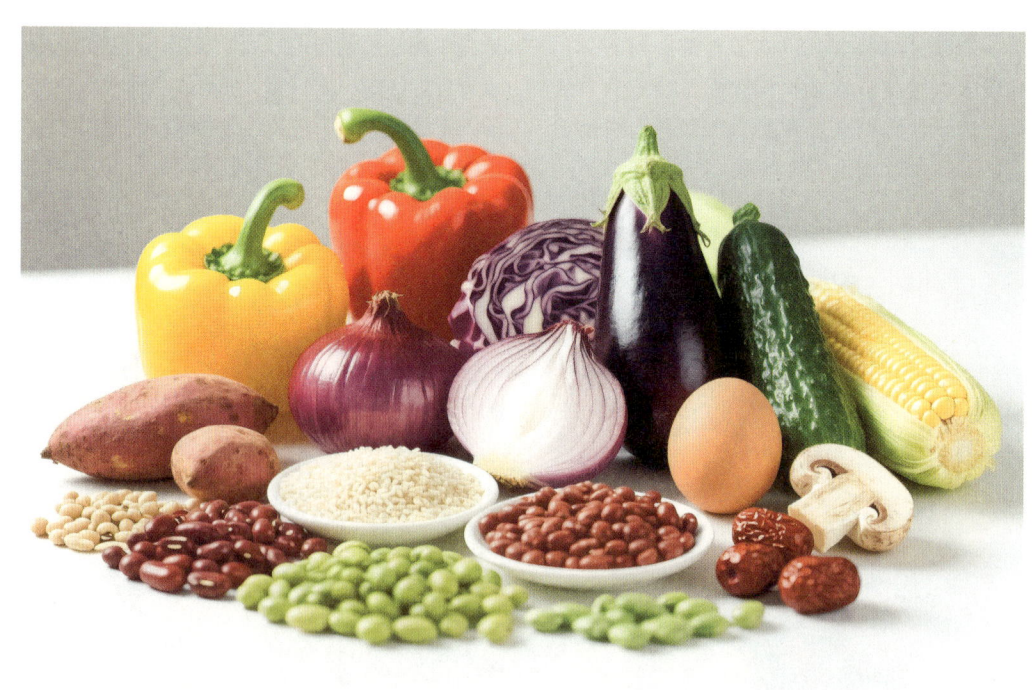

四性五味请牢记，吃对食物胜服药

◎ 食物的四性

中医所说的食物的属性是指人体吃过食物后的反应，分别为寒、热、温、凉四种食性。其中寒性和凉性，热性和温性在作用上有一定的相同性，但是作用大小有所不同。除此之外，有些食物的属性平和，属于平性。

一般来说，寒性和凉性的食物可以清热解火，适合用于热性病症；热性和温性食物可以温中散寒，适用于寒性病症。了解各种食物的属性，再针对自己身体的具体情况选择合适的食物食用，才能更好地强健身体。

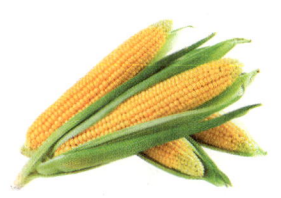

常见食物性味表

性味	常见食物	适宜症状
寒性	绿豆、黄瓜、苦瓜、芹菜、茄子、笋、蘑菇、海带、田螺、西瓜、甜瓜、香蕉、梨、柚子、橙子、猕猴桃等	流行性感冒、上火牙痛、高血压、急性扁桃体炎、急性中耳炎、急性咽炎、便秘、高热痉挛、关节红肿等
凉性	萝卜、薄荷、菠菜、冬瓜、黄花菜、鸭蛋、紫菜、荸荠、兔肉、绿茶、大麦、小米、高粱、猪肺、火龙果、苹果、杨桃、草莓等	流行性感冒、上火牙痛、高血压、急性扁桃体炎、急性中耳炎、急性咽炎、便秘、高热痉挛、关节红肿等
热性	羊肉、狗肉、火腿、姜、辣椒、胡椒、芥末、桂皮、酒、咖啡、肉桂、小茴香、蚕豆、香菜、杏、榴莲、黑枣、桃等	胃及十二指肠溃疡、呕吐、腹中冷痛、食欲不振、各种疝气疼痛、阳痿不举、宫寒不孕、风湿、血寒闭经等
温性	油菜、韭菜、白菜、胡萝卜、扁豆、山药、糯米、黄豆、鲫鱼、草鱼、牛肉、鸡肉、羊奶、猪肚、橘子、山楂、杏仁、栗子、荔枝等	胃及十二指肠溃疡、呕吐、腹中冷痛、食欲不振、各种疝气疼痛、阳痿不举、宫寒不孕、风湿、血寒闭经等
平性	粳米、玉米、荞麦、豆腐、丝瓜、南瓜、藕、银耳、木耳、黄鱼、带鱼、甘薯、猪肉、鸡蛋、牛奶、桃仁、葡萄、木瓜、番石榴等	补充营养，增强免疫力

◎ 食物的五味

食物的五味是指酸、苦、甘、咸、辛。味道不同，各种食物的作用也不相同。从中医上说，"酸生肝"，酸性食物有增强消化功能和保护肝脏的作用，不仅有助消化，杀灭肠道中的病菌，还能防感冒、降血压、软化血管；"苦生心"，能泄、能燥、能去坚阴，泄有通泄、降泄、清泄之意；"甘入脾"，可补养气血，补充热量，解除疲劳，调胃解毒；"咸入肾"，能调节人体细胞和血液渗透，保持正常代谢；"辛入肺"，有发汗、理气之功效。

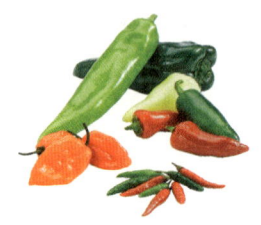

常见食物五味表

五味	功效	食用注意	常见食物
酸	增强肝脏功能，抑制胃酸，增进食欲，促进食物的消化，解毒抗菌等	酸性食物食用过多会损伤脾，引起消化系统紊乱	番茄、柠檬、草莓、乌梅、葡萄、山楂、菠萝、芒果、猕猴桃、青苹果、橘子、酸枣、话梅、樱桃、杨梅、石榴、五味子、白芍等
苦	除燥祛湿，清凉解暑，利尿活血，解除劳乏，消炎退热，清心明目，促进食欲等	脾胃虚寒、脘腹冷痛、大便溏泻的患者不宜食用苦寒食物	苦瓜、柚子、莴苣、白果、莲子、生菜、萝卜叶、苜蓿、曲菜、苦菜、杏、荸荠、杏仁、黑枣、薄荷叶等
甘	美口适腹，益气补血，消除疲劳，解毒生津	过多食用甜食会影响正常的食欲，妨碍维生素、矿物质和其他营养成分的摄入，导致人体肥胖，诱发心血管疾病	大枣、山药、大米、糯米、高粱、薏米、豇豆、扁豆、黄豆、甘蓝、菠菜、胡萝卜、芋头、红薯、土豆、南瓜、黑木耳、香菇、桂圆、栗子等
咸	清热解毒，凉血润燥，滋肾通便，杀虫消炎，催吐止泻，刺激人的味觉，增进食欲和提高食物消化能力	过量摄入食盐等咸味食物，会引起高血压、心脑血管疾病和水肿等	核桃、小米、大麦、海带、海蜇、海参、猪肉等
辛	开胃消食，温中散寒，除湿，开郁祛痰，杀虫解毒，消除体内的血滞，扩张皮肤毛细血管，促进血液循环	过多食用辣味食物，易伤肝损目，导致肺气过盛，刺激胃黏膜引起腹痛	葱、姜、蒜、韭菜、香菜、洋葱、辣椒、花椒、茴香、豆豉等

五色食物补五脏

食物的五色是指食物的五种天然颜色，即白、黄、红、绿、黑。不同颜色的食物所具有的营养价值和健康作用也不同。红色食物养心，绿色食物养肝，黄色食物养脾，白色食物养肺，黑色食物养肾。均衡摄取各种颜色的食物，才能保证营养均衡。

常见五色食物表

五色	健康作用	主要类别	常见食物
白色	提供人体所需的热量，预防心脑血管病，安定情绪，促进骨骼发育，润肺，促进肠道蠕动，能调节体内水分，滋润皮肤	蔬果中的瓜类、果实、笋类，以及米、豆、奶、蛋、鱼类等	牛奶、白肉鱼、菜花、白米、糯米、马铃薯、山药、莲子、面粉、杏仁、洋葱、冬瓜、竹笋、茭白、金针菇、蘑菇、豆腐、豆浆、豆皮、鸡蛋、水梨、荔枝、椰子、银耳、白萝卜、白糖
黄色	提供维生素，促进排毒，延缓衰老，提供能量，不易造成肠胃负担，降低血脂，抗氧化	多为五谷根茎类、豆类食物、黄色蔬果等	蛋黄、粟米、玉米、木瓜、柑橘、香蕉、胡萝卜、黄豆、薏仁、燕麦、糙米、莲藕、花生、黄地瓜、南瓜、金针花、玉米秆、韭黄、大豆、柠檬、凤梨、香蕉、柳橙、木瓜、柑橘、白果、枇杷、甘蔗
红色	缓解疲劳、抗衰老、补血、祛寒，促进血液循环，促进食欲；保持人体生理系统平衡	动物性的红色食物主要指畜禽肉类及肝脏，植物性的红色食物主要指偏红色、橙红色的新鲜蔬菜、水果等	猪肉、牛肉、羊肉、胡萝卜、红辣椒、红凤菜、茄子、红紫苏、枸杞、红苹果、红枣、番茄、山楂、草莓、西瓜、樱桃、李子、桑葚、葡萄、红米、紫山药、红豆、红地瓜、红酒
绿色	维生素主要来源，清理肠胃，促进身体生长，排毒，帮助消化、预防便秘，并含有各种矿物质，让身体保持酸碱平衡的状态	各种绿色的新鲜蔬菜、水果，其中以深绿色的叶菜最具代表性	菠菜、空心菜、芥蓝菜、茼蒿、苋菜、西蓝花、青椒、韭菜、青葱、丝瓜、黄瓜、苦瓜、青豆、豌豆、芦笋、香瓜、枣子、番石榴、猕猴桃
黑色	丰富的维生素和微量元素来源，防治心脑血管疾病，延缓衰老，平衡体内的电解质，让生理功能自然运作，提升免疫力	主要指可食用的黑色动植物，以黑色的菇菌、海菜为主	乌鸡、甲鱼、海带、黑米、黑豆、黑芝麻、紫米、紫菜、黑木耳、茄子、香菇、黑枣、发菜、牛蒡、海苔、皮蛋、豆豉、乌梅、酱油

食材、药材的保存与使用有妙招

◎ 食材、药材的保存

食材、药材一般应该放在阴凉、干燥、通风处,防止材料发霉变质。

一些食材、药材需要长时间保存,最好将其放在密闭的容器中,最好冷藏。

任何材料都有一定的保质期,存放时间太长会影响药效,因此不宜存放太长时间。发霉变质的材料不能继续使用。

如果材料上有灰尘、泥土等残留物,可以在使用前用清水浸泡 20 分钟,洗净后再使用。

一些药材受潮后,可以将其放在太阳下暴晒,将水分晒干,或者干炒除去其中的水分。

◎ 这样做药膳,营养又美味

制作药膳除了要遵循相关的医学理论,符合食材、药材间的搭配宜忌外,还有一些小窍门,让药膳吃起来更美味。

适当添加甘味药材

甘味的药材既有不错的药性,又能增加药膳的甜味,在药膳中适当添加甘味药材,这样能去除一些药膳中的苦味,提升药膳的可口度。

巧妙用调味料降低药味

糖、酒、油、盐、酱、醋这些调味料都可以作为药膳的配料来降低药膳的药味,当然前提是这些调味料与药膳中的材料是相宜的。

将药材煎汁

一般药材都具有较强的药性与药味,将药材煎汁使用可以使药性变得温和,同时又不失药性,还降低了浓浓的药味。

药材分量不能太多

做药膳时的药材分量一定要大大低于熬药时药材的分量,否则不仅会影响药膳的味道,甚至会吃出问题。

将药材装入布袋中

这样可以避免药材附于食物上,在减少药膳苦味的同时,还能保持菜肴的外观和颜色。

当然更重要的是药膳的材料搭配是因人而异的。不同的人身体状况不同,需要的药材配料也不同,只有因人而异才能达到强身健体、治病疗伤的作用。选对材料,巧妙烹饪,美味的药膳使"良药苦口"变为"良药可口"。

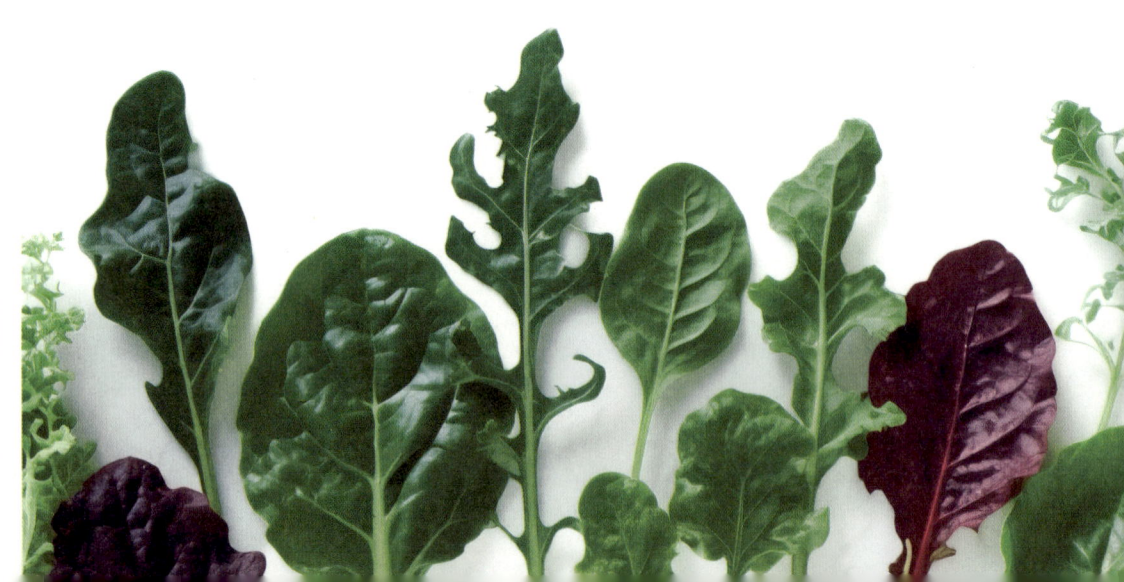

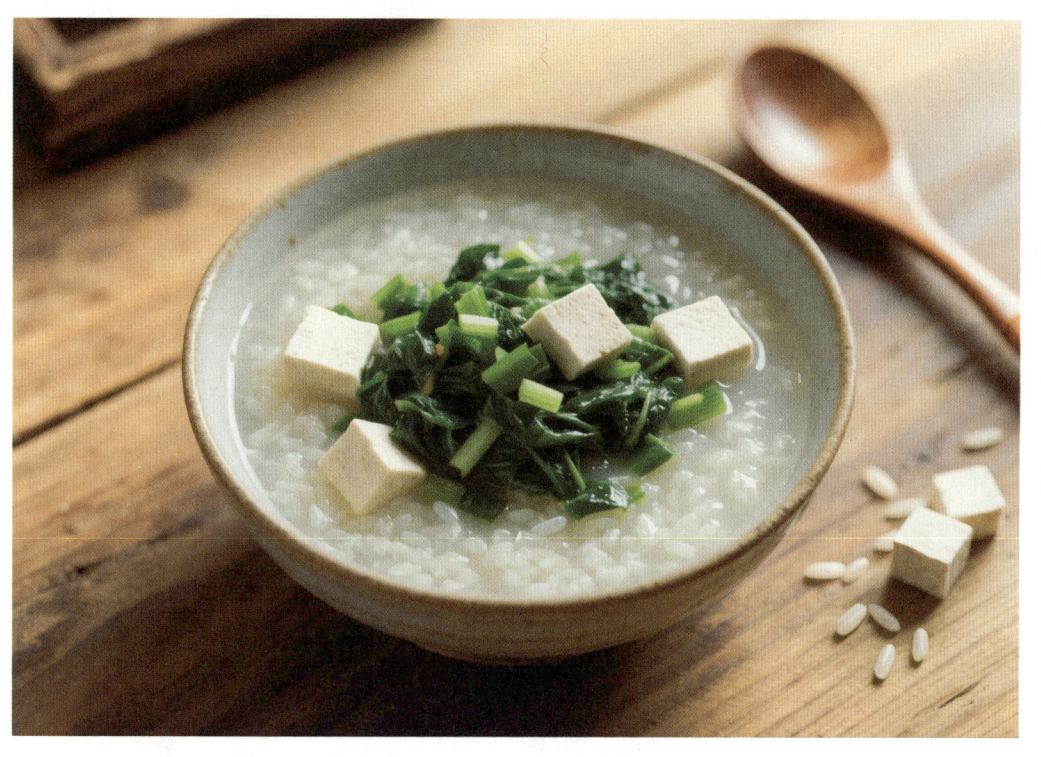

药膳养生，安全、营养、美味

药膳，依托于传统的中医学精粹，将药材与相宜的食材搭配，让其在食用过程中发挥保健和治疗的作用。药膳最大的特点就是"寓医于食"，将药材与食材相配，制作成可口的食物。这样药食相辅，既具有很高的营养价值，又让良药变得美味可口，从而达到强身健体、防病治病、延年益寿的作用。

◎ 药材与食材的完美结合，安全放心

药膳基本都是以食物为主，选用的药材多是性味较为平和的中药，药效较大的都会使用较少的剂量，经过长时间的烹制，药效比较温和，其主要作用是提高身体抗病能力以及加强对疾病的辅助治疗。药膳不求速效，但也不会对身体造成损害，能使疾病得到缓解，祛病强身，患者完全可以放心食用。

◎ 药膳易于久服，疗效亦佳

药膳的配方基本来源于长期实践中被证明了的有效安全方药，加之最后将其制作成菜肴、饮料、糕点、粥汤等美味佳品，完全没有副作用，安全美味，对人体没有损害，因此便于长久服用。

◎ 以食物为主，美味可口

药膳大多以食物为主，选用的药材也多是药性平和之物，经过长时间的烹饪，配以不同的调味料，食之味美，观之形美，让"良药苦口"变为"良药可口"。

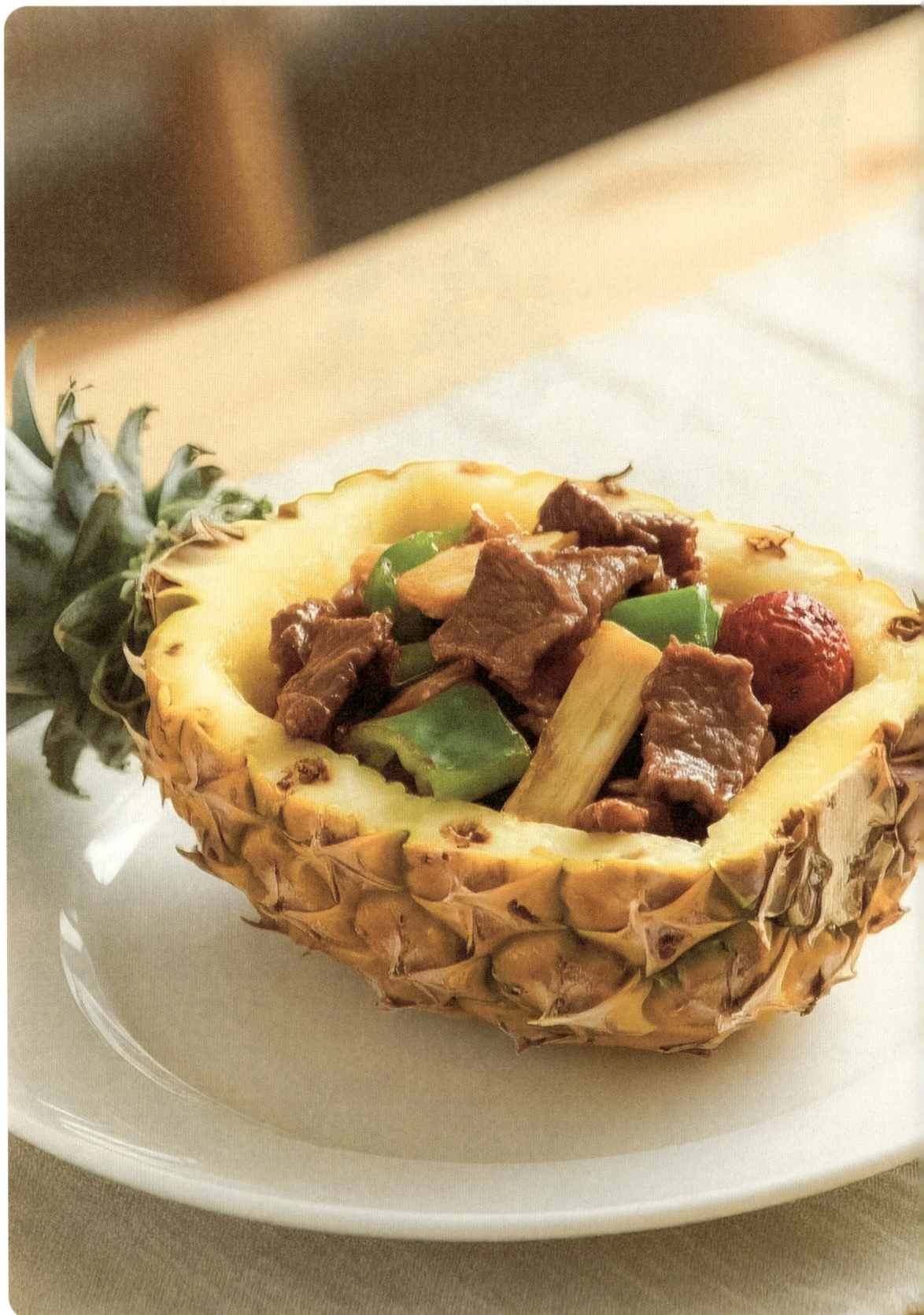

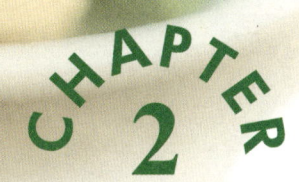

CHAPTER 2

四季养生篇

养生专家告诉你,什么时节吃什么药膳

- ◇ 春季养阳
- ◇ 夏季去暑
- ◇ 秋季润燥
- ◇ 冬季养肾

四季养生 常用药材

太子参

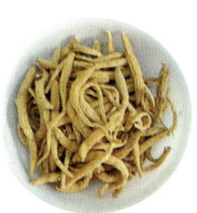

最佳功效
补气生津，补肺健脾。
适用体质
气虚、血虚体质人群。
这些人不能吃
表实邪盛者不宜食用。
怎样挑选
以条粗肥润，无须根，质脆易折断者为佳。

冬虫夏草

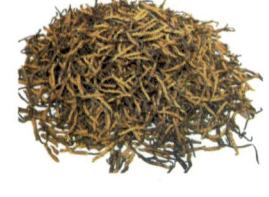

最佳功效
补肾益肺，补虚助阳。
适用体质
阳虚、气虚体质人群。
这些人不能吃
孕妇、儿童、感冒发烧、脑出血患者不宜食用。
怎样挑选
以虫体肥大，无虫蛀，质脆，黄白色者为佳。

白芍

最佳功效
疏肝理气，缓中止痛。
适用体质
血虚体质人群。
这些人不能吃
脾虚腹泻者忌食。
怎样挑选
以根粗、坚实，无白心或裂缝者为佳。

百合

最佳功效
润肺止咳，美容养颜。
适用体质
阴虚体质人群。
这些人不能吃
风寒咳嗽、体虚腹泻者忌食。
怎样挑选
干品以干燥、无杂质、肉厚剔透者为佳。

薏仁

最佳功效
祛湿健脾，消肿排脓。
适用体质
痰湿体质人群。
这些人不能吃
阴虚内热、血热妄行者、孕妇忌食。
怎样挑选
以气味芳香、味道辛辣、质地坚实、外皮呈灰黄色、粉性足者为佳。

肉桂

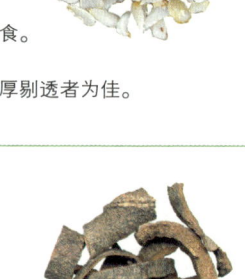

最佳功效
消食顺气，散寒止痛。
适用体质
一般体质人群皆可。
这些人不能吃
阴虚火旺、癌症患者、糖尿病患者及上火人群忌服。
怎样挑选
以外表细致，皮厚体重，油性大者为佳。

党参

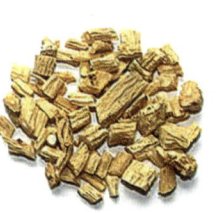

最佳功效
补中益气，生津养血。
适用体质
气虚、血虚体质人群。
这些人不能吃
气滞、火盛者禁食。
怎样挑选
以条大粗壮、横纹多、皮松肉紧者为佳。

肉苁蓉

最佳功效
补肾阳，润肠通便。
适用体质
阳虚体质人群。
这些人不能吃
阴虚火旺及脾虚腹泻者不宜服用。
怎样挑选
以个大身肥、油性大者为佳。

Chapter 2 四季养生 常用食材

四季养生篇

苦瓜

最佳功效
祛湿排毒，去脂降糖。
适用体质
一般人群皆可。
这些人不能吃
脾胃虚寒者，孕妇不宜食用。
怎样挑选
以瓜体嫩绿，皱纹纵深，水分充足者为佳。

鸭肉

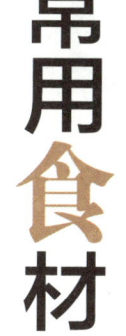

最佳功效
补虚除烦，调和五脏。
适用体质
一般人群皆可。
这些人不能吃
腹泻、感冒患者禁食。
怎样挑选
以鸭皮呈乳白色，鸭胸饱满者为佳。

荠菜

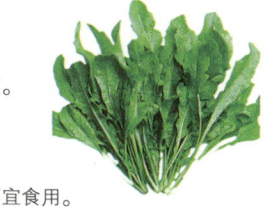

最佳功效
健脾和中，养心降压。
适用体质
一般人群皆可。
这些人不能吃
体质虚寒、腹泻者不宜食用。
怎样挑选
以不带花，颜色嫩绿者为佳。

核桃

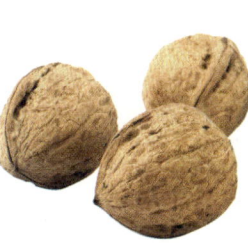

最佳功效
健脑，保护心血管。
适用体质
一般人群皆可。
这些人不能吃
上火、腹泻者不宜多吃。
怎样挑选
以外壳干净完整，有一定重量者为佳。

苋菜

最佳功效
清热明目，排毒瘦身。
适用体质
一般人群皆可。
这些人不能吃
肠胃虚寒者不宜多吃。
怎样挑选
以菜叶新鲜，菜叶红绿相间者为佳。

黄豆

最佳功效
降压降脂，防癌健脑。
适用体质
一般人群皆可。
这些人不能吃
积食腹胀者不宜食用。
怎样挑选
以颗粒饱满、质地均匀、色泽光亮，无霉变虫害者为佳。

春季养阳

春季是万物复苏的时节。中医认为，人体在春季"由静转动、阳气渐升"。因此，春季需要补充能够补气升阳的营养物质，让身体尽快从冬眠中苏醒过来。同时饮食应以清淡为主，以免增加肠胃负担。

对症药材

①首乌　②地黄　③白芍
④枸杞　⑤黄芪　⑥太子参

对症食材

①香椿　②荠菜　③蒜
④春笋　⑤茼蒿　⑥山药

本草药典详解

太子参

功效：补气生津，补肺健脾。
选购：以条粗肥润，无须根，质脆易折断者为佳。
服用禁忌：表实邪盛者不宜食用。
适用剂量：15～30克。

山药

功效：健脾益肾，降血糖。
选购：以须毛多，横切面呈雪白色者为佳。
服用禁忌：长期食用山药者忌食生葱，大便燥结者不宜食用。
性味：性平、味甘。

养生专家诊断

疾病成因

春季是万物复苏的季节，经过一个漫长冬季的储藏，天气转暖，身体阳气开始上升，身心机能被激活。中医认为春季养阳，重在养肝。肝如果过于活跃易引发身心不适，自律神经不调等问题。

症状表现

如果春季没有及时养阳，身体中的阳气得不到补充，我们的抵抗力就会下降，常常表现为易于感冒，总是感到身体寒冷、手脚冰凉、倦怠无力，身体气血不通，食欲不振等症。

饮食注意事项

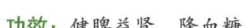

宜
- √ 春季饮食以清平为主，适当多吃些温补助阳的食物，如红枣、牛奶、豆浆、春笋、山药等，来抵御肝气的入侵。
- √ 日常饮食应选择一些养肝、疏肝、健脾、理气的食物。

忌　× 少吃寒凉以及过酸的食物，尽量少喝冷饮。

医师小叮咛

春天天气逐渐转暖，很多年轻人为了美丽，往往很早就脱下了厚厚的冬装，换上了春装。这样做会导致寒气入侵，引发感冒。因此春季应该遵循"春捂"的原则，不要急于更换春装。

太子参米肚 ● 春季补阳不生病

🛒 材料

【药材】太子参 18 克。
【食材】糯米 180 克,猪肚 360 克,料酒、酱油、葱、白糖各 10 克,鸡精、盐、姜适量。

🍲 做法

1. 将太子参润透,切成薄片;糯米洗净沥干;猪肚洗净,切成长条;姜切片,葱切段。
2. 将猪肚放入碗内,加入调味料腌制 1 小时。
3. 将猪肚、太子参、糯米依次放入碗中,大火蒸 50 分钟,停火即可。

☕ 药膳功效全解析

太子参具有补肺健脾、补气生津、提高免疫力的功效;猪肚能够健脾胃,补中气。二者搭配能够大补元气,固脱生津。

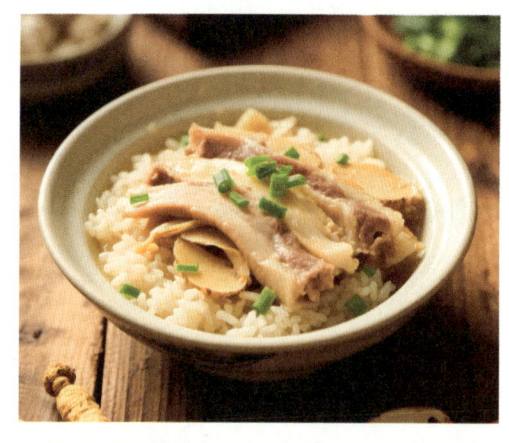

> **本草小百科**
>
> 太子参性平、味甘、微苦,《本草纲目》记载,太子参可"大补元气"。具有补脾胃之气,养阴生津的功效,不宜与藜芦同食,表实邪盛者不宜食用。

首乌肝片 ● 明目养血抗衰老的家常菜

🛒 材料

【药材】何首乌 10 克。
【食材】猪肝 220 克,油菜 13 克,黄酒、葱、姜、蒜、水淀粉各 10 克,盐、醋、酱油适量。

🍲 做法

1. 将何首乌煎汁,取 20 毫升备用。
2. 将猪肝洗净、切片,葱、蒜、姜切碎;在猪肝中加入少许首乌汁和盐,用 6 克水淀粉搅拌均匀;将剩余的首乌汁与调味料兑成汁。
3. 热锅下油,放入猪肝滑透。放入葱姜略煸,油菜下锅,倒入兑好的首乌汁略炒即可。

☕ 药膳功效全解析

首乌能够养血、益肝、补肾;猪肝具有很好的养血、补肝明目功效。本药膳具有很好的补肝明目、抗衰老功效。

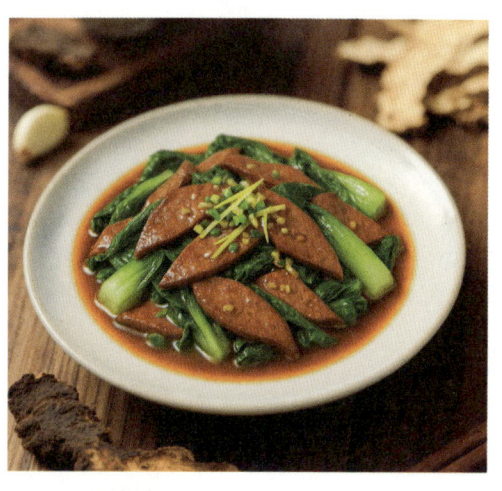

> ⚠️ **品饮宜忌**
>
> 何首乌忌与萝卜、猪肉、猪血、羊血、无鳞鱼同食;大便溏泻及有湿痰者不宜食用。孕妇及出血性疾病患者慎食。

夏季去暑

炎热的夏季也是人体代谢最旺盛的时期。暑热过盛，极易损伤心阴，因此夏季饮食应以清淡为主，遵循去暑利湿、清火养阴、健脾化湿的原则，多吃能够养心安神、清热泻火的食物。

对症药材

①藿香　②半夏　③紫苏
④莲子　⑤决明子　⑥金银花

对症食材

①苦瓜　②丝瓜　③莲藕
④菠菜　⑤芹菜　⑥西瓜

养生专家诊断

疾病成因

夏季是阳气最盛的季节，气候炎热而生机旺盛。此时是新陈代谢旺盛的时期，阳气外发，伏阴在内，气血运行亦相应地旺盛起来，活跃于机体表面。闷热的天气使气血旺盛起来，常易引发中暑、心烦等症。

症状表现

夏季天气闷热，气温高，如果摄入过多的水很容易导致水肿。还经常会感到身体发懒无力、无精打采、没有食欲，严重的甚至会出现恶心呕吐、头晕目眩、脱水等中暑症状。

医师小叮咛

夏季养生重在精神调整，保持愉快而稳定的情绪，切忌大悲大喜，以免以热助热，火上浇油。心静自然凉，保持一个平和的心态很重要。同时夏季虽然炎热，但也不宜过多食用冷饮等寒凉食物，否则会损伤脾胃。

本草药典详解

藿香

功效：祛湿解表，助消化。
选购：以茎粗结实，断面发绿，香气浓厚者为佳。
服用禁忌：阴虚火旺，邪实便秘者忌食。
适用剂量：6～10克。

莲藕

功效：清热散瘀，开胃养血。
选购：以藕身粗长节短，表面发黄，通气孔较大者为佳。
服用禁忌：消化不良者不宜食用。
性味：性寒，味甘。

饮食注意事项

宜
✓ 夏季适宜清补，应多吃一些能够祛暑益气、生津止渴、清热养阴的食物，如苦瓜、冬瓜等。
✓ 夏季经常会食欲不振，口腻无味，可以吃一些芳香开胃的食物，如西瓜、乌梅等。

✗ 不宜吃具有驱寒发热功效的食物，如牛羊肉等。

参金冬瓜汤 ●湿热没胃口，就喝参金冬瓜汤

🛒 材料

【药材】太子参28克，金银花9克。
【食材】冬瓜360克，火腿90克，鸡精、葱花适量。

做法

1. 火腿切片，冬瓜削皮、去籽、切片。
2. 太子参、金银花一起用水煎煮至太子参软烂，金银花取出，药汁盛出备用。
3. 将火腿、冬瓜加水煮熟，放入太子参、鸡精、葱花，加入少量药汁，煮开即可。

药膳功效全解析

太子参能够补气健脾，金银花清热解毒效果极佳，冬瓜是祛湿利尿的良品。本药膳能够扶助正气，清热解毒。

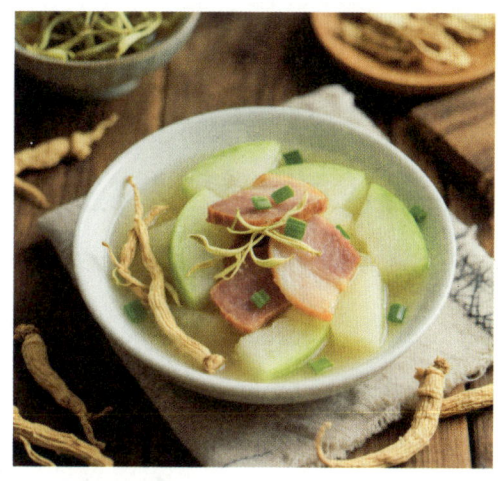

⚠ 品饮宜忌

脾胃虚寒及气虚疮疡脓清者慎服，女性经期及孕妇忌服。

归参山药猪腰 ●专治夏季口干口渴

🛒 材料

【药材】当归、党参各6克。
【食材】猪腰500克，山药10克，酱油、醋、姜丝、蒜末适量。

做法

1. 山药削皮洗净、切块；猪腰切开，去杂质，洗净放入锅中，加入当归、党参、山药，加适量清水，炖至猪腰熟透。
2. 将各种调味料调成汁。取出猪腰，冷却后切薄片，放入盘中，加入调味汁即可。

药膳功效全解析

此款药膳具有很好的养血益气、补肾生津的功效，适宜于身体虚弱、口干口渴的患者食用。气滞实证患者、女性经期、孕妇及出血性疾病患者忌食。

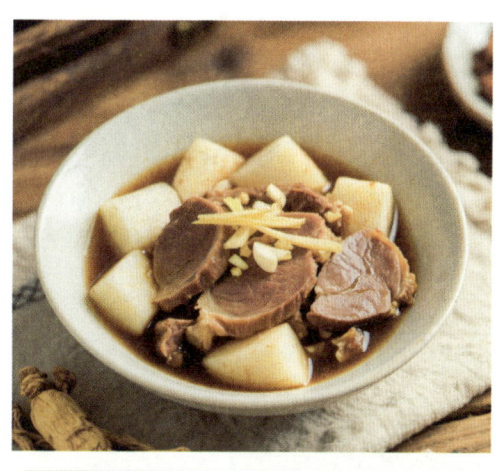

本草小百科

党参性平味甘，是常用的传统补益药，具有补中益气、生津养血、健脾益肺等功效。忌与萝卜、藜芦同吃；气滞、肝火旺盛者忌食。

秋季润燥

秋季，天气转凉，空气干燥，人体的代谢也渐渐趋于平缓。中医认为，"秋气燥，宜食麻，以润其燥。"秋季调养应以清平滋润为主。

对症药材

①麦冬　②沙参　③白芍
④百合　⑤菊花　⑥地黄

对症食材

①银耳　②莲藕　③梨
④菠菜　⑤花生　⑥芝麻

养生专家诊断

疾病成因

到了秋天，天气逐渐干燥起来，秋风盛行，风燥伤阴，由于秋燥导致人的身体也会处于缺水的状态，身体缺水就会导致干咳、哮喘、皮肤干燥等问题。

症状表现

秋季干燥的气候极易伤损肺阴，从而产生口干咽燥、干咳少痰、皮肤干燥、便秘等症状，重者还会咳中带血。同时秋季天气转凉，还容易受风着凉，引发头痛、鼻塞、胃痛、关节痛等症。

医师小叮咛

秋季干燥，肌肤容易因为缺水而导致干燥脱皮，因此秋天一定要注意皮肤保湿。除了每天喝足够的水外，还可以准备一个小喷雾，感到肌肤干燥时就喷一喷，让肌肤时刻保持湿润状态。

本草药典详解

菊花

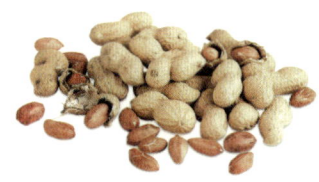

功效：降压降脂，提神明目。
选购：以花朵完整，质轻，香气清冽，杂质较少者为佳。
服用宜忌：痰湿、血虚型高血压患者忌服。
适用剂量：10～15克。

花生

功效：养血通乳，降低胆固醇。
选购：以颗粒饱满，形态完整，大小均匀，无霉变者为佳。
服用宜忌：脾胃虚弱者不宜多吃。
性味：性平，味甘。

饮食注意事项

√ 初秋宜清补，不宜过于滋腻，可适当吃些具有清热健脾、利湿作用的食物，如苦瓜、冬瓜、莴笋等。
√ 秋季干燥，应多吃一些能够滋阴去燥的食物，如白菜、西红柿、芹菜等。

× 不宜吃过于油腻、甜咸的食物。

百合炖芦笋 ● 秋燥流鼻血，赶紧找百合

材料
【食材】鲜百合50克，鲜芦笋45克。

做法
1. 百合掰瓣，撕去内膜，盐水浸泡10分钟后洗净，芦笋削皮切段。
2. 将适量清水和百合放入锅中，煮至七成熟时加入芦笋，煮熟即可。

药膳功效全解析
百合具有润肺止咳、养心安神的功效；芦笋能够补虚抗癌、提高免疫力。本品特别适合因秋燥而流鼻血、口干舌燥者食用。脾胃不佳、虚寒出血者及孕妇慎食百合。

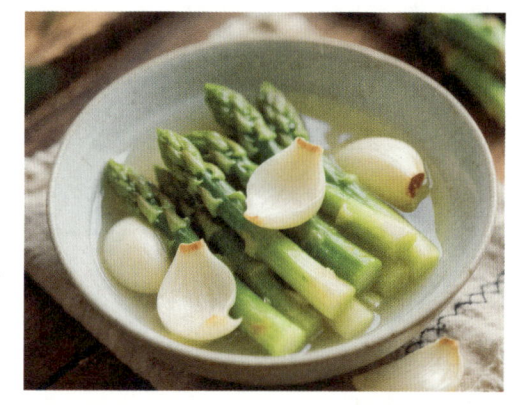

本草小百科
百合性微寒、味甘，中医认为百合能润肺止咳、清心安神，用于热病余热未消、烦躁惊悸、失眠多梦等症。百合不宜多吃，否则伤肺气；风寒咳嗽、中寒便溏者忌食。

菊花肉片 ● 秋季护眼，菊花＆胡萝卜最管用

材料
【药材】干菊花10克。
【食材】瘦猪肉400克，莴笋、胡萝卜各50克，鸡蛋1个，料酒、葱、白糖各10克，姜、盐、淀粉适量。

做法
1. 猪肉洗净切片；干菊花清水浸泡2小时，沥干水分；胡萝卜、莴笋削皮，切成薄片。
2. 将淀粉和鸡蛋清放入碗中，搅拌均匀，放入肉片，挂上浆液。
3. 大火热锅放入植物油，油热后依次放入葱、姜、肉片、料酒翻炒，放入其他食材炒熟即可。

药膳功效全解析
菊花能够疏风散热、平肝解毒；莴笋能够通小便、助消化；胡萝卜具有很好的补肝明目作用。本药膳具有疏风清热、明目解毒之效。体虚、脾虚、胃寒腹泻者不宜食用菊花。

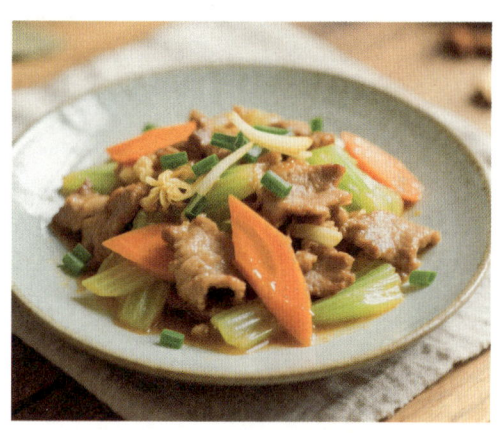

品饮宜忌
疏风散热宜用黄菊花，清肝明目宜用白菊花；痰湿、血瘀型体质不宜食用菊花。

冬季养肾

冬季，天气转寒，人体的代谢速度减缓，吸收能力增强，最适宜调补。冬季，肾脏最为活跃，因此，冬季进补应遵循补肾阳、祛寒邪的原则。

对症药材

①当归　②肉桂　③鹿茸
④枸杞　⑤肉苁蓉　⑥菟丝子

对症食材

①羊肉　②牛肉　③核桃
④韭菜　⑤红糖　⑥松子

养生专家诊断

疾病成因

冬季寒冷，万物收敛，人体新陈代谢降低，阳气与养分积蓄于体内。这时，身体需要吸收大量的养分来抗寒过冬。中医认为肾是人体生命的运动力，冬季养生的重要原则就是"养肾防寒"。

症状表现

冬季寒冷的天气经常会诱发感冒发烧干咳；冬季气温低，人体血管收缩，极易引发老年人的心脑血管疾病；冬季寒冷的天气还容易引发小儿腹泻。

医师小叮咛

冬季天气寒冷，人们习惯关紧门窗以防寒气进入室内，但这样会导致室内空气不流通，造成室内二氧化碳浓度过高，再加上汗水及人们呼吸等产生的废气，长期处于这种环境中，会出现头晕、气短、恶心等症状。因此要适度开窗，保持室内空气流通。

本草药典详解

肉桂

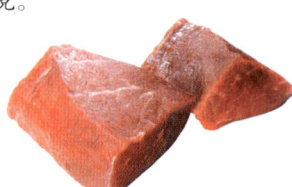

功效：消食顺气，散寒止痛。
选购：以外表细致，皮厚体重，油性大者为佳。
服用禁忌：阴虚火旺、里实有热，血热妄行、糖尿病者及孕妇忌服。
服用剂量：2～5克。

牛肉

功效：强健肌肉，提供能量。
选购：以红色均匀有光泽，有弹性者为佳。
服用宜忌：消化力弱、高脂、高胆固醇患者不宜食用。
性味：性平，味甘。

饮食注意事项

宜
✓ 一要注意多补充热源食物，增加热能的供给，以提高机体对低温的耐受力，如瘦肉、鸡鸭肉、鸡蛋、鱼、牛奶、豆制品等。
✓ 二要多补充富含蛋氨酸和无机盐的食物，以提高机体御寒能力，如胡萝卜、百合、山芋、藕及青菜、大白菜等。

忌
✗ 冬季寒冷，尽量不要吃生冷的食物。

虫草老鸭汤 ● 温补不上火，除烦显精神

🛒 材料

【药材】冬虫夏草5克左右。
【食材】公鸭1只，葱段、姜片、盐适量。

🍲 做法

1. 鸭子去毛及内脏；冬虫夏草洗净。
2. 将所有材料放入砂锅中，加水没过食材，小火煨炖，鸭子烂熟后即可。

☕ 药膳功效全解析

冬虫夏草是补肾壮阳、补肺抗疲劳的灵药，与补虚除烦、调和五脏的鸭肉搭配，是冬季温补的佳品。

⚠ 品饮宜忌

前列腺炎患者不宜食用；儿童、孕妇、哺乳期女性、脑出血患者、感冒发烧者不宜食用。

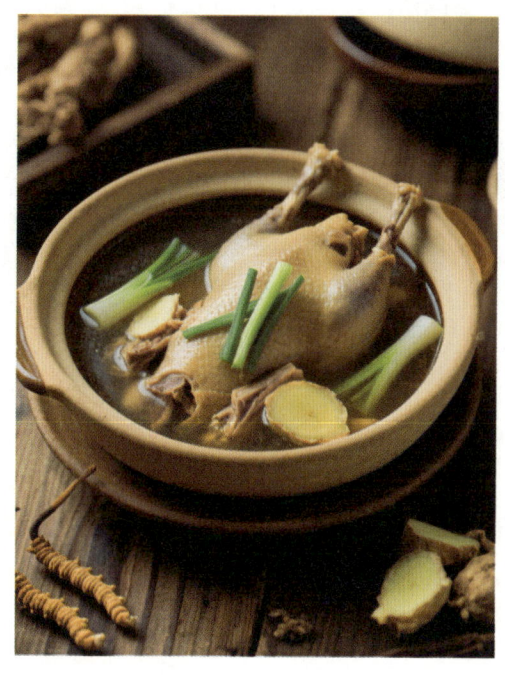

韭菜核桃炒虾仁 ● 吃我冬天不怕冷

🛒 材料

【食材】韭菜500克，核桃仁100克，虾仁20克，盐、鸡精、香油适量。

🍲 做法

1. 韭菜洗净，切段备用；虾仁用温开水浸泡30分钟洗净备用；核桃仁洗净备用。
2. 大火热锅下油，油热后放入核桃仁、虾仁中火翻炒，炒熟后放入韭菜翻炒片刻，加入调味料调味即可。

☕ 药膳功效全解析

韭菜具有温肾助阳、健胃暖中的功效；核桃能够益气补肾；虾仁能够补虚养身；本药膳适合冬季益气暖身食用。

⚠ 品饮宜忌

阴虚火旺、肠胃虚弱者不宜多吃。

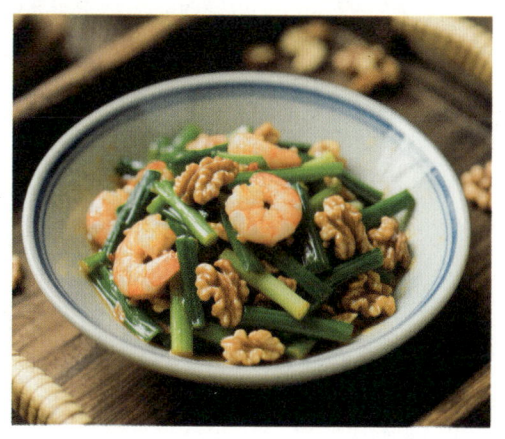

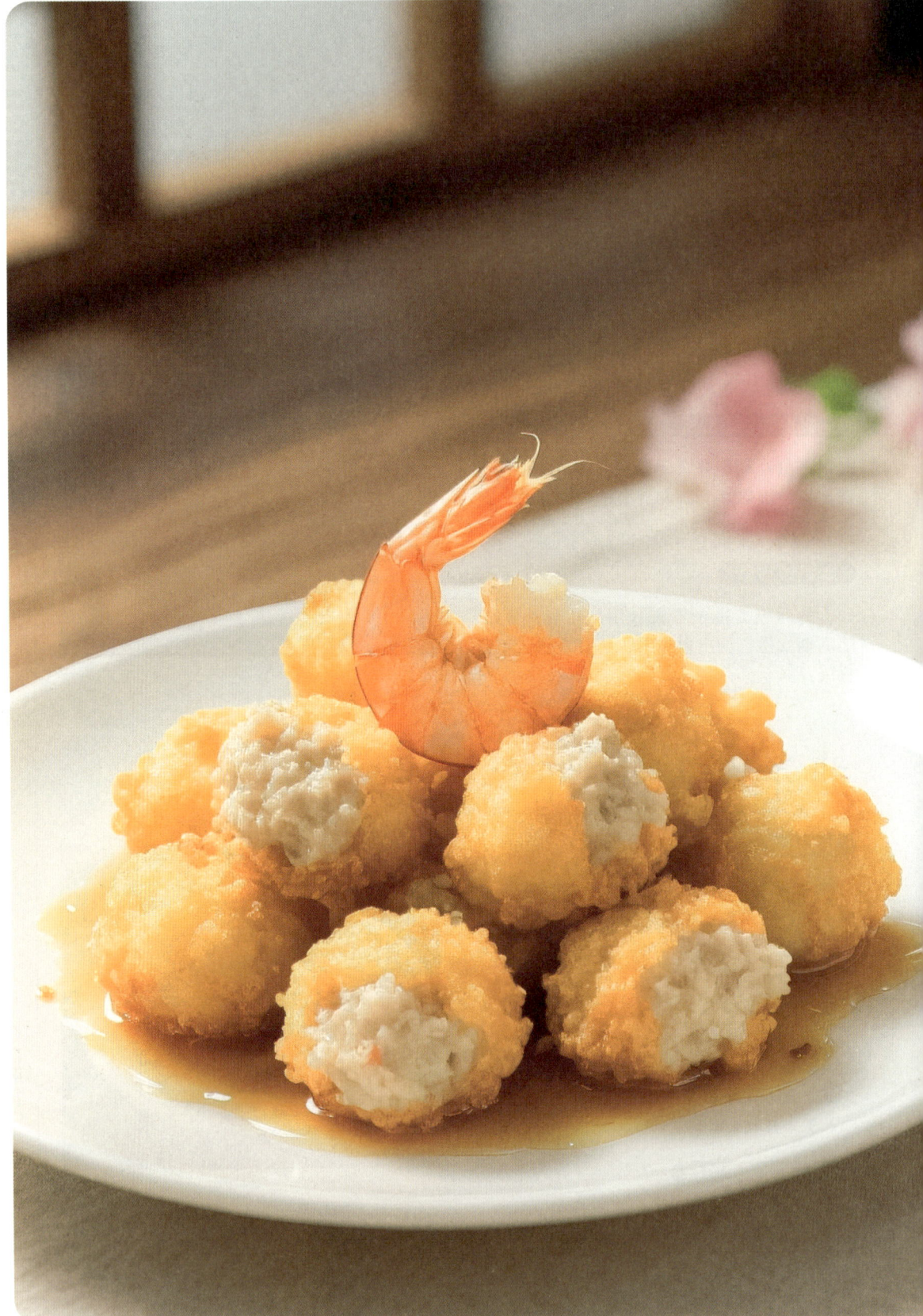

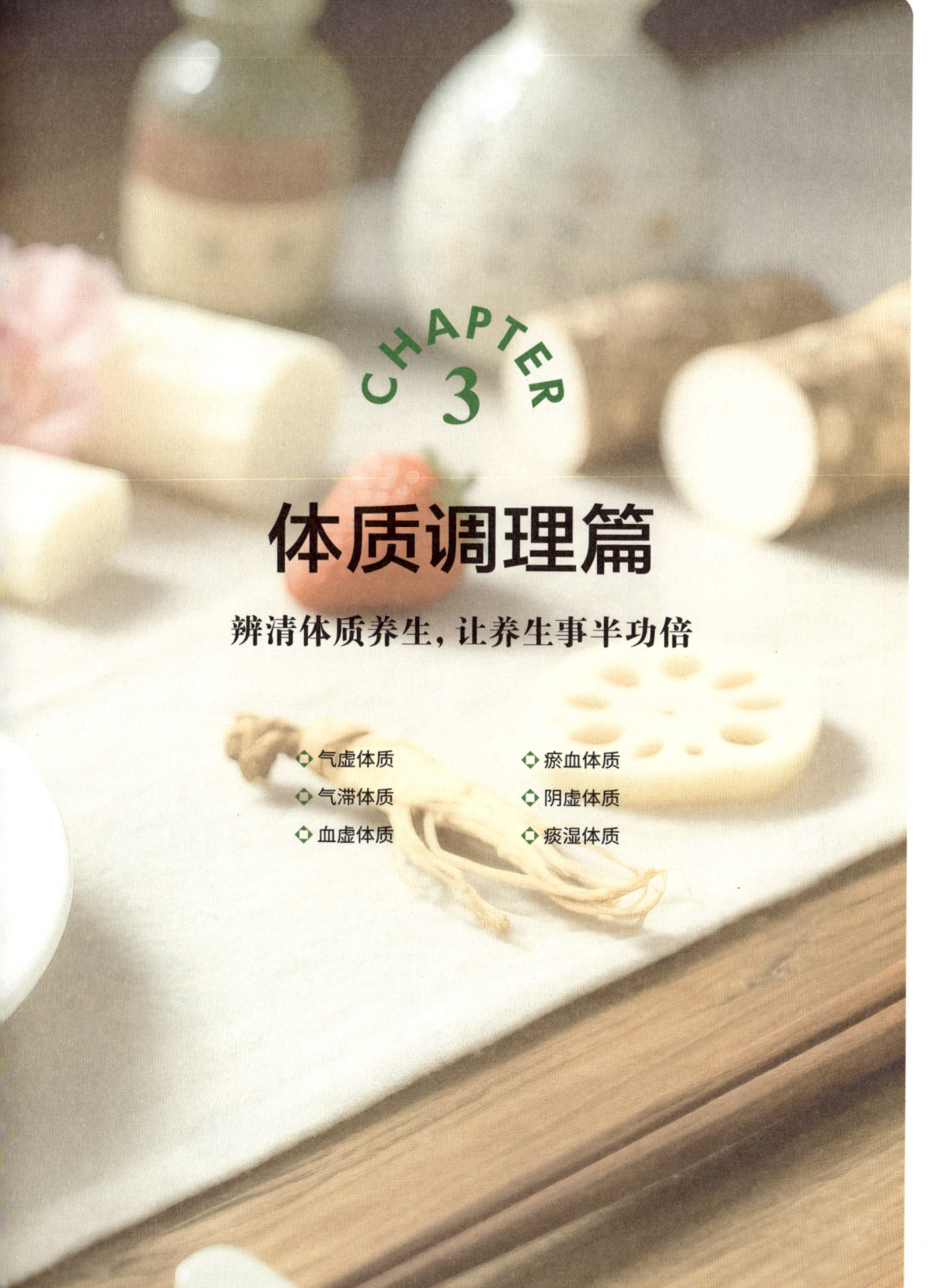

CHAPTER 3

体质调理篇

辨清体质养生,让养生事半功倍

◆ 气虚体质   ◆ 瘀血体质
◆ 气滞体质   ◆ 阴虚体质
◆ 血虚体质   ◆ 痰湿体质

体质调理 常用药材

灵芝

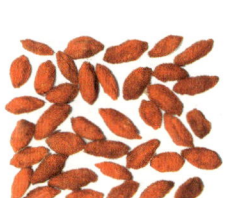

最佳功效
补气养血,养心安神。
适用体质
气虚体质人群。
这些人不能吃
术前术后一周或大量出血的病人、儿童慎用。
怎样挑选
以表面黄褐色至红褐色,有同心环带或环沟,有纵皱面,表面有光泽者为佳。

葛根

最佳功效
益肝脏,降糖降脂,降火防癌。
适用体质
湿热体质人群。
这些人不能吃
脾胃虚寒者慎服。
怎样挑选
以质地硬而重、色泽白、粉性足、纤维性少者为佳。

枸杞

最佳功效
补肾补血、养肝明目。
适用体质
肝虚肾虚人群。
这些人不能吃
外感实热、脾虚腹泻者忌食。
怎样挑选
以颗粒饱满、色泽鲜红、味道香甜、质感柔润者为佳。

鱼腥草

最佳功效
消肿祛湿,解毒抗辐射。
适用体质
肺热咳嗽痰多、小便灼热疼痛者。
这些人不能吃
虚寒证及阴性外疡者忌服。
怎样挑选
干品以无杂质、干燥无潮湿者为佳。

干姜

最佳功效
温中散寒,回阳通脉。
适用体质
阳虚体质患者。
这些人不能吃
阴虚内热、血热妄行者、孕妇忌食。
怎样挑选
以气味芳香、味道辛辣、质地坚实、外皮呈灰黄色、粉性足者为佳。

小茴香

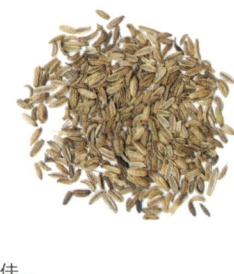

最佳功效
健胃行气,助消化。
适用体质
一般人群皆可。
这些人不能吃
阴虚火旺者不宜食用。
怎样挑选
以颗粒均匀、质地饱满、色泽黄绿、芳香浓郁者为佳。

三七

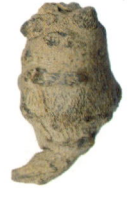

最佳功效
散瘀止血,消肿定痛,抗血栓。
适用体质
血虚、血瘀体质人群。
这些人不能吃
血热出血者、孕妇禁食。
怎样挑选
以个头大、重量沉、质地坚硬、表面光滑者为佳。

神曲

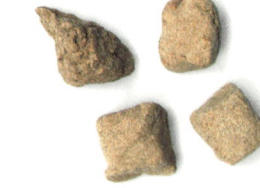

最佳功效
健脾开胃、消食止痢。
适用体质
积食腹胀者。
这些人不能吃
风热感冒者慎食。
怎样挑选
以身干久陈、无虫蛀、杂质少者为佳。

Chapter 3 体质调理常用食材

体质调理篇

菠菜

最佳功效
利便助消化，美肤抗衰老。
适用体质
一般人群皆可。
这些人不能吃
肾炎、肾结石患者、腹泻者忌食。
怎样挑选
以菜梗红短、叶子新鲜有弹性者为佳。

虾

最佳功效
益气补精、补血补钙。
适用体质
一般人群皆可。
这些人不能吃
身体长疮、皮肤湿疹、皮疹患者不宜食用。
怎样挑选
新鲜的虾头尾完整，虾身较挺，皮壳发亮，肉质坚实有弹性。

桑葚

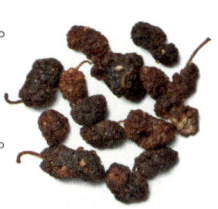

最佳功效
滋阴补血，健脾胃，助消化。
适宜人群
血虚、阴虚体质人群。
这些人不能吃
体虚便溏者、儿童不宜多吃。
怎样挑选
以颗粒饱满厚实，坚挺无出水者为佳。

油菜

最佳功效
清热润燥，舒张血管，消肿散结。
适用体质
一般人群皆可。
这些人不能吃
孕早期女性、小儿麻疹后期患者少吃。
怎样挑选
以新鲜油亮、无虫、无黄叶，质地生脆者为佳。

花生

最佳功效
养血通乳，降低胆固醇。
适用体质
一般人群皆食用。
这些人不能吃
脾胃虚弱者不宜多吃。
怎样挑选
以颗粒饱满、形态完整、大小均匀，无霉变者为佳。

猕猴桃

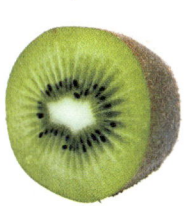

最佳功效
补充维生素、静心防癌。
适用体质
一般人群皆可。
这些人不能吃
体虚腹泻、风寒感冒、胃炎痛经者不宜食用。
怎样挑选
以个头较大、外形匀称、肉质坚实者为佳。

气虚体质

气虚体质是由于元气不足而引起的一系列病理现象。气是人体最基本的物质,包括肾中的精气、脾胃之气以及肺气等。气虚包括脾气虚、心气虚、肺气虚、肾气虚等,身体里的气不足就是气虚。

对症药材
①人参　②灵芝　③黄芪
④黄精　⑤党参　⑥肉苁蓉

对症食材
①小麦　②豌豆　③南瓜
④山药　⑤鸡肉　⑥羊肉

养生专家诊断

疾病成因

气虚可由不同的原因引起。有的是先天不足;有的因为偏食、厌食、节食过度引起的营养不足造成;同时工作压力大、精神长期处于紧张状态、长期熬夜的人,也可能因为身体损耗过大而形成气虚体质。

症状表现

气虚的人常表现为精神萎靡,反应迟缓;心慌气短,血压低;四肢无力易疲劳,不喜动;食欲不佳,便秘或大便不成形;畏寒怕冷,长期低烧,感冒反复等。气虚体质的人多性格内向,容易精神抑郁。

医师小叮咛

气虚的人最好不要做剧烈运动,以一些轻度的有氧运动为宜,如散步、慢跑、羽毛球等都是适于气虚体质人群的运动项目。女性气虚患者尤其适合做一些动作轻柔舒缓的瑜伽来调养身体。

本草药典详解

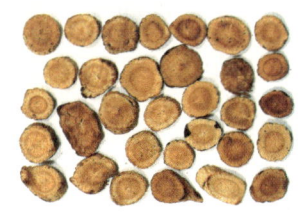

黄芪
功效: 补气升阳,益卫固表。
选购: 以圆柱形,上粗下细,表面呈灰黄色为佳。
服用禁忌: 感冒发热者、经期女性不宜服用,高血压者慎服。
适用剂量: 5～15克。

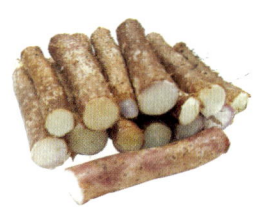

山药
功效: 健脾益肾,降血糖。
选购: 以须毛多,横切面呈雪白色者为佳。
服用禁忌: 长期食用山药者忌食生葱。
性味: 性平、味甘。

饮食注意事项

宜
✓ 多吃糯米、黑米、黍米、燕麦、南瓜、桂圆、红枣等益气食材。
✓ 日常饮食中荤素搭配,保持营养均衡。

忌
✗ 少吃萝卜、芹菜、山楂等"破气"食物。
✗ 少吃辣椒、葱、姜、蒜等辛辣刺激食物。

灵芝黄芪炖肉

● 灵芝&黄芪，补气安神最灵验

🛒 材料
【药材】灵芝5克，黄芪10克。
【食材】瘦肉490克，料酒、葱、姜、盐适量。

🍲 做法
1. 黄芪、灵芝分别洗净，温水浸泡1小时，切片；葱姜切碎；瘦肉洗净，焯水后切块。
2. 将所有材料放入碗中，加入适量清水，隔水炖煮，炖至瘦肉熟烂即可。

🍵 药膳功效全解析
灵芝能够保护肝细胞，降低血糖，降低胆固醇，提高机体抗病能力；黄芪能够益气固表。这道菜具有补中益气，养心安神的功效。高血压患者、胸腹满闷者及阴虚、痰湿、气郁体质人群不宜食用，孕妇及出血性疾病患者忌食。

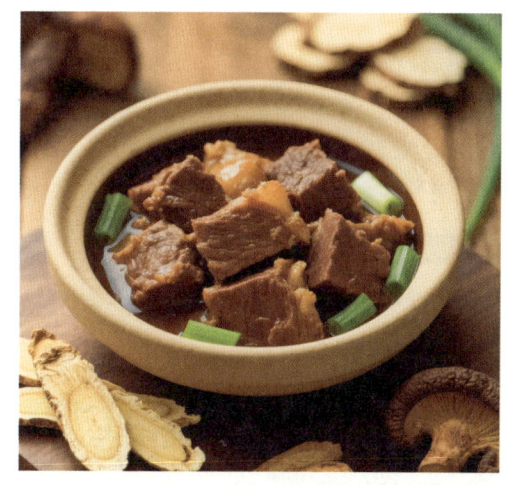

本草小百科
灵芝性平、味甘，能够补气养血、养心安神，是深山中气血双补的仙草。患有顽固性皮肤瘙痒者及感冒发烧者忌食。

黄芪乌鸡汤

● 男人喝了身体壮，女人喝了气血好

🛒 材料
【药材】黄芪10克，枸杞10克。
【食材】乌鸡1只，葱段、姜片、盐适量。

🍲 做法
1. 黄芪、枸杞洗净；乌鸡洗净去内脏，焯水沥干，将黄芪用纱布包好装入鸡肚中。
2. 将乌鸡、枸杞、葱、姜放入锅中加入6碗清水，大火煮开后转小火煮至鸡烂熟，加盐调味即可。

🍵 药膳功效全解析
黄芪作为补气佳品，具有益气固表、保肝利尿、增强机体免疫力等功效。此款鸡汤具有很好的益胃固表、补气升阳的功效。

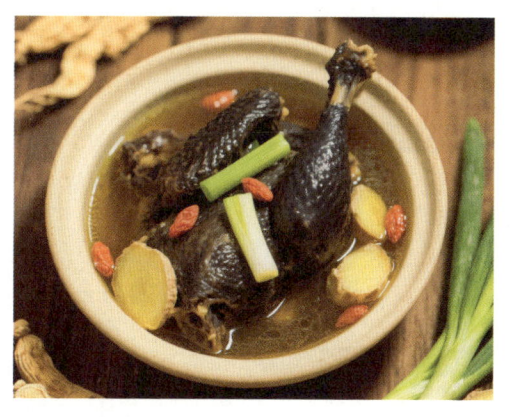

⚠ 品饮宜忌
高血压患者感冒发烧、胸胀腹满、阴虚、痰湿、气郁体质者不宜食用，孕妇忌食。

党参煮土豆

● 体虚盗汗，来点党参煮土豆

📖 材料

【药材】党参10克。
【食材】土豆250克，料酒、葱各8克，姜、盐、鸡精适量，香油10克。

📖 做法

1. 党参洗净、切段；土豆去皮切片；姜切片，葱切段。
2. 将上述材料放入炖锅中，加水大火煮沸后，小火煮40分钟，加入调味料调味即可。

📖 药膳功效全解析

本药膳能够补充维生素和膳食纤维，降低胆固醇，特别适合体质虚弱、气血不足、体虚盗汗的人群食用。气滞火盛及实证、热证患者忌食党参。

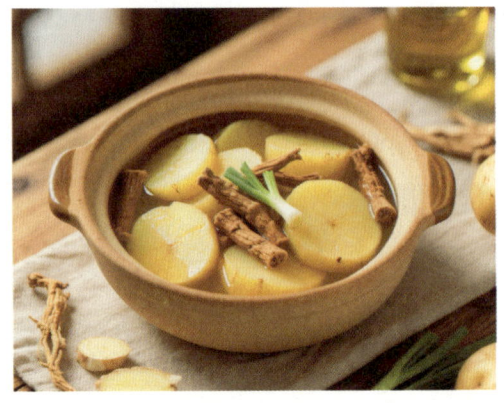

食材小百科

土豆含有丰富的膳食纤维，有助于防治消化道癌及降低血液中胆固醇含量；同时富含B族维生素和优质纤维素，能有效减缓人体衰老。

黄精蒸土鸡

● 体倦无力者的"红牛"

📖 材料

【药材】黄精、党参10克。
【食材】土鸡1只，山药1根，姜、葱、盐、鸡精适量。

📖 做法

1. 土鸡洗净，剁成小块，放入沸水中焯3分钟，取出。
2. 将土鸡放入高压锅中，加入调味料，再加入黄精、党参、山药，蒸3小时即可。

📖 药膳功效全解析

黄精具有补中益气、润肺、强筋骨等功效。本药膳特别适合脾胃虚弱、体倦无力者食用。

⚠ 品饮宜忌

中寒腹泻、痰湿痞满、气滞者忌食。

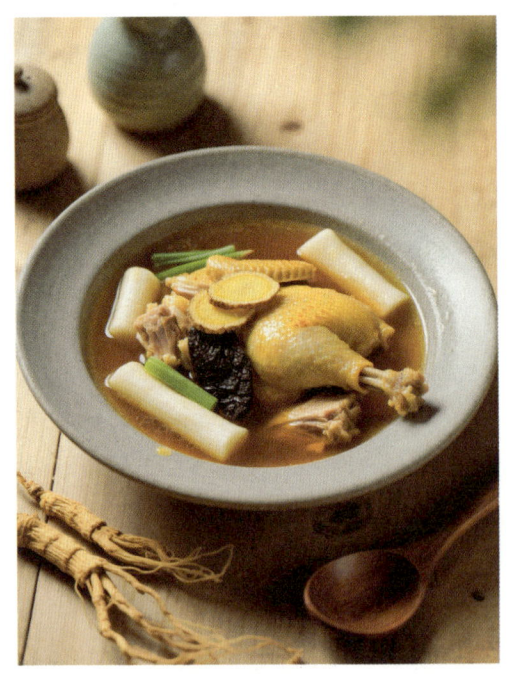

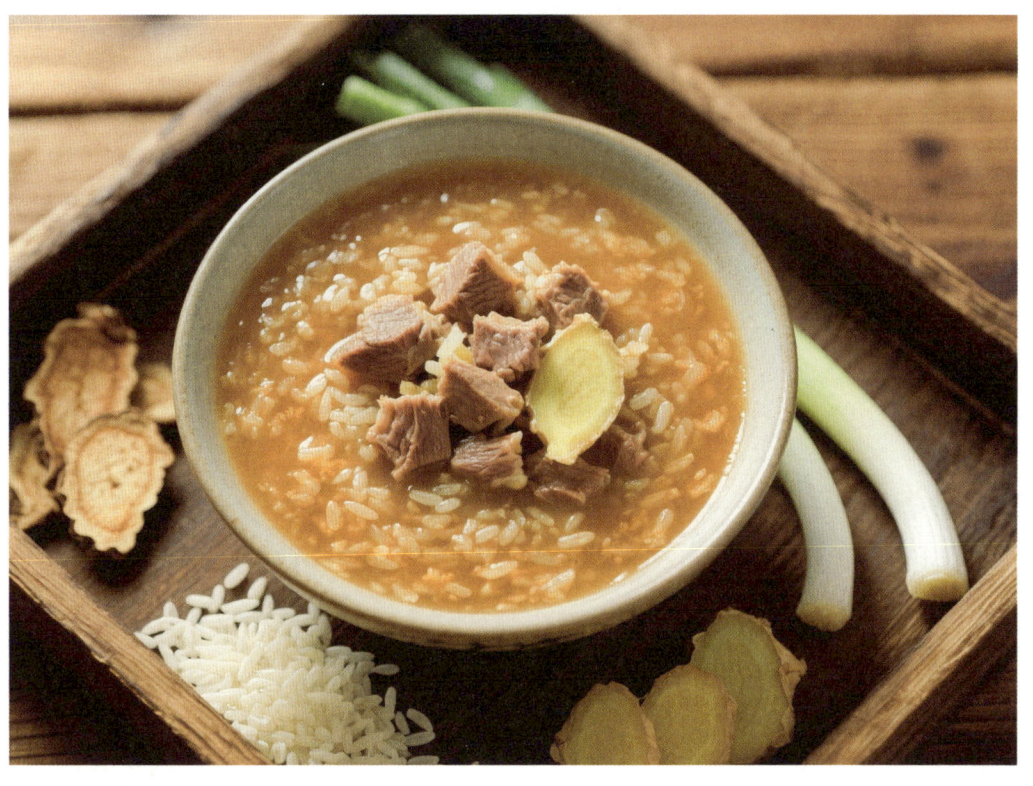

苁蓉羊肉粥

● 苁蓉羊肉粥，找回男人的自信

🛒 材料

【药材】肉苁蓉5克。
【食材】羊肉65克，大米110克，葱白2根，姜、盐适量。

📋 做法

1. 肉苁蓉洗净，放入锅中，加入3碗清水，煎煮成汁，取汁备用。
2. 羊肉洗净焯水，去除血水，切丝；大米洗净，沥干。
3. 将苁蓉汁、羊肉、大米一起煮，煮沸后加入姜、盐调味即可。

☕ 药膳功效全解析

此款粥能够补肾助阳、健脾养胃、润肠通便，适用于肾虚导致的阳痿、遗精、早泄、腰膝冷痛、尿频尿急、女子不孕等症。

本草小百科

苁蓉性温、味甘，具有补肾益阳、润肠通便的功效，被称为"沙漠人参"，《神农本草经》称其"养五脏，强阴，益精气，就服轻身。"是我国传统的名贵中药材。阴虚火旺及脾虚大便溏泻者忌服；忌用铜铁器烹煮。

食材小百科

羊肉是补血益气、补肾驱寒、健脾开胃、补阳气的上好食物，能改善脾胃虚寒、食欲不振、尿频等症，尤其适合冬季食用。发热、口舌生疮、有痰者不宜食用。

气滞体质

气滞指脏腑、经络之气阻滞不畅。人体内的气具有维持人体的生命活动的重要作用。气就像流动的水，在人体中不停地运行，如果阻滞不动了，身体就会出现各种不适症状。

对症药材

①黑枣　②人参　③红枣
④甘草　⑤莲子　⑥银耳

对症食材

①芹菜　②乌鸡　③橘子
④燕麦　⑤豌豆　⑥南瓜

本草药典详解

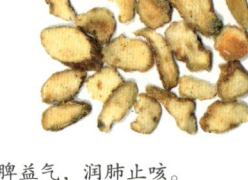

甘草

功效：清热解毒，补脾益气，润肺止咳。
选购：以表皮呈红棕色，质地坚实者为佳。
服用禁忌：不可与鲤鱼同食，否则会中毒。
适用剂量：6～10克。

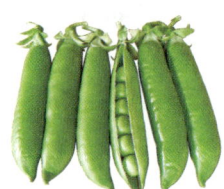

豌豆

功效：和中下气，抗菌消炎，防癌抗癌。
选购：以颗粒饱满，呈鲜绿色、有光泽，豆子整齐者为佳。
服用禁忌：一般人群均可食用。
性味归经：性平、味甘，归脾经、胃经。

养生专家诊断

疾病成因

气滞常由气虚引起。长期精神紧张，忧思过度会令脾气郁结，运行失常从而形成气滞。气滞形成的原因还有喜静不喜动，长期不运动，身体受寒，血液循环缓慢等。

症状表现

气虚的人常表现为身体经常性疼痛，经常窜痛，时轻时重；肠胃胀满，经常打嗝排气，胃痛；失眠多梦，经常性偏头痛；眼睛红痛，嘴里发苦；月经周期紊乱，经前乳房胀痛等。

饮食注意事项

宜
✓ 酒能够行气活血，疏肝解郁，可以适量饮用。
✓ 适宜食用黄花菜、香菜、山楂、金橘等行气养肝的食物。
✓ 适宜食用草莓、葡萄、橙子、小米粥等健胃消食的食物。

忌
✗ 酸味食物可以吃，但不能过量食用。

医师小叮咛

太极拳是行气健体的有效运动。长期坚持练习太极拳能有效促进血液回流，增强心肌功能和心脏收缩力，有利于气血循环，能很好地改善气滞体质。慢跑、瑜伽等运动也能有效改善气滞体质。在运动的同时保持愉快的心情也尤为重要。

人参雪梨乌鸡汤
● 大补元气，只用人参一点点

🛒 材料
【药材】人参 2 克，黑枣 6 颗。
【食材】乌鸡 1 只，雪梨 1 个，盐、鸡精适量。

做法
1. 雪梨洗净，去核切块；乌鸡洗净，切块焯水；黑枣洗净；人参洗净，切段。
2. 热锅加油，油热后放入乌鸡，爆炒后加入清水，没过乌鸡。
3. 加入雪梨、黑枣，大火炖 1 小时，加入调味料调味即可。

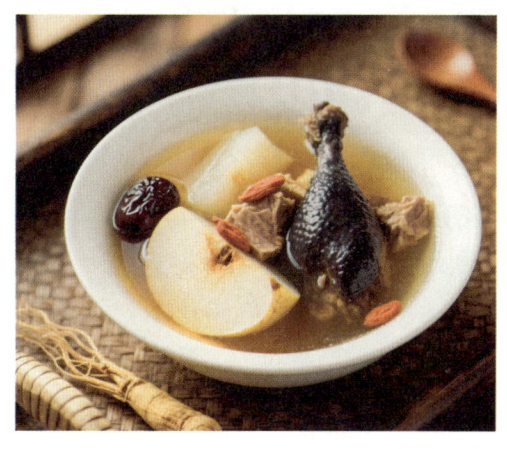

药膳功效全解析
人参具有大补元气、补脾益肾、安神益智等功效；乌鸡能够补气益血。此款药膳具有安神润肺，消除疲劳的功效。

⚠ 品饮宜忌
人参不宜与茶叶、咖啡、萝卜同食；高血压患者、青少年、实证、热证者不宜食用，孕妇慎食。

白术甘草汤
● 通气血、润红颜，就喝此汤

🛒 材料
【药材】白术 10 克，甘草 3 克。
【食材】绿茶 3 克。

做法
1. 白术、甘草放入锅中，加入 5 碗水，煮沸 10 分钟后加入绿茶即可。
2. 分 3 次温饮，再泡再服，每天服 1 剂。

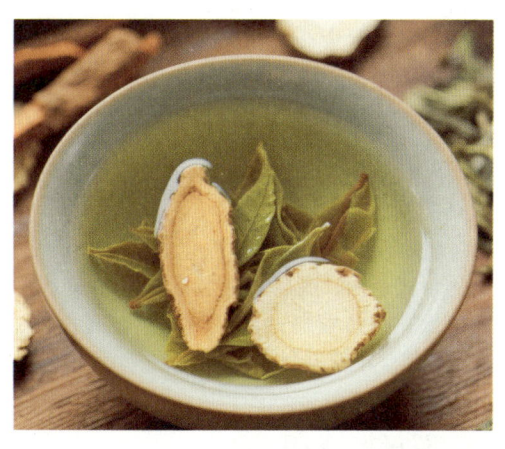

药膳功效全解析
白术能够补中益气、利尿抗衰老；甘草具有补脾益气、润肺解毒的功效。此款药膳特别适合气血不畅、身体虚弱的患者食用。

⚠ 品饮宜忌
阴虚燥渴、气滞胀闷者忌服白术。

本草小百科
白术性温，味苦、甘，具有健脾益气、燥湿利水、止汗安胎的功效，能够抗氧化、减缓衰老。阴虚燥渴、气滞胀闷者忌食。

血虚体质

血虚是指体内血液不足，身体五脏六腑及各器官由于缺少血液的濡养而出现的各种不适症状。血就是循环运行于血脉中的红色液体，身体里铁等某些物质缺乏了，血就会亏虚不足，引起血虚。

对症药材

①当归　②阿胶　③地黄
④大枣　⑤何首乌　⑥桂圆肉

对症食材

①菠菜　②芝麻　③茄子
④黑豆　⑤鸡肝　⑥乌鸡

养生专家诊断

疾病成因

引起血虚的原因有多种。先天血虚者较难治愈；过度疲劳、用脑过度也有可能引起血虚；同时偏食、厌食、过度节食导致营养不良可能会损伤脾胃导致消化不良，从而导致血虚。另外人流、纵欲过度等也极容易引起血虚。

症状表现

血虚人群常表现为皮肤干燥、早生皱纹；脸色暗淡苍白，嘴唇无血色；头发枯黄，脱发掉发；身体瘦弱，月经量少，甚至闭经；大便干燥，小便不利等。

医师小叮咛

血虚型体质人群应选择荤素搭配的饮食结构，蔬菜和水果中虽然富含各种维生素，但蛋白质含量相对较少，不能满足人体的正常需要，因此要在日常饮食中适当增加鱼肉蛋奶的比例。

本草药典详解

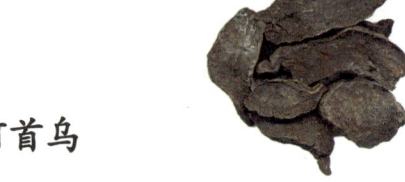

何首乌

功效： 养血益肝，强筋骨，乌须发。
选购： 以质坚体重，粉性充足者为佳。
服用禁忌： 大便溏泻，有痰湿者不宜食用。
适用剂量： 5～10克。

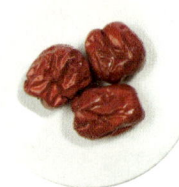

红枣

功效： 补血养颜，防治高血压，养血安神。
选购： 以表面呈紫红色，粒大饱满，皮薄核小，肉质厚实者为佳。
服用禁忌： 上火便秘、湿热、痰热者不宜食用。
适用剂量： 6～15克。

饮食注意事项

宜
- ✓ 适宜多吃黑豆、黑米、黑芝麻、黑枣、黑木耳、乌鸡等黑色食物。
- ✓ 适宜多吃红枣、胡萝卜、西红柿、枸杞等红色食物。
- ✓ 适宜多吃动物肝脏、动物血、鱼类等富含蛋白质的食物。
- ✓ 适宜多吃粥羹、炖菜、汤菜等易于吸收的菜肴。

醪糟炖蛋 ●温中补气，养血安神，产后调养好搭档

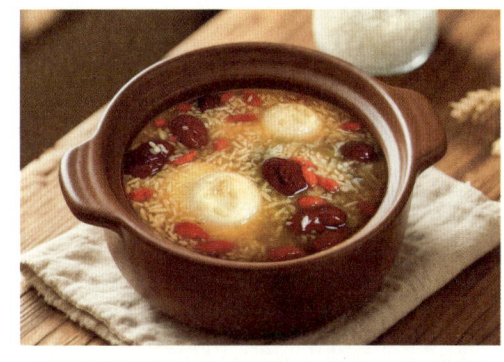

🛒 材料

【药材】醪糟50克。
【食材】鸡蛋1~2个，红枣3颗，枸杞一小把，红糖适量。

做法

1. 将醪糟与适量清水一同放入锅中，加入红糖、红枣、枸杞，煮至微沸。
2. 将鸡蛋洗净，打入锅中，用小火炖煮5分钟。

药膳功效全解析

醪糟性温，有补中益气的作用，适合体虚乏力、气血不足者食用；其发酵过程中产生的少量酒精成分有助于活血通络、祛寒散寒，尤其适用于产后、经期、体寒人群。

> **本草小百科**
>
> 醪糟，又称糯米酒、甜米酒，在中国历史悠久，不仅作为食物，也被视为一种具有药用价值的"食疗佳品"。《本草纲目》记载，醪糟可养脾胃、活血气、通乳汁。

红枣枸杞鸡汤 ●女性补气养血的首选

🛒 材料

【药材】枸杞10克，红枣30克。
【食材】乌鸡1只，香油10克，姜、葱、盐、料酒适量。

做法

1. 乌鸡洗净，剁成小块；红枣、枸杞洗净；姜切片，葱切段。
2. 将所有材料放入锅中，加水大火煮15分钟。
3. 小火煮至鸡肉烂熟加入调味料调味即可。

药膳功效全解析

乌鸡具有补气养血、强健筋骨、延缓衰老等功效；红枣、枸杞同样具有益气补血的功效。本药膳能够补气养血、保肝明目。

⚠ 品饮宜忌

感冒发烧、发炎腹泻、高血压、气滞痰多者不宜食用本药膳。

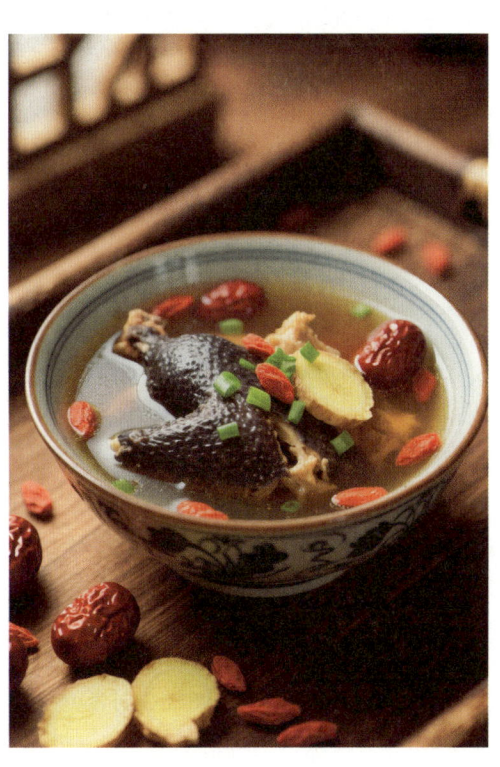

无花果煎鸡肝

● 面色苍白，经常吃点动物肝脏

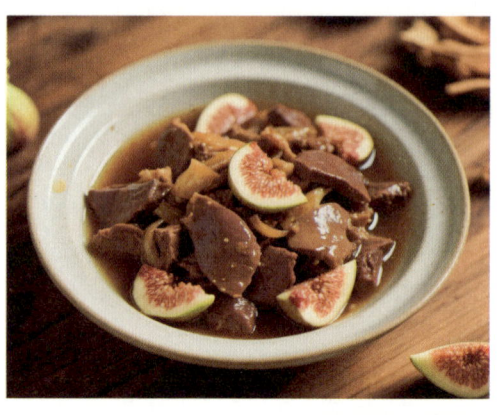

材料

【药材】干无花果3个。
【食材】鸡肝3个，白糖1茶匙。

做法

1. 鸡肝洗净，焯水，沥干；无花果洗净切片。
2. 炒锅加热，加入1勺油，油热后将鸡肝、无花果爆炒至鸡肝熟透。
3. 白糖加入小半碗水，煮至融化；鸡肝放入盘中，淋上糖水即可。

药膳功效全解析

鸡肝具有补血养血的功效，特别适合血虚人群食用；无花果具有润肺利咽的功效。本药膳具有补脾补血，润肺利咽的功效。

食材小百科

动物肝脏具有很好的补血效果，面色苍白者可适量食用动物肝脏来补血。常吃动物肝脏还能保护视力，有益于皮肤健康，但一定要吃新鲜的动物肝脏。

糯米黑豆豆浆

● 孕妇也能喝的益气补血饮品

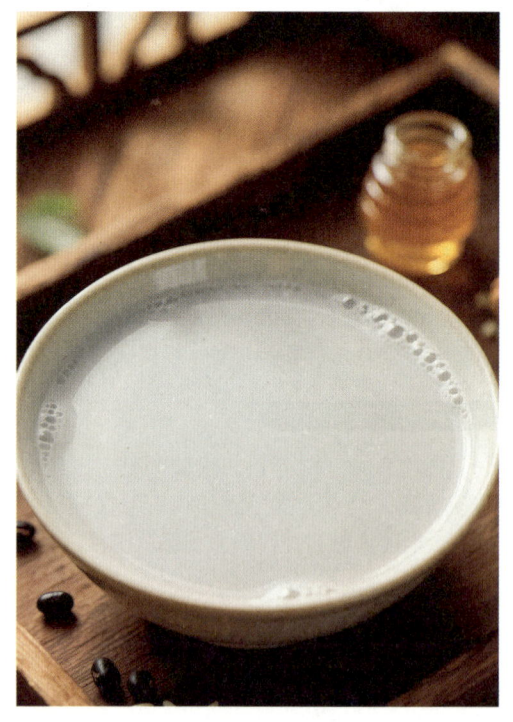

材料

【食材】糯米50克，黑豆25克，蜂蜜适量。

做法

1. 将糯米、黑豆分别洗净，清水浸泡4小时左右。
2. 将上述食材倒入豆浆机中，加入适量清水，按动"豆浆"键。豆浆机提示豆浆做好后，加入蜂蜜搅拌均匀即可。

药膳功效全解析

此款豆浆具有显著的补血益气、健脾养胃、止汗止泻、安胎解毒的功效，尤其适合贫血女性和孕妇饮用。

品饮宜忌

黑豆吃多了会胀气，肠胃虚弱者、婴幼儿均不宜多吃。

黄芪虾仁汤 ●让你气色红润，告别脸色苍白

🛒 材料
【药材】黄芪15克，当归、枸杞各6克。
【食材】虾仁100克。

做法
1. 将当归、黄芪、枸杞、虾仁分别洗净沥干。
2. 将全部药材放入砂锅中，加入4碗清水，大火煮开后转小火煮10分钟。
3. 加入虾仁煮20分钟后即可。

药膳功效全解析
当归一直被中医视为补血要药，既能通经调经，又能活络止痛，尤其适合女性食用，常用来治疗贫血，与黄芪、枸杞搭配具有很好的调补气血功效。阴虚火旺者、高血压者及孕妇不宜食用。

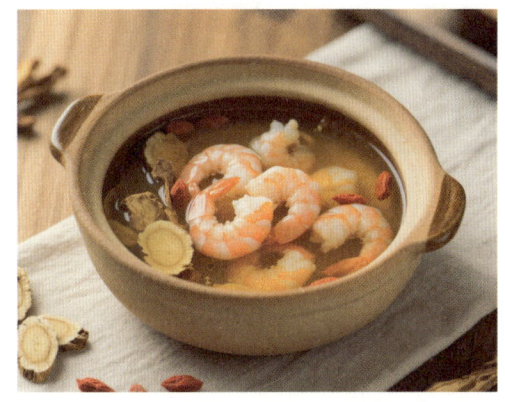

本草小百科
当归作为"妇科圣药"，应选择主根粗长、油润，外皮颜色呈黄棕色、断面颜色黄白，气味浓郁的购买；宜置于28℃以下的阴凉干燥处储藏。

红枣红豆粥 ●红枣&红豆，让你的脸色白里透红

🛒 材料
【药材】红枣8颗。
【食材】红豆90克，大米45克。

做法
1. 红豆洗净，浸泡3小时左右；大米洗净沥干；红枣去核，切片。
2. 红豆放入锅中，加水煮沸，加入红枣、大米，大火煮开后，小火煮至大米开花即可。

药膳功效全解析
红豆含有铁、维生素B_{12}等多种微量元素，具有很好的补血能力。此款粥品具有促进血液循环、补血养颜等功效。

⚠ 品饮宜忌
湿热痰热及体质燥热者不宜食用本药膳。

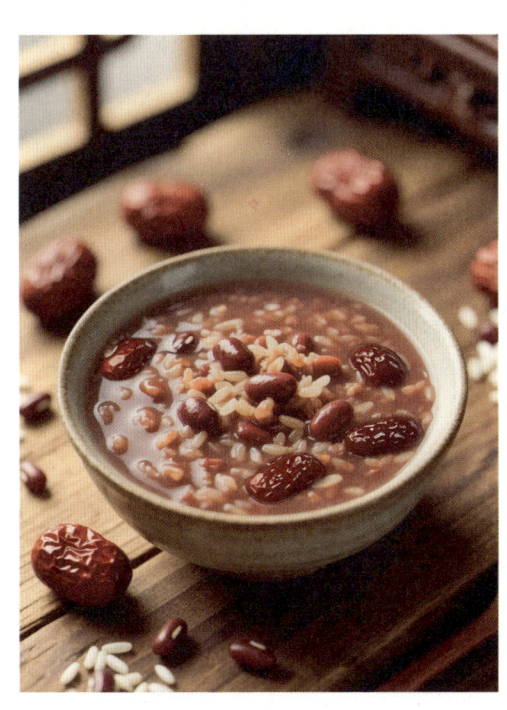

瘀血体质

瘀血多是由于血液运行不畅而阻滞于血脉中，或凝聚于身体的某一部位而形成的一种病症。瘀血产生后又会阻滞血液的正常运行，从而成为一些疾病的致病因素。

对症药材
①丹参　②三七　③红花
④赤芍　⑤益母草　⑥月季花

对症食材
①油菜　②糙米　③鸡蛋
④木耳　⑤桑葚　⑥黑芝麻

本草药典详解

红花
功效：活血通经，降血脂。
选购：以管状，花冠呈红黄色或红色，干燥质柔者为佳。
服用禁忌：孕妇及月经过多者忌服。
适用剂量：3～10克。

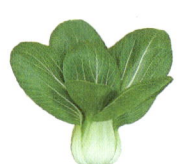

油菜
功效：促进血液循环，降血脂，润肠通便。
选购：以新鲜油亮，无虫，无黄叶者为佳。
服用禁忌：孕早期妇女、慢性病患者应少食。
性味归经：性凉、味甘，入肝、脾、肺经。

养生专家诊断

疾病成因
瘀血的形成，主要有两个方面：一是因气虚、气滞、血寒等原因，导致血行不畅而凝滞于脉中；二是因外伤或其他原因造成内出血，离经之血不能及时消散或排出，停留于体内所形成。

症状表现
瘀血人群常表现为头痛、肩膀酸软、慢性关节痛等症；没有食欲，胃部饱胀；面色黯淡无光，皮肤粗糙，多长色斑，唇色偏暗，有黑眼圈；牙龈出血，皮下毛细血管明显，下肢静脉曲张等症。

医师小叮咛
血遇热会加速运行，因此瘀血体质的人群最好常洗热水澡来辅助改善瘀血体质。需要注意的是水温不宜过烫，否则容易烫伤皮肤。同时洗澡还有助于治疗糖尿病、消化不良、胃溃疡、便秘、头痛等疾病。

饮食注意事项

宜
- √ 适宜多吃山楂、食醋、玫瑰花、金橘、油菜等行气活血的食物。
- √ 适宜多吃红枣、木耳、丝瓜等能生血养血的食物。
- √ 适宜多吃动物肝脏、动物血、鱼类等富含蛋白质的食物。
- √ 适宜多吃黑木耳、菌类等清除肠壁堆积脂肪的食物。

忌
- × 避免食用过于油腻的食物。

黑豆桂圆汤 ● 气血不通畅，经常来点桂圆与黑豆

🛒 材料
【药材】桂圆肉 15 克，红枣 4 颗。
【食材】黑豆、糙米各 25 克，白糖 2 小匙。

🍲 做法
1. 桂圆肉洗净；红枣洗净去核；黑豆、糙米分别洗净，泡发。
2. 将上述材料放入锅中，加入 900 毫升清水，煮开后再以小火煮半小时，滤渣代茶饮。

☕ 药膳功效全解析
黑豆具有活血利水的功效；桂圆肉是补气血、养心安神的良药。此款药膳具有很好的益心活血，安神补虚的功效。

⚠ 品饮宜忌
阴虚内热及痰火体质者不宜食用本药膳，孕妇禁食。

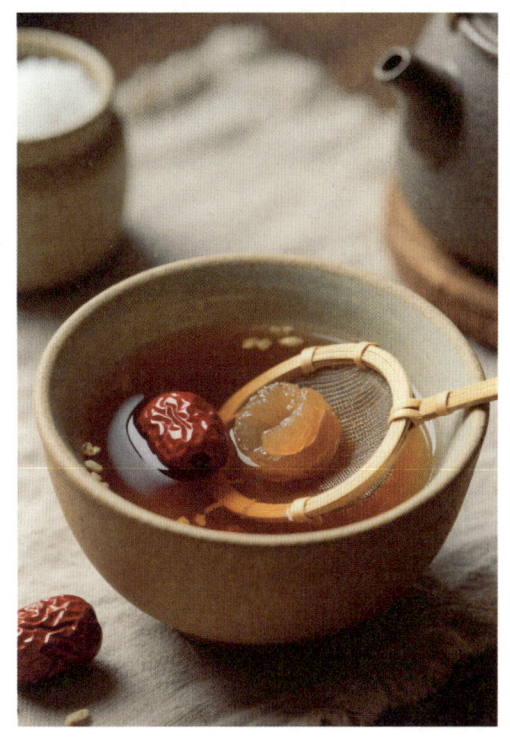

川芎蛋花汤 ● 身上有瘀青，川芎来帮忙

🛒 材料
【药材】川芎 9 克。
【食材】鸡蛋 1 个，米酒 30 毫升。

🍲 做法
1. 川芎洗净，清水浸泡 20 分钟；鸡蛋打入碗中，搅匀备用。
2. 锅中倒入 600 毫升清水，大火煮开后，加入川芎、鸡蛋，鸡蛋熟后加入米酒，煮片刻即可。

☕ 药膳功效全解析
川芎能够活血行气、祛风止痛，对月经不调、跌打损伤有很好的疗效。本药膳具有活血调经，祛瘀安神等功效。

⚠ 品饮宜忌
阴虚火旺、舌红口干者忌食，月经过多、出血性疾病患者及孕妇忌食。

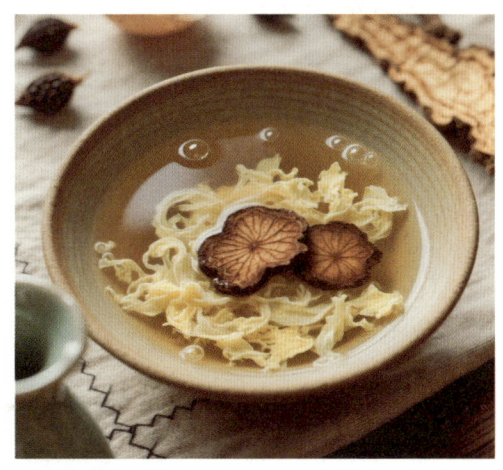

阴虚体质

阴是指人身体内的各种精液和津液，人体中的津液少了，就会引起身体亏虚，形成阴虚体质。肾虚、脾虚、肺虚都是阴虚的一种，会严重影响人体的健康。

对症药材

① 枸杞　② 百合　③ 黄精
④ 沙参　⑤ 麦冬　⑥ 天门冬

对症食材

① 紫米　② 猪肉　③ 芹菜
④ 苜蓿　⑤ 甘薯　⑥ 鸭肉

养生专家诊断

疾病成因

长期熬夜、过度劳累会使体内阴气不足，引发阴虚。平时吃的东西过于香燥生热，引起体内"内火"，从而伤阴，也会导致阴虚。阴虚还会随着人体的衰老而出现。

症状表现

阴虚人群常表现为喜吃冷食，容易饥饿；手心、脚心极易发热冒汗；面色潮红，容易口干上火，口腔溃疡；女性月经不调，月经过少，甚至闭经；体形消瘦，失眠多梦，脾气暴躁。

医师小叮咛

阴虚的人不宜吃辣。火锅可选择清淡的海鲜火锅、清汤火锅代替。实在喜欢吃辣的人一定要把辣的食物做熟后再吃，因为辣味会随着烹饪消失。阴虚体质的人平时一定要注意休息，尽量不要加班熬夜，保持充足的体力和饱满的精神。

本草药典详解

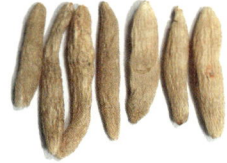

麦冬

功效：润肺养阴，益胃生津。
选购：以表面呈淡黄白色、完整壮硕、皮质细腻、味道甘香者为佳。
服用禁忌：脾胃虚寒腹泻者、孕妇忌服。
适用剂量：5～10克。

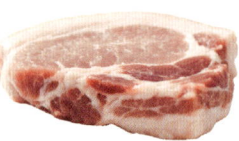

猪肉

功效：滋阴补虚，缓解疲劳。
选购：以肉有弹性，软中带硬，呈红色者为佳。
服用禁忌：湿热偏重及痰湿偏重者应少食。
性味归经：性微寒，味甘、咸，入脾、肾经。

饮食注意事项

宜
- ✓ 饮食应以清淡为宜。多吃具有清热去火功效的白菜、黄瓜、茄子、苦瓜等食物。
- ✓ 鲫鱼、干贝、蛤蜊、蚌肉等很多鱼类、贝类都十分适合阴虚体质的人群食用。

忌
- ✗ 不适宜吃牛羊肉这类热性的肉，可以适当吃一些猪肉、鸭肉等平性或凉性的肉类。

紫米甜饭团 ●男人吃了补肾，女人吃了润肺

🛒 材料

【药材】枸杞6克。
【食材】紫米10克，燕麦片3克，红豆5克，萝卜10克，玉米粒、肉松各10克，南瓜子8克。

做法

1. 将紫米、红豆、枸杞分别洗净，泡软；将燕麦片以及泡软的紫米、红豆分别蒸熟，将萝卜、玉米粒洗净煮熟。
2. 将蒸熟的紫米平铺在保鲜膜上，将红豆、燕麦、玉米粒、肉松、南瓜子铺于紫米上，用保鲜膜将材料包成饭团即可。

药膳功效全解析

紫米具有补血养血、健脾理中等功效；枸杞能够滋补肝肾、润肺明目。高血压患者及感冒发烧、身体有炎症、腹泻、气滞痰多者不宜食用枸杞。

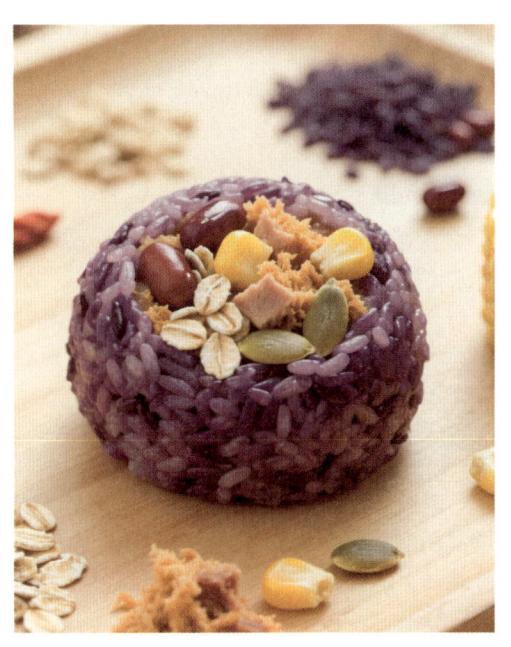

银耳优酪羹 ●银耳，滋阴润肺的"长生不老药"

🛒 材料

【食材】魔芋45克，银耳10克，酸奶110克，清水500毫升，蜂蜜20克。

做法

1. 银耳泡发，撕成小片；魔芋削皮洗净切片。
2. 将魔芋与清水放入锅中，小火煮沸，3分钟后关火，滤取汁液。
3. 将汁液倒入锅中与银耳一起煮沸，加入蜂蜜搅拌均匀后关火；将银耳沥出，搅拌均匀与酸奶搭配食用。

药膳功效全解析

银耳既有补脾开胃的功效，还可以滋阴润肺；酸奶能够降低血清胆固醇。二者结合能够补血活血，滋阴润肺。

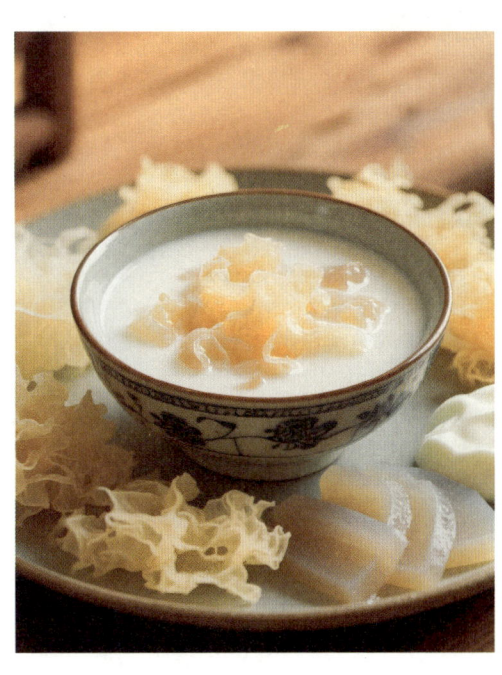

阿胶麦冬粥 ● 经常吃阿胶，容颜不掉队

材料
【药材】阿胶5克，麦冬10克。
【食材】糯米100克。

做法
1. 阿胶捣碎备用；麦门冬洗净切碎，以冷开水捣绞取汁；糯米洗净沥干。
2. 糯米放入锅中加入5碗清水，待粥煮熟时加入阿胶、麦门冬汁，边煮边搅拌至粥稠胶化即可。

药膳功效全解析
阿胶能够补血滋阴，延缓衰老；麦冬能够养阴润肺。此款粥品是女人滋阴补血的绝佳饮品。阴虚火旺者过多食用阿胶会导致上火，感冒、咳嗽、腹泻者忌食阿胶。

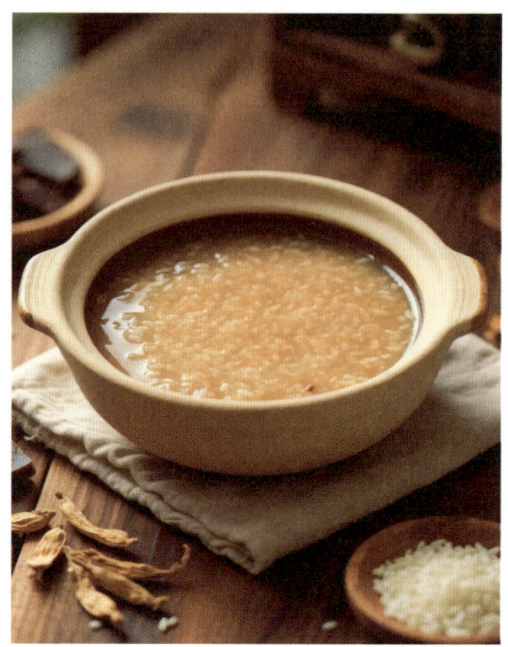

姜母老鸭煲 ● 大病初愈身体弱，老鸭补虚效果好

材料
【药材】黄芪、枸杞各10克，当归、熟地各6克，肉桂3克。
【食材】老鸭1只，老姜200克，盐、鸡精适量。

做法
1. 老鸭择毛洗净，剁块；老姜洗净切片；所有药材洗净备用。
2. 热锅放入鸭块翻炒，炒出鸭油后捞出控干。
3. 干净锅中放入所有材料，加入5碗清水，大火烧开后小火慢炖2小时，加入盐、鸡精调味即可。

药膳功效全解析
鸭肉具有补虚除热、调和五脏的功效，尤其适合体虚的人食用。本药膳具有补虚滋阴，温中祛寒的功效。

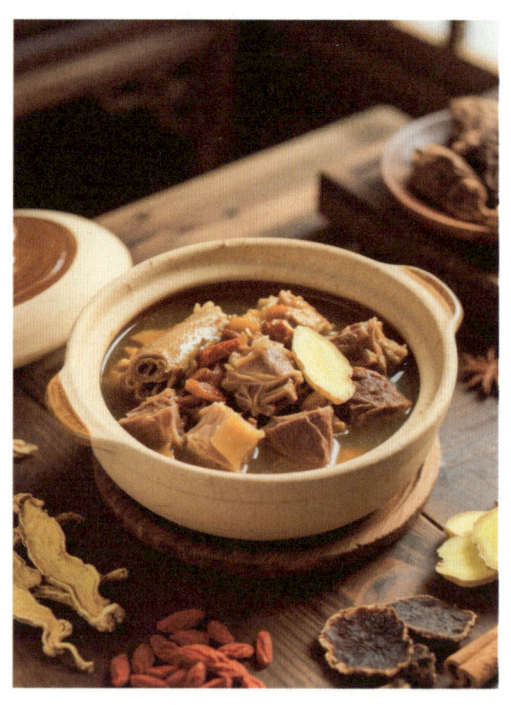

糖枣芹菜汤 ● 夏季祛暑安神的专业户

材料

【药材】红枣9颗。
【食材】芹菜240克,红糖2茶匙。

做法

1. 红枣洗净,去核泡软,加3碗水与红糖一起煮。芹菜去除根部和老叶,洗净切段。
2. 待红枣熬至红软出味,加入芹菜,大火煮沸即可。

药膳功效全解析

红枣与芹菜搭配既能调中安神,又能清热祛暑,是安神利尿、防癌抗癌的良选,特别适合夏季食用。脾胃虚寒、牙痛、便秘、湿热痰热者及糖尿病患者不宜食用大枣。

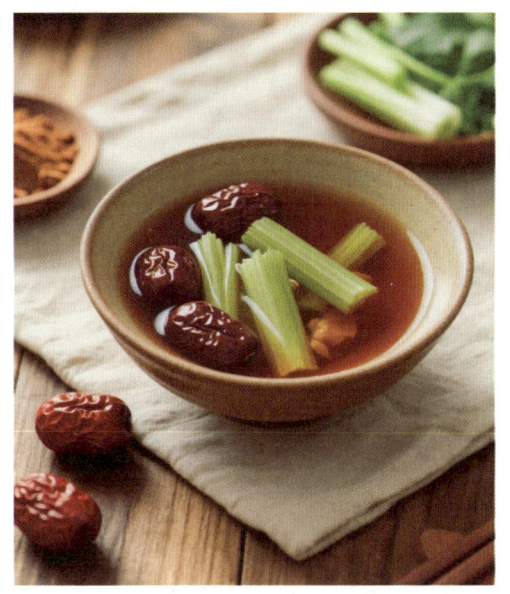

银耳橘子汤 ● 能止咳的橘子水

材料

【药材】红枣6颗。
【食材】银耳8克,橘子半个,冰糖适量。

做法

1. 银耳泡发,去除根部,撕成小片;红枣洗净去核;橘子剥开取瓣。
2. 锅中倒入3碗水,放入银耳、红糖大火煮开,小火再煮半小时。
3. 最后加入冰糖、橘子,略煮搅拌均匀即可。

药膳功效全解析

橘子有健脾理气、化痰止咳等作用;银耳能够滋阴润肺、益气和血。此款药膳能生津润肺,滋阴润肺,特别适合阴虚的女性食用。

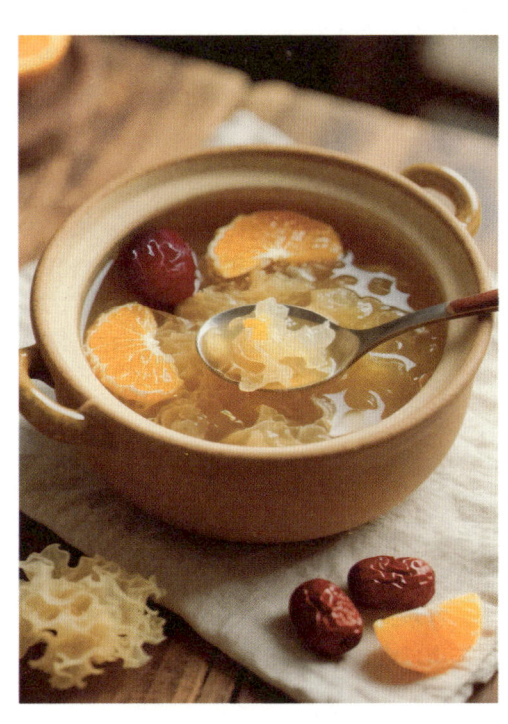

痰湿体质

痰湿体质是目前较为常见的一种体质类型。水在人体当中担负着运输各种营养物质的任务，当人体脏腑、阴阳失调，气血津液运化失调，身体新陈代谢不通畅时，水分无法正常运转而在体内积滞时，就形成了痰湿。

对症药材

①茯苓　②薏仁　③藿香
④葛根　⑤莲子　⑥芡实

对症食材

①红豆　②排骨　③苦瓜
④冬瓜　⑤丝瓜　⑥白菜

本草药典详解

茯苓

功效： 利水祛湿，健脾安神。
选购： 以体重结实，外皮呈棕褐色，断面洁白细腻者为佳。
服用禁忌： 阴虚火旺、口干咽燥者不宜食用。
适用剂量： 10克。

苦瓜

功效： 去脂减糖，消烦除湿，降低胆固醇。
选购： 以颜色嫩绿，果大饱满，皱纹纵深者为佳。
服用禁忌： 脾胃虚寒者、孕妇不宜食用。
性味归经： 性寒、味苦，入心、肝、脾、肺经。

养生专家诊断

疾病成因

湿分为两种，内湿和外湿。内湿经常由嗜酒以及过量食用生冷食品所致，常见症状有胸闷，小便不尽等症状。外湿多由气候、处所潮湿导致。体内湿气重的人平时应多吃些具有健脾祛湿的食物。

症状表现

痰湿人群常表现为体形肥胖，腹部肥满松软，面部皮肤油脂较多，多汗且黏，胸闷，痰多，面色淡黄而暗，容易困倦，舌苔白腻或甜，身重不爽，喜食肥甘甜黏。性格偏温和、稳重，多善于忍耐。

饮食注意事项

宜
- 应多吃山药、玉米、香菇、银耳、南瓜、胡萝卜等健脾养胃的食物。
- 应多吃茼蒿、柿子、杏仁、大蒜、苹果等化痰去湿的食物，来消除体内淤积的水湿。
- 应多吃苦瓜、苦菊等苦味食物，苦味食物大多具有清热泻火、排毒祛湿的功效，对去除体内湿热有很好的效果。

忌
- 甜腻、油腻的食物不利于体内湿气的排除，不宜食用。

医师小叮咛

痰湿体质的人平时要多运动，并且直到身体出汗为止，才能达到效果。可以选择竞走、跑步、打球等中等强度的运动。另外痰湿体质的人一定要保持居室干燥，不可过分潮湿，平时要注意通风。

党参黄芪排骨 ● 气虚气喘，来点党参和黄芪

材料
【药材】党参、黄芪、茴香各 3 克。
【食材】排骨 130 克，葱、姜各 4 克，米酒、腐乳、酱油、淀粉适量。

做法
1. 排骨洗净，腌渍后炸至金黄色备用。
2. 将药材放入锅中，加 2 碗水，小火煎煮 20 分钟，然后加入其他调味料煮沸。
3. 在蒸锅底铺上葱段，将排骨蒸 1 小时，将排骨放入盘中，淋上芡汁即可。

药膳功效全解析
党参、黄芪都具有很好的补中益气、升阳固表的功效，此款药膳能够益气补虚，升阳祛湿。高血压患者、胸腹满闷者及阴虚、痰湿、气郁体质人群不宜食用，孕妇忌食。

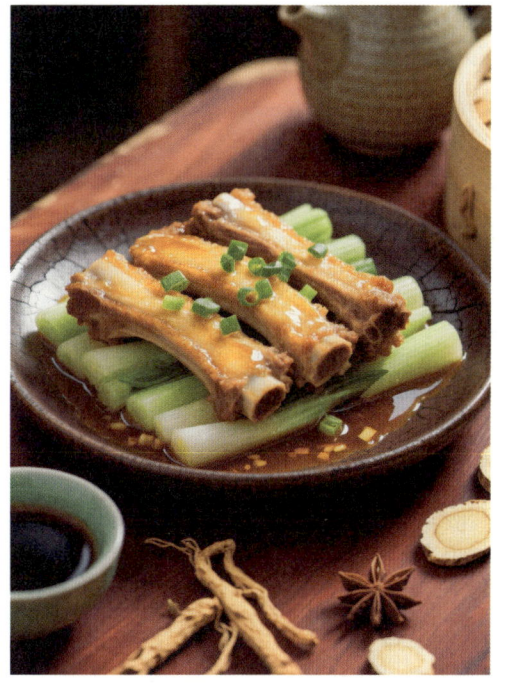

白果蒸蛋 ● 哮喘发作，赶快找白果

材料
【药材】白果 4 颗。
【食材】鸡蛋 2 个，盐适量。

做法
1. 将白果剥皮；鸡蛋打入碗中，加盐及温开水搅拌均匀，放入白果。
2. 锅中加水，水开后，中火隔水蒸蛋，每隔 3 分钟掀一次锅盖，15 分钟后即可。

药膳功效全解析
白果具有很好的敛肺定喘、止带缩尿的功效，常吃此款药膳能够起到很好的润肺益气，定喘利尿功效。

品饮宜忌
白果有小毒，不宜生吃常吃；儿童忌食。

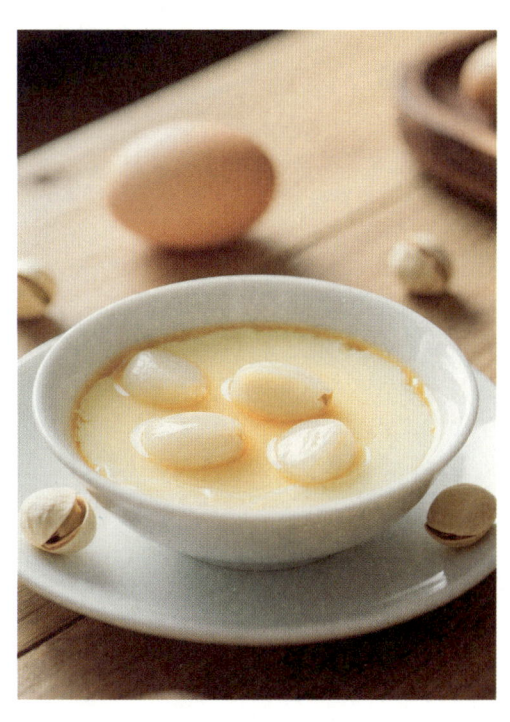

芡实莲子薏仁汤

● 排出湿气，消除水肿好轻松

🛒 材料

【药材】芡实、莲子、薏仁各20克，茯苓、山药各10克。
【食材】猪肠400克，米酒25克，盐适量。

🍲 做法

1. 猪肠洗净焯水、切段。
2. 所有材料洗净，与猪肠一起放入锅中，加入1000毫升水煮沸，再用小火炖煮半小时，加入盐、米酒即可。

☕ 药膳功效全解析

薏仁、茯苓都具有很好的祛湿健脾、利尿消肿功效；莲子能够清心安神。常喝此汤能够帮助很好地排出体内湿气，消除水肿。经期女性、孕妇、便秘者及婴幼儿忌食。

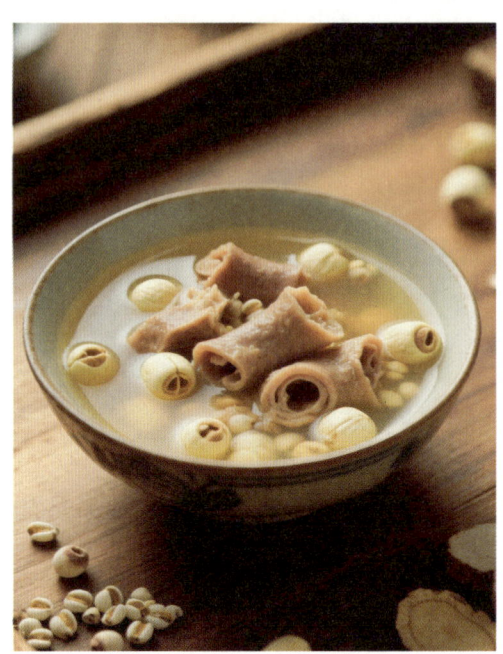

排骨薏仁粥

● 大口吃肉也能减肥

🛒 材料

【药材】薏仁20克。
【食材】排骨、莲藕各500克，酱油、盐、鸡精、料酒、葱段适量。

🍲 做法

1. 排骨洗净，切成小块，焯水沥干；莲藕洗净去皮切片；薏仁用温水泡软，洗净。
2. 锅中加入7碗水和莲藕，大火煮沸后小火煮1小时。
3. 加入排骨、薏仁大火煮沸后加入料酒，小火煮2小时，加入调味料调味即可。

☕ 药膳功效全解析

薏仁能够祛湿健脾、消肿排脓，常饮此款粥品能够达到滋润瘦身，除湿利便的功效。经期女性、孕妇、便秘者及婴幼儿忌食薏仁。

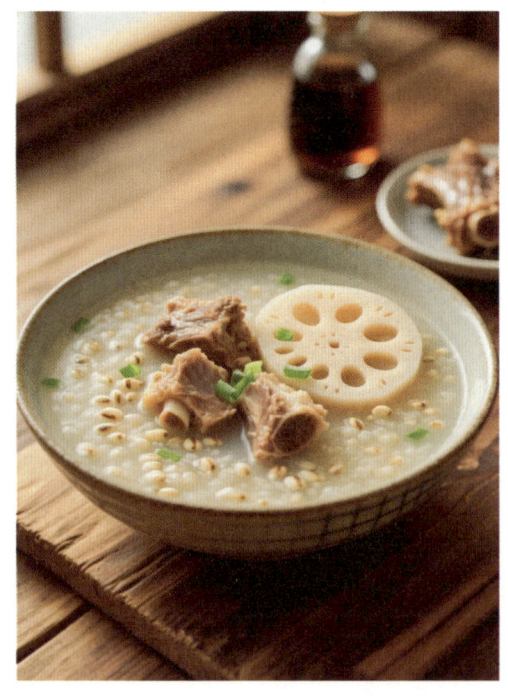

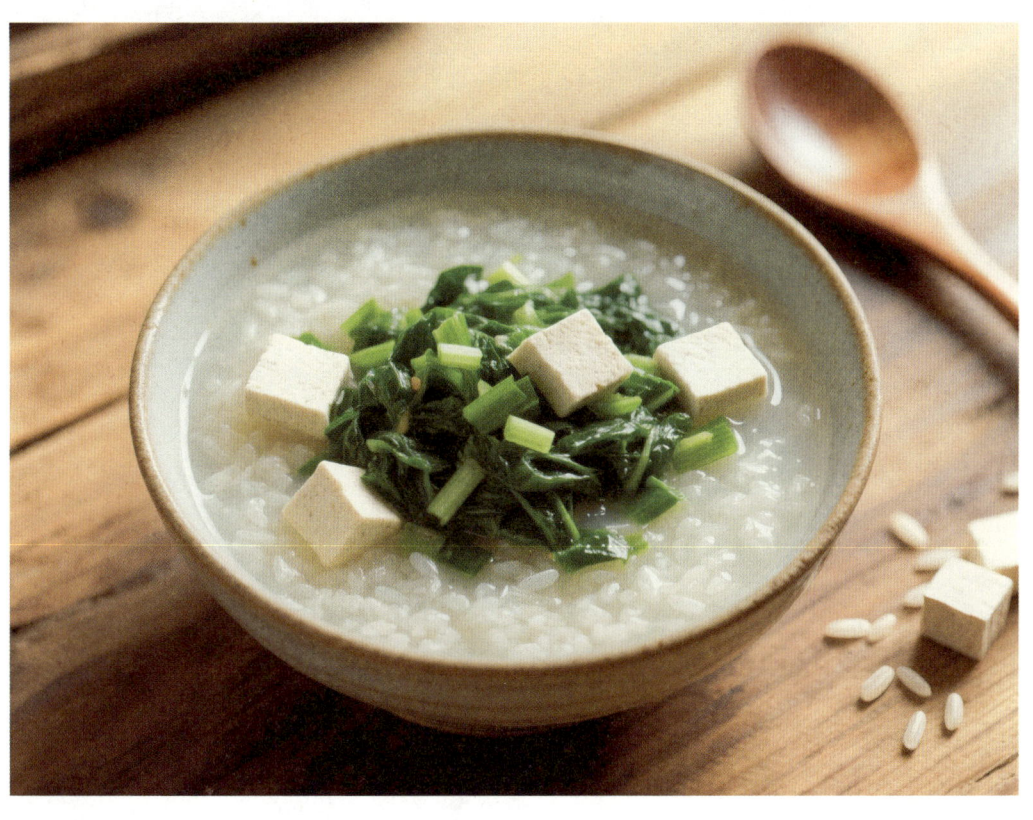

苋菜大米粥 ●夏季清热凉血，来碗苋菜粥

🛒 材料

【药材】茯苓5克。
【食材】苋菜100克，大米50克，盐、葱末适量。

做法

1. 苋菜择好、洗净焯水，过凉水后切碎。
2. 热锅放油，油热后放入葱末，然后放入苋菜、盐炒熟。
3. 将大米洗净，放入锅中加入适量清水，放入茯苓，熬好后加入炒好的苋菜即可。

药膳功效全解析

苋菜性凉清热，适宜湿热型腹泻者食用，夏季急性肠炎、腹泻者均可食用。

⚠ 品饮宜忌

慢性脾虚或阳虚导致的腹泻患者不宜食用此款粥品。

本草小百科

茯苓是寄生在松树根上的菌类植物，形状像甘薯，自古被视为中药八珍之一，是一种极好的利水渗湿利尿药，还有健脾和胃、宁心安神的功效，久服能使人面若童颜，延年耐老。

食材小百科

苋菜成熟于夏季，富含赖氨酸和多种矿物质，具有很好的清热利湿、凉血止痢的功效。苋菜不宜烹饪时间过长，以免流失营养。

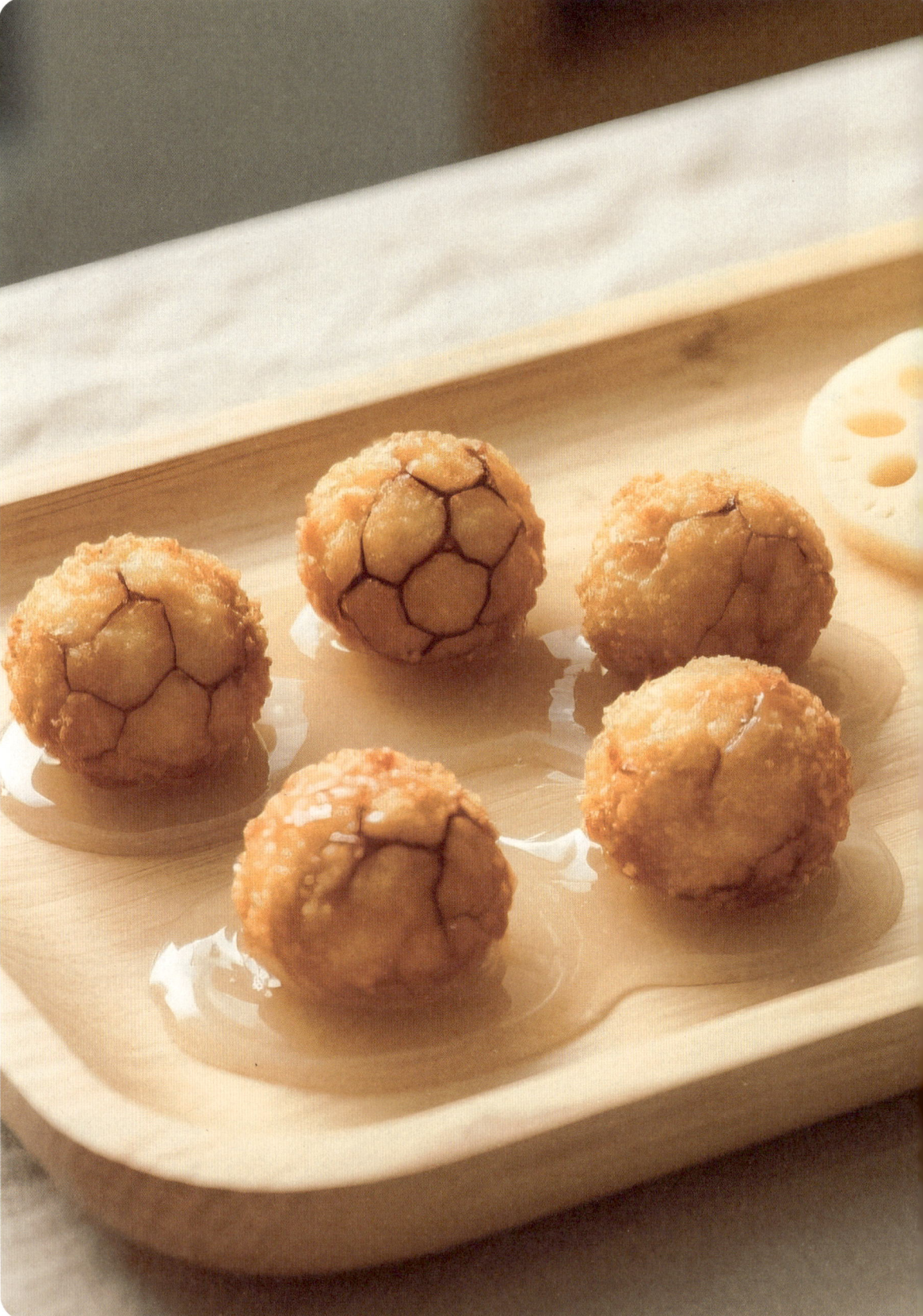

CHAPTER 4

清热排毒 疏肝理气篇

肝火旺、脾气大，吃对药膳，
排除毒素一身轻松

- ◇ 排毒祛火
- ◇ 清热明目
- ◇ 消夏祛暑
- ◇ 代谢消脂
- ◇ 养肝护肝
- ◇ 通乳丰胸
- ◇ 宁心助眠
- ◇ 理气止痛

清热排毒 常用药材

金银花

最佳功效
消炎解毒，利咽止痢。
适用体质
热性体质人群。
这些人不能吃
脾胃虚寒者，经期女性忌服。
怎样挑选
以花蕾尚未开放，颜色黄白、个体肥大者为佳。

葛根

最佳功效
益肝脏，降糖降脂，降火防癌。
适用体质
湿热体质人群。
这些人不能吃
脾胃虚寒者慎服。
怎样挑选
以质地硬而重、色泽白、粉性足、纤维性少者为佳。

决明子

最佳功效
清热明目，定心安神。
适用体质
热性体质人群。
这些人不能吃
脾胃虚寒、气血不足者慎服，孕妇忌服。
怎样挑选
以表面呈棕褐色，有光泽的棱方形为真品。

鱼腥草

最佳功效
消肿祛湿，解毒抗辐射。
适用体质
肺热咳嗽痰多、小便灼热疼痛者。
这些人不能吃
虚寒证及阴性外疡者忌服。
怎样挑选
干品以无杂质、干燥无潮湿者为佳。

薄荷

最佳功效
疏风散热，缓解眼疲劳。
适用体质
一般人群皆可服用。
这些人不能吃
阴虚血燥体质者及汗多表虚者忌食。
怎样挑选
以身干、无根、叶多、色绿，气味浓者为佳。

绿茶

最佳功效
提神醒脑，排毒抗衰老。
适用体质
一般人群皆可。
这些人不能吃
神经衰弱者、孕妇、儿童不宜饮用。
怎样挑选
以茶色新鲜嫩绿有光泽，香气鲜浓者为佳。

菊花

最佳功效
降压降脂，提神明目。
适用体质
湿热体质人群。
这些人不能吃
痰湿、血虚型高血压患者忌服。
怎样挑选
以花朵完整、质轻、香气清冽、杂质较少者为佳。

蒲公英

最佳功效
化解热毒，消除恶肿。
适用体质
湿热体质人群。
这些人不能吃
脾胃虚寒、低血压患者不宜饮用。
怎样挑选
以干燥无霉变现象，有韧性者为佳。

Chapter 4 清热排毒 常用食材

清热排毒 疏肝理气篇

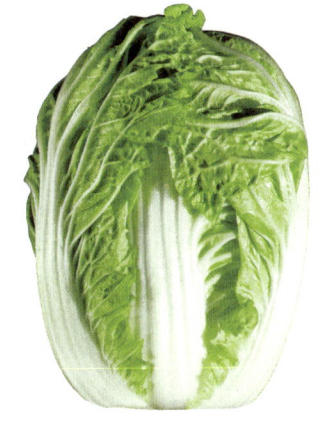

白菜

最佳功效
通肠利便，祛痘护肤。
适用体质
一般人群皆可食用。
这些人不能吃
肠胃功能差、腹泻者不宜多吃。
怎样挑选
以外形整齐，大小均匀，包心紧实者为佳。

丝瓜

最佳功效
除热利肠，生津止渴。
适用体质
一般人群皆可。
这些人不能吃
腹泻者不宜食用。
怎样挑选
以鲜嫩、结实，皮色嫩绿，果肉顶端饱满者为佳。

绿豆

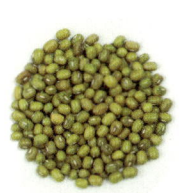

最佳功效
消渴利便，排毒降脂。
适用体质
一般人群皆可。
这些人不能吃
脾胃虚寒、腹泻者不宜食用。
怎样挑选
以颗粒饱满厚实，颜色鲜艳者为佳。

苦瓜

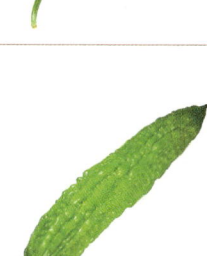

最佳功效
祛湿排毒，去脂降糖。
适用体质
一般人群皆可。
这些人不能吃
脾胃虚寒者，孕妇不宜食用。
怎样挑选
以瓜体嫩绿，皱纹纵深，水分充足者为佳。

黄瓜

最佳功效
清热解暑，利尿减肥。
适用体质
一般人群皆可。
这些人不能吃
胃寒者不宜食用。
怎样挑选
以瓜体带刺，顺直，无折断损伤，皮薄肉厚者为佳。

田螺

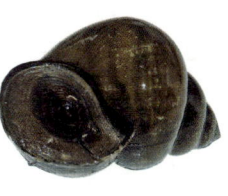

最佳功效
清热解毒，提高免疫力。
适用体质
一般人群皆可。
这些人不能吃
体虚腹泻、风寒感冒、便溏腹泻者不宜食用。
怎样挑选
以个大、体圆、壳薄、无肉溢出者为佳。

百病食疗一本通

疏肝理气 常用药材

陈皮
最佳功效
健脾理气，祛痰平喘。
适用体质
脾虚、气虚体质人群。
这些人不能吃
阴虚燥咳者不宜食用。
怎样挑选
以皮薄而大，色红，香气浓郁者为佳。

白术
最佳功效
健脾益气，延缓衰老。
适用体质
气虚体质人群。
这些人不能吃
阴虚燥咳，气滞胀闷者慎服。
怎样挑选
以个大，质地坚实，断面黄白色，香气浓郁者为佳。

肉豆蔻
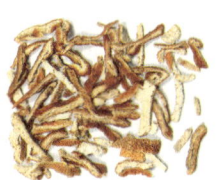
最佳功效
温中行气，利消化。
适用体质
虚寒体质人群。
这些人不能吃
湿热体质及阴虚火旺者忌服。
怎样挑选
以个大、体重、坚实、破开后香气浓郁者为佳。

麦芽
最佳功效
行气消食，健脾开胃。
适用体质
积食腹胀，消化不良者。
这些人不能吃
哺乳期女性忌服，凡痰火哮喘及孕妇切不可用。
怎样挑选
以麦芽完整，有胚芽，色泽淡黄，干燥者为佳。

佛手
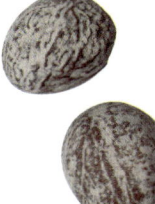
最佳功效
疏肝理气，增强免疫力。
适用体质
气郁体质人群。
这些人不能吃
阴虚火旺、气虚者慎食。
怎样挑选
以片大，皮黄肉白，香气浓郁者为佳。

谷芽
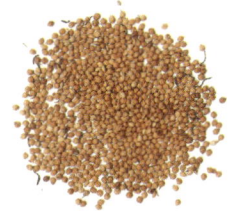
最佳功效
行气和中，消食健脾。
适用体质
积食、消化不良者。
这些人不能吃
胃下垂者忌食。
怎样挑选
以颗粒饱满、均匀、色泽黄亮、无杂质者为佳。

玫瑰花
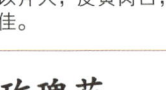
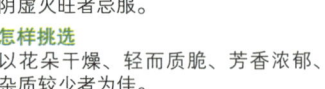
最佳功效
调节内分泌，美容养颜。
适用体质
气郁体质人群。
这些人不能吃
阴虚火旺者忌服。
怎样挑选
以花朵干燥、轻而质脆、芳香浓郁、杂质较少者为佳。

莲子
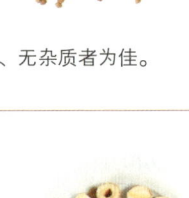
最佳功效
补虚损，固精气，养心安神。
适用体质
各种体质人群。
这些人不能吃
腹胀、大便干燥者不宜服用。
怎样挑选
以颗粒饱满、均匀、颜色呈米黄色者为佳。

Chapter 4 疏肝理气常用食材

清热排毒 疏肝理气篇

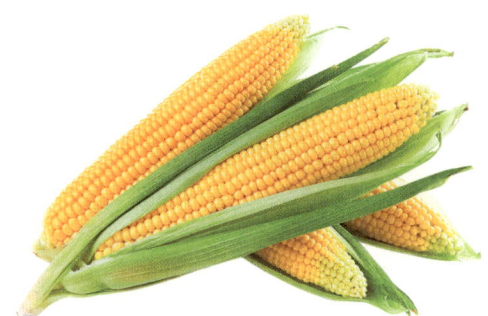

玉米

最佳功效
调中开胃，通便排毒。
适用体质
一般人群皆可食用。
这些人不能吃
皮肤病患者不宜多吃。
怎样挑选
以颗粒饱满，有弹性者为佳。

荠菜

最佳功效
健脾和中，养心降压。
适用体质
一般人群皆可。
这些人不能吃
体质虚寒、腹泻者不宜食用。
怎样挑选
以不带花，颜色嫩绿者为佳。

樱桃

最佳功效
祛风益气，嫩白肌肤。
适用体质
体质虚弱、贫血者。
这些人不能吃
溃疡上火、糖尿病患者不宜食用。
怎样挑选
以颗粒饱满、颜色深、有光泽者为佳。

甘蔗

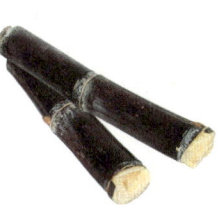

最佳功效
清热润燥，补肺下气。
适用体质
脾胃虚热人群。
这些人不能吃
脾胃虚寒者、糖尿病患者、孕妇不宜食用。
怎样挑选
以质地坚硬，瓤部呈乳白色，有清香味者为佳。

黄豆

最佳功效
降压降脂，强身健脑。
适用体质
一般人群皆可。
这些人不能吃
积食腹胀者不宜食用。
怎样挑选
以颗粒饱满、质地均匀、色泽光亮，无霉变虫害者为佳。

鲢鱼

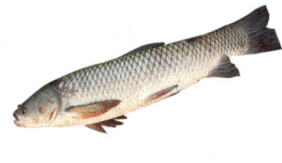

最佳功效
健脾补气，温中暖胃。
适用体质
脾胃虚弱者。
这些人不能吃
内热、荨麻疹、皮肤癣患者不宜食用。
怎样挑选
以体扁，头大眼小，鳞片细小，银白色者为佳。

排毒祛火

在日常生活中我们常常会"上火",从中医上讲,这是身体里阴阳失调造成的。脸上长痘、长斑、口臭,这都是体内毒素堆积的结果。毒素泛指各种对身体产生不良影响的物质,包括自由基、宿便等。毒素长期得不到清理,身体就会出现各种各样的问题。

对症药材

① 茵陈　② 玄参　③ 柴胡
④ 荷叶　⑤ 金银花　⑥ 决明子

对症食材

① 萝卜　② 黄瓜　③ 冬瓜
④ 西瓜　⑤ 西红柿　⑥ 猕猴桃

养生专家诊断

疾病成因

中医认为,上火是由于身体阴阳失调,身体中阳气过盛引起的。引起阴阳失调的原因有压力过大,精神长期紧张,过度劳累等。西医认为上火是由维生素缺乏、内分泌失调等原因引起的。

症状表现

上火包括肺火旺、胃火旺、肝火旺等。肺火盛常表现为咳嗽、痰多且黄、咽喉肿痛等症状;胃火盛会引起口臭、便秘、胃疼等症状;肝火盛则会导致失眠烦躁、易怒,女性乳房胀痛、乳腺增生、月经不调等。

医师小叮咛

避免上火最简单的一个办法就是经常饮水。早晨起床后,空腹喝一杯凉开水,能够滋润身体和肠道。晚上睡觉前也需补充水分,让身体在睡眠中也水分充足,但不可大量饮用,否则容易造成水肿。

本草药典详解

茵陈

功效: 促进胆汁分泌,降血压、降血脂。
选购: 以表面呈灰白色或灰绿色,质地柔软,味微苦者为佳。
服用禁忌: 非因湿热引起的发黄忌服。
适用剂量: 10克。

西瓜

功效: 消炎利尿,消烦止渴。
选购: 以瓜皮绿色纹路鲜明,光滑皮硬,蒂和脐处向里凹陷者为佳。
服用禁忌: 感冒初期患者、糖尿病患者不宜食用。
性味归经: 性寒,味甘,入心、肝、肺经。

饮食注意事项

宜
√ 适宜多吃金银花、苦瓜、绿豆、各种蔬菜、水果等凉性食物。
√ 适合多吃富含维生素的绿色蔬菜和新鲜水果,有助于体内毒素的排除。

忌
× 尽量避免吃辛辣刺激、油腻、油炸、烧烤食物。
× 尽量少吃牛羊肉、辣椒等温热上火的食物。

菊花金银花茶 ● 午后来一杯，精神一下午

🛒 材料

【药材】金银花 20 克左右，杭白菊 12 朵左右。
【食材】冰糖适量。

🍲 做法

1. 菊花、金银花洗净沥干。
2. 将上述材料放入水杯中，加入沸水加盖冲泡 5 分钟。
3. 加入冰糖搅拌均匀即可。

☕ 药膳功效全解析

杭白菊具有平肝解毒、提神醒脑等功效；金银花是清热解毒的良药。常饮本茶能够清热解毒，消暑利尿。

⚠ 品饮宜忌

脾胃虚寒及气虚疮疡脓清者及经期女性忌食金银花。痰湿及血瘀型高血压患者不宜食用菊花。

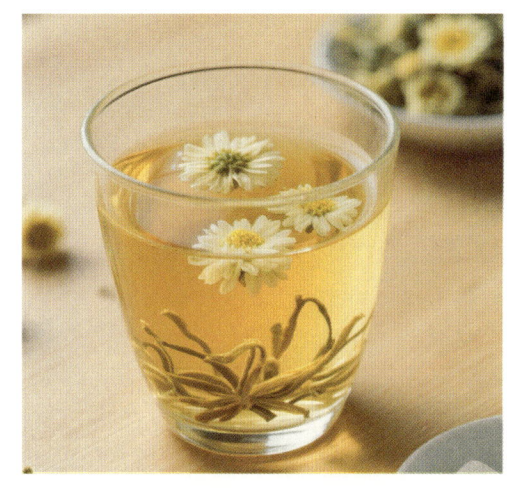

本草小百科

金银花因刚开花时花色纯白，继而变黄得名。金银花清热而不伤胃，能祛风散寒、清热解毒，对发热和咽喉肿痛有很好的疗效。与菊花一起饮用效果更佳。

鱼腥草茶 ● 身体有炎症就吃鱼腥草

🛒 材料

【药材】鱼腥草 10 克。
【食材】冰糖适量。

🍲 做法

1. 鱼腥草洗净沥干。
2. 砂锅中倒入 4 碗水，加入鱼腥草，大火煮开后转为小火。
3. 小火煎煮 20 分钟后加入冰糖搅拌均匀即可。

☕ 药膳功效全解析

鱼腥草能够清热解毒、排脓消肿、利尿通淋，同时对乳腺炎、中耳炎、肠炎也有很好的疗效。

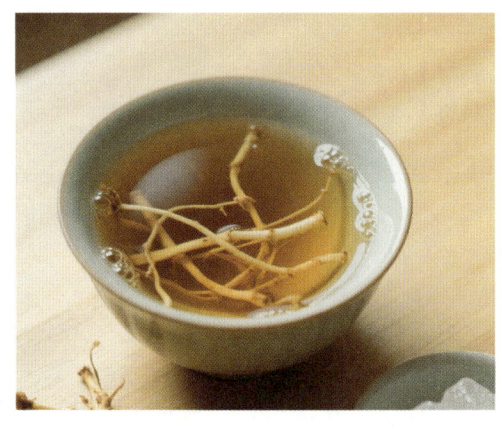

⚠ 品饮宜忌

虚寒证及阴性外疡者忌食鱼腥草，鱼腥草不能长期食用，否则伤气。

熟地冬瓜汤

● 经常盗汗，晚餐吃点熟地冬瓜汤

🛒 材料

【药材】熟地 8 克。
【食材】排骨 200 克，冬瓜 60 克，姜 8 克，盐、鸡精适量。

🍲 做法

1. 将上述材料洗净；排骨洗净剁块，焯水；冬瓜去籽切片。
2. 砂锅倒入 1000 毫升水，放入排骨、熟地、姜片，大火炖开后，小火炖 45 分钟，加入冬瓜煲熟，加入调味料，搅拌即可。

☕ 药膳功效全解析

熟地能够防治阳虚肝旺引起的失眠烦躁、潮热盗汗等症。本药膳清热降火，具有滋阴补血、降火安神的功效。脾胃虚弱者及气血虚弱的孕妇忌食地黄。

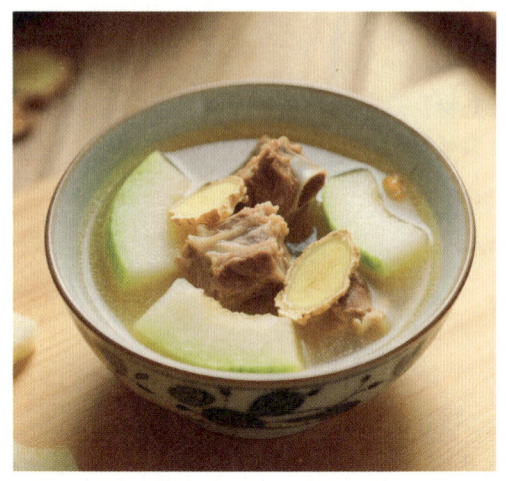

本草小百科

地黄分为熟地黄和生地黄。熟地黄性微温、味甘，具有滋阴补血、益精填髓的功效。地黄忌与萝卜、蒜、猪肉同吃；脾虚泄泻、胃寒少食者慎食；气血虚弱的孕妇忌食。

红花蒸蛋

● 血气不通毒素堆积，红花挺管用

🛒 材料

【药材】红花 5 克。
【食材】鸡蛋 2 个，盐适量，鸡汤 1 碗。

🍲 做法

1. 红花洗净沥干；鸡蛋打入碗中加入盐和等量温水搅匀。
2. 将蒸碗放入蒸锅中，锅中加入适量清水，水开后蒸 10 分钟即可。
3. 蒸蛋时另起一口锅，锅中加入鸡汤、红花略煮，将煮好的红花汤淋在蛋羹上即可。

☕ 药膳功效全解析

红花具有活血通经、凉血解毒的功效，此款药膳特别适合血瘀型女性食用。

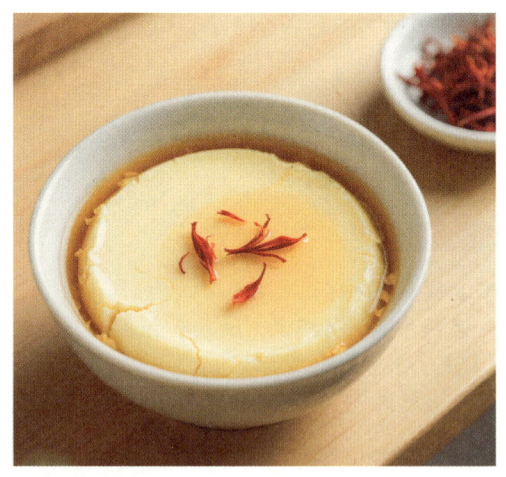

⚠ 品饮宜忌

红花能够活血通经，出血性疾病患者、孕妇及月经过多者忌服。

红豆薏仁糊 ● 排出毒素，身体好轻松

材料

【药材】薏仁30克。
【食材】红豆30克。

做法

1. 将红豆用清水浸泡5小时左右，洗净；薏仁浸泡2小时，洗净。
2. 将上述材料倒入豆浆机中，加水至上、下水位之间，按动"米糊"键。豆浆机提示米糊做好后，即可饮用。

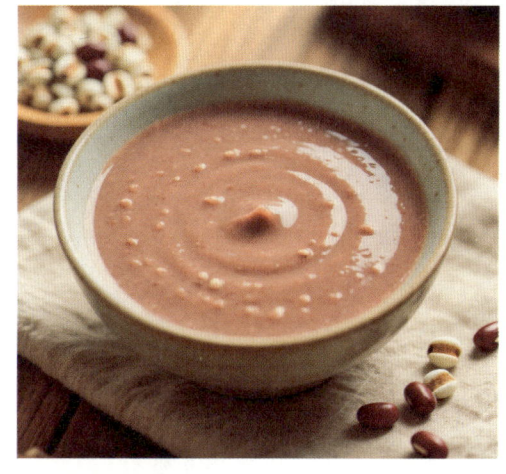

药膳功效全解析

此款米糊具有很好的清热排毒，降火消肿，止痒，滋润肌肤的作用，特别适合女性饮用。

品饮宜忌

薏仁性凉，脾胃虚弱者可以先把薏仁炒一下，祛除薏仁的凉性。

西红柿烩豆腐 ● 小便通畅，轻松排毒

材料

【药材】石斛、白术各8克，甘草4克。
【食材】豆腐、西红柿各140克，蘑菇45克，猪肉馅180克，洋葱泥1茶匙。

做法

1. 将所有药材洗净，放入锅中，加入700毫升水，煮开后转小火，半小时后取汁备用。
2. 豆腐放入盐水中焯一下，捞起。西红柿、蘑菇洗净，切碎备用。
3. 热锅加入1大匙油，放入洋葱末炒香，倒入猪肉馅、药汁、所有食材，翻炒片刻即可。

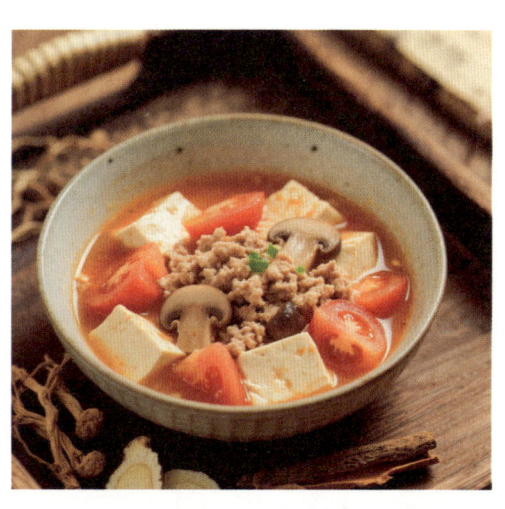

药膳功效全解析

西红柿具有排毒利尿的功效，此款药膳能够清热解毒、凉血平肝，尤其适合三高人群，阴虚燥渴及气滞胀闷者忌食白术。

本草小百科

石斛表面呈金黄色，质地柔韧而结实的为佳品；石斛具有促进胃液分泌、助消化的功效，能够解热镇痛，对治疗低热烦渴、呕逆少食、胃脘隐痛有很好的疗效。

清热明目

清热是一个中医名词，指清除邪热和虚热的各种方法。热分为实热和虚热两种，由外感温邪引起的一般称为实热；由阴虚而生的内热，称为虚热。中医认为"肝开窍于目"，肝火旺盛就会影响眼睛，引起眼干、眼痛等症。

对症药材

①桑叶　②菊花　③桑葚
④槐米　⑤枸杞子　⑥决明子

对症食材

①杏仁　②芝麻　③牛奶
④红枣　⑤胡萝卜　⑥动物肝

本草药典详解

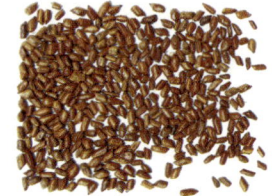

决明子

功效：清热明目，降压安神。
选购：以表面呈棕褐色、有光泽，呈棱形者为佳。
服用禁忌：低血压患者、孕妇忌服。
适用剂量：5～15克。

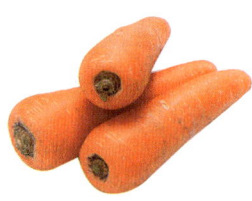

胡萝卜

功效：健脾消食，补肝明目。
选购：以橙红色、色泽鲜嫩、根茎粗大、匀称顺直者为佳。
服用禁忌：肠胃不好的人不宜生吃。
性味归经：性平、味甘，入脾、胃、肺经。

养生专家诊断

疾病成因

肝火过旺会引起眼睛的一系列不适，长时间注视电脑、电视屏幕，长时间阅读报纸书籍等导致用眼过度都会引起眼睛疲劳疼痛。另外，结膜炎、沙眼等疾病会影响泪液的分泌，令眼睛干涩疼痛。

症状表现

用眼过度，眼睛疲劳会出现眼睛干涩赤痛，即眼干、眼红、眼痛等不适感；沙眼会使眼睛干涩发痒，充血变红，严重的会出现炎症，总感觉眼中进沙，迎风流泪。

饮食注意事项

宜
√ 日常饮食以清淡为宜。
√ 适合多吃胡萝卜、动物肝脏、鱼类等富含维生素A的食物。

忌
× 尽量避免吃辛辣燥热的食物，以免加重肝火。
× 不宜多吃葱蒜等温热上火的食物，会加重眼睛的干涩疼痛感。

医师小叮咛

绿茶能够很好地缓解眼睛干涩疼痛等症状。眼睛干涩不适时，冲一杯绿茶，用热茶水的蒸汽熏一熏眼睛。喝完茶后，用化妆棉蘸茶水敷眼，有很好的清热明目效果，缓解眼睛疲劳干涩。

决明子海带汤

● 明目防辐射，电脑族必备

🛒 材料

【药材】决明子 10 克。
【食材】海带 60 克。

做法

1. 决明子洗净；海带泡发洗净、切丝备用。
2. 砂锅中放入决明子、海带，加水 5 碗，大火煮开后转小火煮至海带熟透即可。

药膳功效全解析

海带可以清热化痰、防辐射；决明子能够疏风散热，二者搭配能起到很好的清肝明目、清热化痰的功效，尤其适合电脑族饮用。决明子性寒，血虚眩晕、脾胃虚寒、脾虚腹泻及低血压患者不宜食用。

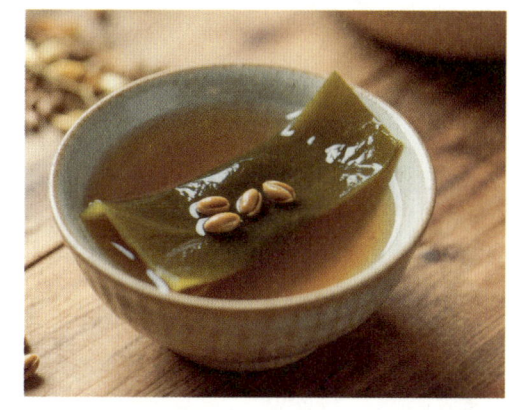

本草小百科

决明子能够保肝利胆、润肠通便、抗菌消炎、降低胆固醇、明目强心，对治疗高血脂、高血压、头晕目眩、目赤涩痛、大便干结有一定的疗效。

胡萝卜咸粥

● 常吃胡萝卜，还你动人明眸

🛒 材料

【食材】大米 90 克，胡萝卜 140 克，盐、香油适量。

做法

1. 胡萝卜洗净、切丁；大米洗净沥干。
2. 锅中加入 1000 毫升清水，放入大米，大火烧开后放入胡萝卜丁，小火熬煮至粥黏稠，关火后，加入盐，焖片刻淋上香油即可。

药膳功效全解析

胡萝卜富含维生素 A，有健脾消食、补肝明目的功效，是护肝明目的首选食材。

⚠ 品饮宜忌

胡萝卜不宜生吃，最好经过炒炖，利于吸收。

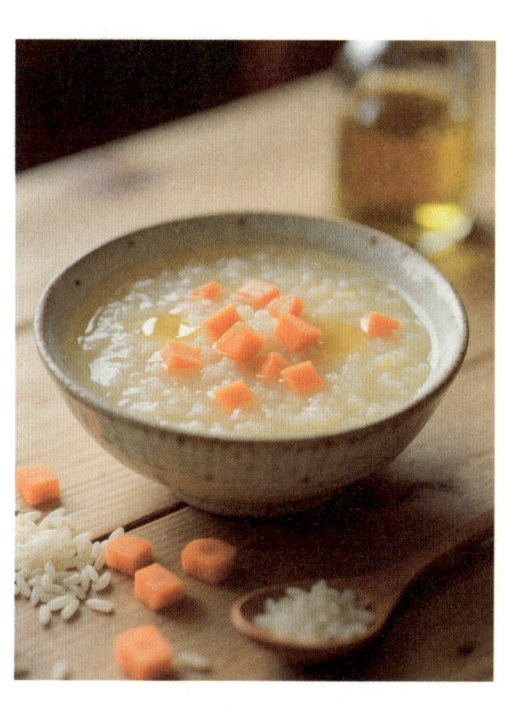

鱿鱼蛤蜊粥

● 眼睛红肿火气大，来点蛤蜊粥

🛒 材料

【食材】蛤蜊 150 克，大米 100 克，鱿鱼 100 克，葱丝、姜丝、盐适量。

做法

1. 鱿鱼洗净切片；蛤蜊取肉洗净，焯水；大米洗净。
2. 大米放入锅中，加入 6 碗清水，大火煮沸后，加入其他材料，再次煮沸后转小火煮至粥黏稠即可。

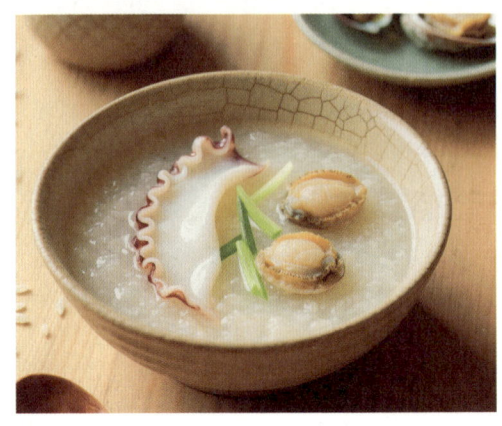

药膳功效全解析

蛤蜊具有润五脏、止消渴的功效，此款粥品能够滋阴明目、清热去火。

⚠ 品饮宜忌

食用未熟透的鱿鱼会导致肠胃蠕动失调，因此鱿鱼熟透后才能食用。

桑杏菊花甜汤

● 肝火旺，眼睛疼，只需桑菊一点点

🛒 材料

【药材】桑叶、菊花、枸杞各 8 克。
【食材】杏仁粉 45 克，果冻粉 12 克，白糖 20 克。

做法

1. 桑叶洗净，放入锅中加水，小火煮沸后取汁备用。
2. 杏仁粉、果冻粉倒入药汁中，小火加热，不停搅拌，沸腾后倒出，晾凉后放入冰箱。
3. 菊花、枸杞清水小火煮沸后加入白糖搅拌均匀，将凝固的杏仁冻倒入药汁中即可。

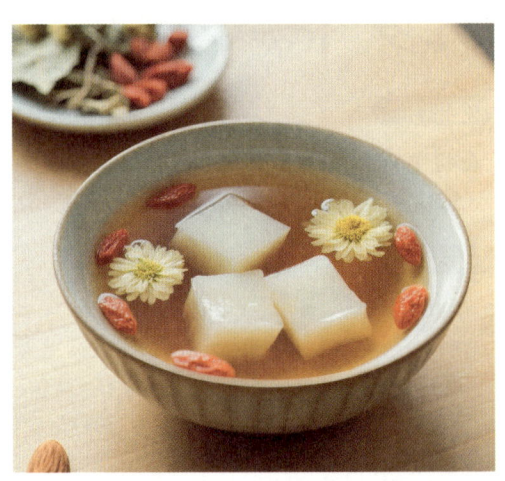

药膳功效全解析

桑叶菊花一起食用具有疏风散热、清泄肝肺的功效，可以缓解头晕头痛、目赤肿痛等症。

⚠ 品饮宜忌

风寒感冒、咳嗽痰稀、流清涕者不宜食用。

本草小百科

桑叶具有很好的降脂降糖、疏风散热、润肺明目的功效，配合菊花，能够治疗风热感冒、目赤肿痛等症；对咽喉肿痛、牙痛口疮等症也有一定疗效。

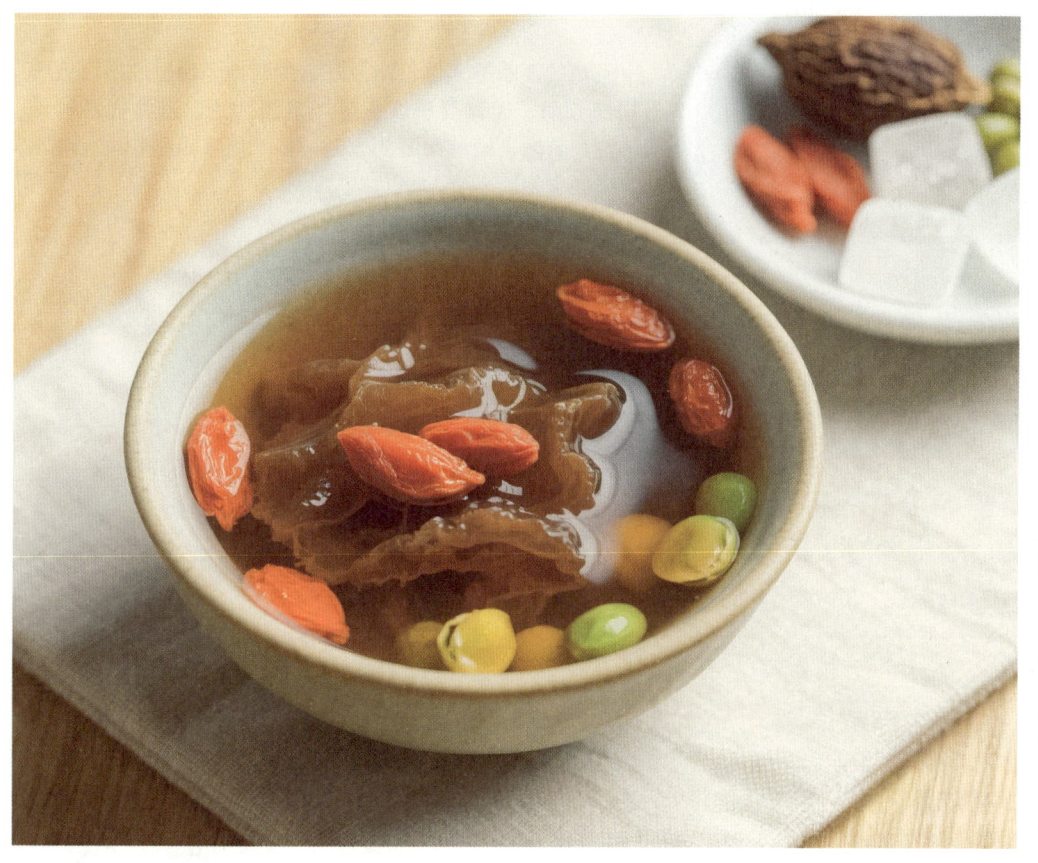

胖大海杞子羹

● 止咳明目，双管齐下

🛒 材料

【药材】胖大海30个，枸杞10克。
【食材】豌豆10克，冰糖200克。

做法

1. 胖大海、枸杞、豌豆分别洗净，枸杞、豌豆泡发。
2. 胖大海放入汤盅内，开水浸泡，盖上盖半小时后捞出胖大海洗净再放入汤盅中。
3. 汤盅中加入500毫升清水，加冰糖、豌豆、枸杞烧开煮化，除去泡沫杂质后再次煮开即可。

药膳功效全解析

胖大海是清肺热、止咳化痰的良药；枸杞具有养肝明目的功效。此款饮品清火明目、润肠通便效果极好。

⚠ 品饮宜忌

枸杞子温热，感冒发烧、高血压、身体有炎症、腹泻者不宜食用。

本草小百科

胖大海性寒、味甘、有小毒，能够清热润肺、利咽解毒、润肠通便，但不宜长期服用，每次饮用不能超过3颗；风寒感冒、脾胃虚寒、便溏者忌食。

消夏祛暑

炎热的夏季是人体代谢最旺盛的时期。暑热过盛,极易损伤心阴,因此夏季饮食应以清淡为主,遵循去暑利湿、清火养阴、健脾化湿的原则,多吃能够养心安神、清热泻火的食物。

对症药材

①薏仁　②栀子　③荷叶
④莲藕　⑤车前草　⑥板蓝根

对症食材

①西瓜　②冬瓜　③绿豆
④白菜　⑤鸭肉　⑥酸梅

养生专家诊断

疾病成因

在夏天的高温下,人们很容易心烦气躁,甚至中暑,从而引发中枢神经系统和循环系统的各种不适症状,高温只是中暑的原因之一,高湿度、过度劳累、暴晒、体质弱、营养不良等都是中暑的诱因。

症状表现

一般中暑会出现口干口渴、头晕眼晕、胸闷气短、恶心、大量出汗、四肢无力等症状,并会伴有面色潮红、皮肤灼热等现象。严重者甚至会出现高热、昏厥现象。

医师小叮咛

夏季做户外运动时要注意防暑,不要做剧烈的运动,并且要戴上遮阳帽,避开中午最热的时间,感到不舒服时要及时休息。另外,游泳是一项特别适合夏季的运动项目。夏天还可以适当饮用淡盐水,补充因出汗而流失的盐分。

本草药典详解

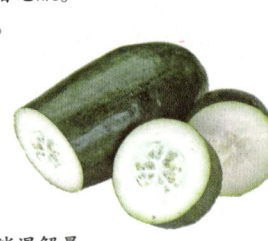

栀子

功效:泻火除烦,清热利湿。
选购:以皮薄、饱满、色红黄者为佳。
服用禁忌:脾虚腹泻者忌服。
适用剂量:5～10克。

冬瓜

功效:祛痰利小便,消渴解暑。
选购:以瓜身周正,瓜皮有白霜,无疤痕者为佳。
服用禁忌:脾胃虚弱者不宜食用,乙肝患者忌食。
性味归经:性凉,味甘淡,入肺、肠、膀胱经。

饮食注意事项

宜
- ✓ 日常饮食以清淡、易消化为宜,可多吃些稀粥、蒸蛋、冬瓜汤等。
- ✓ 适合吃些玉米、麦片、小米粥等粗粮。
- ✓ 夏天的菜肴可适当咸一些,补充出汗带走的盐分,并要及时补水。

忌
- ✗ 尽量少吃牛羊肉、火锅等热性食物。

陈皮绿豆汤 ●夏季消暑排毒必不可少

🛒 材料
【药材】陈皮 4 克。
【食材】绿豆 30 克、绿茶 1 袋、冰糖适量。

做法
1. 陈皮洗净切块；绿豆洗净，浸泡 2 小时。
2. 将绿茶、陈皮放入砂锅中，加入 800 毫升清水，沸腾后小火煎煮 5 分钟，取汤备用。
3. 汤内加入绿豆、冰糖，煮 10 分钟即可饮用。

药膳功效全解析
本药膳能够利尿下气、清热解暑，排除体内毒素，防治三高，对热肿、痘毒、斑疹等也有疗效。阴虚燥咳者及吐血症者慎食陈皮。

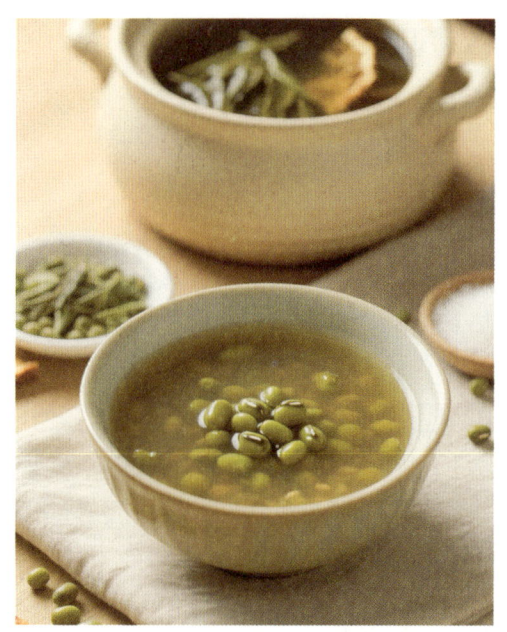

玉米绿豆糊 ●夏季常饮，开胃又消烦

🛒 材料
【食材】鲜玉米 50 克、绿豆 25 克。

做法
1. 将绿豆用清水浸泡 10 小时，洗净；鲜玉米粒洗净。
2. 将上述食材倒入豆浆机中，加水至上、下水位之间，按动"米糊"键。豆浆机提示米糊做好后，搅拌均匀即可。

药膳功效全解析
此款米糊具有清热解毒，消暑开胃，益肺宁心的功效，尤其适合夏季饮用。

⚠ 品饮宜忌
阳虚、脾胃虚寒腹泻者不宜食用；绿豆不宜与西红柿、苹果搭配食用。

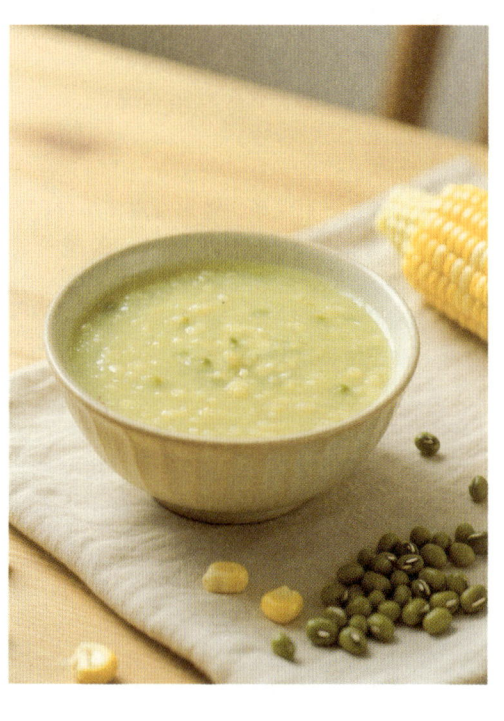

Chapter 4 清热排毒 疏肝理气篇

薏仁藿香扁豆汤 ●藿香是夏季必备的防暑药

🛒 材料
【药材】山药20克,藿香10克。
【食材】薏仁、扁豆各30克,白糖适量。

做法
1. 将所有材料洗净泡软,藿香用煲汤袋装好。
2. 将藿香外的其他材料放入砂锅中,加入3碗清水,大火烧开后小火煲半小时,下入藿香片煮片刻,加白糖调味即可。

药膳功效全解析
薏仁能够祛湿消肿,藿香能够祛湿解表、健脾助消化。此款药膳具有很好的清暑利湿、健脾化浊的功效。

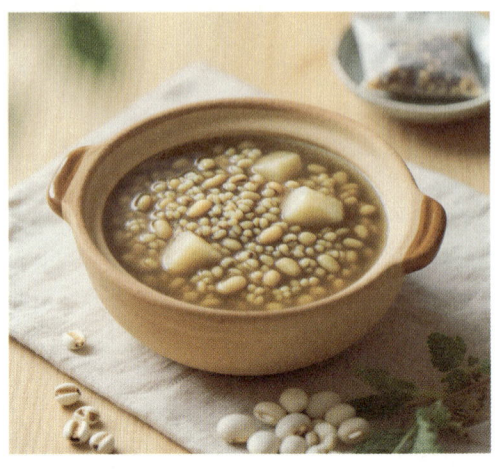

⚠ 品饮宜忌
阴虚火旺、便秘者忌食此款药膳。

绿豆薏仁粥 ●排毒、消暑两不误的佳品

🛒 材料
【药材】薏仁30克。
【食材】绿豆10克,脱脂奶粉20克。

做法
1. 绿豆、薏仁分别洗净,清水浸泡4小时。
2. 绿豆、薏仁放入砂锅中,加入700毫升清水,沸腾后转小火,绿豆煮至熟透,汤汁呈黏稠状。
3. 加入奶粉搅拌均匀即可。

药膳功效全解析
绿豆、薏仁都具有消暑利尿、祛湿消肿的功效,绿豆还能促进体内毒素排出。本饮品是很好的清热消暑饮品。

⚠ 品饮宜忌
孕妇、经期女性及婴幼儿忌食。

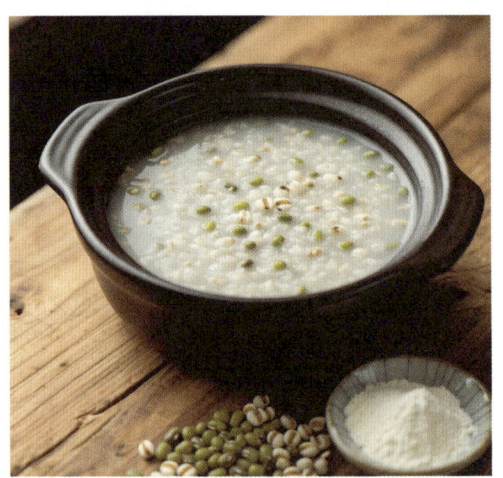

本草小百科
薏仁能够健脾去湿、利水消肿、清热化痰,非常适合小便不利、水肿、脾虚者食用;经常食用还能够消除粉刺、色斑、细腻肌肤、美容养颜。

冬瓜薏仁鸭 ● 既补身又解暑的美味鸭

🛒 材料

【药材】薏仁18克,枸杞9克。
【食材】鸭肉500克,冬瓜、油、蒜末、米酒适量。

🍲 做法

1. 薏仁洗净,浸泡4小时;鸭肉、冬瓜分别洗净,切块。
2. 炒锅中放入油、蒜末调味,与鸭肉一起翻炒,然后放入米酒。
3. 将上述材料放入砂锅中,加入1000毫升清水,煮开后放入薏仁,大火煮1小时,放入冬瓜,小火煮熟后即可。

☕ 药膳功效全解析

冬瓜能够利尿解暑,薏仁能够祛湿养颜,鸭肉具有清润滋补的功效。孕妇、经期女性、便秘者及婴幼儿忌食薏仁。

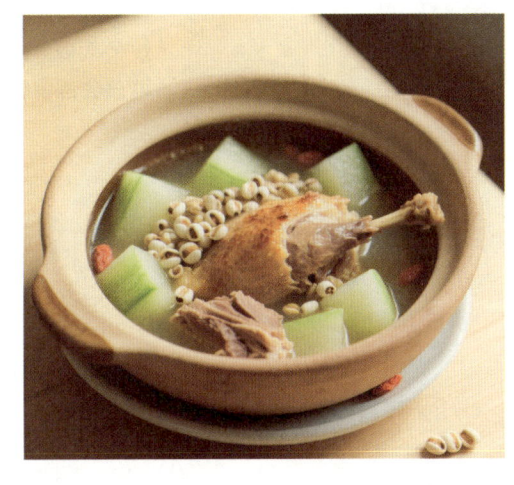

食材小百科

鸭肉具有滋阴的作用,尤其适合体质虚弱、没有食欲的人群食用。鸭肉有腥味,可以先去掉其尾部的油脂腺,焯水后再烹调。

苦瓜鸡蛋 ● 既能减肥,又能排毒的廉价食品

🛒 材料

【食材】苦瓜1个,鸡蛋4个,盐适量。

🍲 做法

1. 苦瓜洗净去瓤,切小丁;鸡蛋打入碗中,放入苦瓜丁,加盐搅拌均匀。
2. 热锅下油,油热后放入所有材料,摊成鸡蛋饼即可。

☕ 药膳功效全解析

本药膳能够凉血清热、降脂排毒,适用于热病烦渴、小便热痛、暑热中暑等症,还能消脂瘦身,是女性减肥的好选择。尤其适合夏季食用。

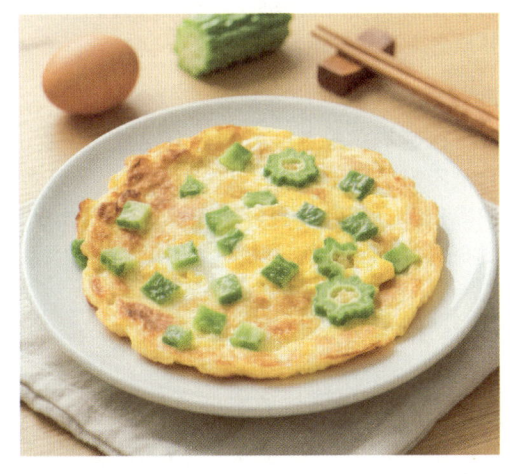

⚠ 品饮宜忌

脾胃虚寒者及孕妇不宜食用苦瓜;苦瓜中含有草酸,影响钙的吸收,不宜多吃。

代谢消脂

人的生命离不开新陈代谢，一旦代谢出现了问题，身体的各种功能都会受到影响。其中的问题之一就是困扰着现代很多人的肥胖。肥胖不仅仅是一个美观问题，过于肥胖还会诱发很多其他疾病。

对症药材

①防风　②白术　③甘草
④莲子　⑤瞿麦　⑥绞股蓝

对症食材

①香蕉　②蘑菇　③玉米
④南瓜　⑤西红柿　⑥白萝卜

养生专家诊断

疾病成因

肥胖可能由遗传因素引起，也可能由代谢功能差引起。老年性肥胖一般都与雌激素分泌不正常有关。饮食过剩、缺乏运动带来的能量消耗过少也是肥胖的重要诱因。痰湿体质者更容易发胖。

症状表现

代谢不正常者一般都会出现消化不良、食欲不振、身体乏力、抵抗力低下、失眠多梦等病症。肥胖常会带来高血压、高血脂、冠心病、头昏嗜睡、身体沉重等不适症状。

医师小叮咛

减肥切不可急于求成，更不能过度节食，否则会伤害肠胃，引起代谢紊乱，导致厌食症或者脂肪肝。减肥应该以合理的饮食搭配慢跑、游泳、瑜伽等运动来增加身体脂肪的消耗量，让身体自然地瘦下来。

本草药典详解

绞股蓝

功效：降压降脂，提高免疫力、减肥。
选购：以气味清新，形状绵长者为佳。
服用禁忌：服用后出现头晕、呕吐等症者应立即停用。
适用剂量：15～30克。

香蕉

功效：清热通便，减肥解毒。
选购：以坚实、饱满、颜色明黄无损伤者为佳。
服用禁忌：脾胃虚弱者不宜食用。
性味归经：性寒、味甘，入脾、胃经。

饮食注意事项

宜
- ✓ 多喝水，保持体内水分充足，促进代谢。
- ✓ 多吃富含维生素的蔬菜水果，促进新陈代谢。
- ✓ 适当增加鸡蛋、鱼、肉等高蛋白食物的摄入，可以促进代谢，减肥瘦身。

忌
- ✗ 尽量少吃甜食，白糖可用红糖、蜂蜜代替。
- ✗ 控制馒头、面包等淀粉类食物的摄入量。

香菇陈皮炖冬瓜 ●冬瓜是个宝，利尿又减肥

材料
【药材】陈皮 5 克。
【食材】冬瓜 500 克，香菇 25 克，姜片、盐适量。

做法
1. 冬瓜削皮去籽，切块，焯水后沥干；陈皮泡软；香菇泡发、洗净去蒂、切条。
2. 将所有食材放入瓷碗中，加入 100 毫升清水，盖上盖放入蒸笼中蒸 1 小时，加盐调味即可。

药膳功效全解析
冬瓜富含膳食纤维，低糖低钠，常吃能阻止体内脂肪堆积，具有很好的消脂减肥功效。

品饮宜忌
阴虚燥咳、患有吐血症者不宜食用。

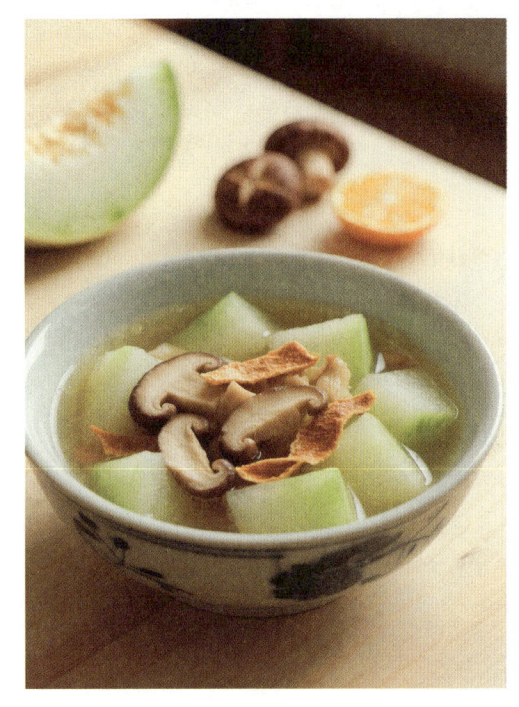

山药枸杞炖牛肉 ●大口吃肉，照样减肥

材料
【药材】枸杞 5 克。
【食材】牛膝肉 480 克，山药 580 克，盐适量。

做法
1. 牛肉洗净切块、焯水后洗净沥干；山药削皮洗净、切块；枸杞洗净。
2. 牛肉盛入煮锅中，加入 7 碗水左右大火煮开，小火慢炖 1 小时。
3. 加入山药、枸杞煮 10 分钟，加盐调味即可。

药膳功效全解析
牛肉补气补血，搭配具有补气补血功效的山药和枸杞，能显著缓解疲倦乏力、头昏嗜睡等症状。

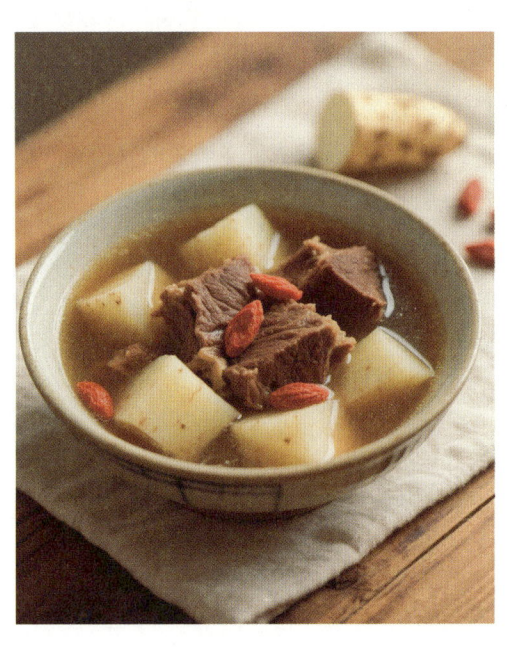

养肝护肝

肝脏是人体重要的消化和代谢器官,具有调节气血、舒畅情志和疏肝理气的作用。养肝重在平时补充一些养肝护肝的食物,以此来促进肝气循环,达到舒缓肝郁的效果。

对症药材
①茯苓　②山药　③干姜
④黄芪　⑤枸杞　⑥鸡内金

对症食材
①银耳　②海带　③燕麦
④鲫鱼　⑤鸡肉　⑥芝麻

本草药典详解

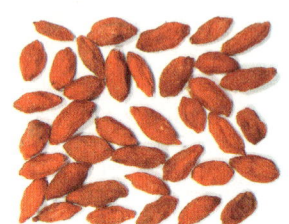

枸杞
功效: 补肾养肝,增强免疫力。
选购: 以粒大饱满、色泽鲜红、味道香甜者为佳。
服用禁忌: 高血压、脾虚便溏者不宜食用。
适用剂量: 5～15克。

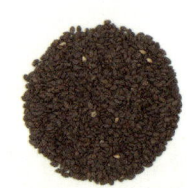

黑芝麻
功效: 护肝明目,调节胆固醇。
选购: 以表面呈深灰色、不会掉色者为佳。
服用禁忌: 慢性肠炎、腹泻者忌食。
性味归经: 性平、味甘,入肝、肾经。

养生专家诊断

疾病成因

正常情况下,肝脏内脂肪约占脂肪重量的5%,超过5%的就是脂肪肝。肥胖、过量饮酒、糖尿病是引起脂肪肝的三大主要原因。同时饮食过于油腻、慢性肝病、营养缺乏、妊娠也会引起脂肪肝。

症状表现

轻度脂肪肝患者除了轻微的疲倦感并没有明显的症状;中度或者重度脂肪肝患者会出现食欲不振、恶心呕吐、疲倦乏力、体重减轻、肝部隐痛等不适症状。

医师小叮咛

脂肪肝可以由减肥引起,很多年轻的脂肪肝患者就是过度节食,导致肝脏代谢压力增加,从而损伤了肝细胞,导致脂肪肝。研究表明一个月体重下降10%或者以上者,患脂肪肝的概率非常大,因此一定要健康减肥,切不可为了减肥而盲目节食。

饮食注意事项

宜
- √ 饮食以清淡为宜,保持低糖低脂肪。
- √ 适当吃些瘦肉、鱼类、豆制品,补充蛋白质。
- √ 多吃富含纤维素的蔬菜瓜果,减少热量摄入。

忌
- × 尽量少吃动物性脂肪、甜食,睡前不加餐,不吃得过饱。

麦芽肉片汤 ● 心情郁闷，麦芽让你拥有好心情

🛒 材料
【药材】麦芽15克。
【食材】猪瘦肉200克，蜜枣25克，盐、酱油适量。

做法
1. 麦芽炒至微黄；蜜枣洗净；瘦肉洗净沥干，切片后加入酱油腌制20分钟。
2. 锅中放入4碗清水煮沸后，加入蜜枣、炒麦芽，继续煮45分钟。
3. 放入猪肉，煮至猪肉熟透，加盐调味即可。

药膳功效全解析
麦芽能够解肝郁气滞，舒胸胁胀闷。常食本药膳能够达到疏肝回乳、滋阴补肌的功效。哺乳期女性忌食麦芽，凡痰火哮喘及孕妇切不可用。

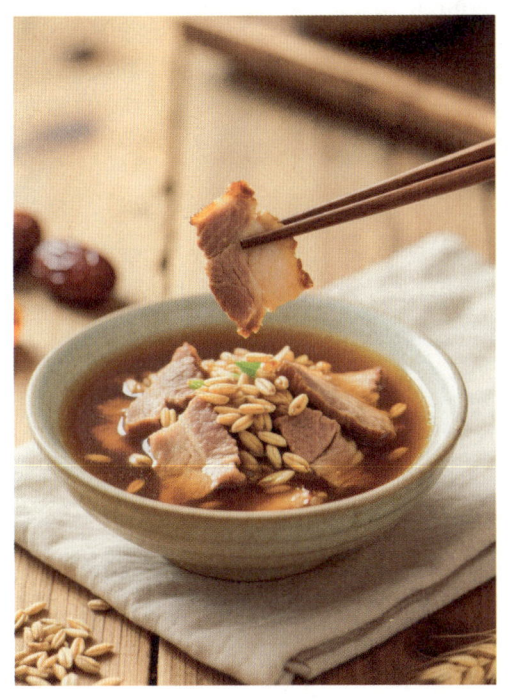

山药炖鸡汤 ● 脾虚腹泻，来碗山药炖鸡汤

🛒 材料
【食材】鲜山药240克，胡萝卜1根，土鸡腿1个、盐适量。

做法
1. 山药、胡萝卜分别削皮洗净、切块；鸡腿剁块、焯水后洗净沥干。
2. 鸡肉、胡萝卜放入锅中，加水至没过材料，大火煮开后小火炖20分钟。
3. 加入山药转大火煮沸，小火炖10分钟后加盐调味即可。

药膳功效全解析
此汤具有健脾益肠、补肺益肾的功效，对治疗脾虚腹泻、虚劳咳嗽、遗精带下有很好的疗效。

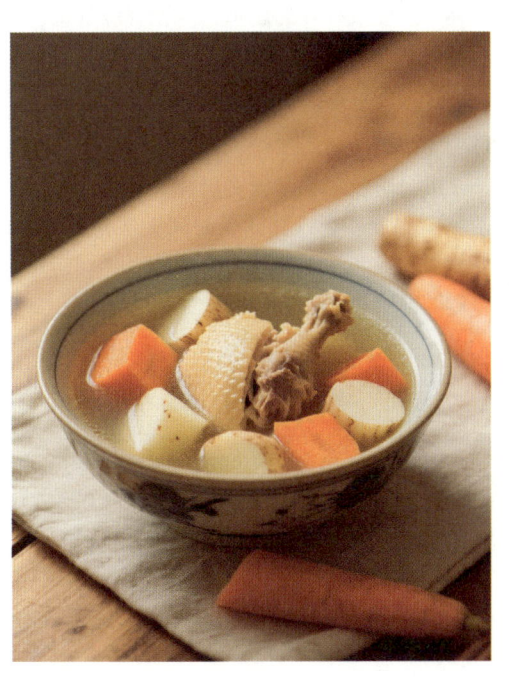

通乳丰胸

乳房是女性的第二性特征，它不仅能体现女性的曲线美，而且担负着哺育下一代的重任。然而近年来女性乳腺问题频发，女性气滞瘀血引起了泌乳不畅、乳房胀痛、乳腺增生等问题。

对症药材

①通草　②黄芪　③枸杞
④红枣　⑤杏仁　⑥王不留行

对症食材

①木瓜　②花生　③牛奶
④丝瓜　⑤草虾　⑥红辣椒

养生专家诊断

疾病成因

导致乳汁分泌不畅有多种原因：乳头过小或内陷，令婴儿吸乳时产生困难；乳腺有炎症、肿瘤及外在的压迫，导致乳腺管堵塞；或者产后情绪不稳定、紧张焦虑，引起内分泌失调等都会影响乳汁的产生。

症状表现

乳汁分泌不畅常常会引起乳房整体胀痛，两腋窝附近隆起；乳汁长时间无法排出常会导致发炎、低烧、淋巴结肿大等，严重影响产妇的健康。

医师小叮咛

可以通过热敷、按摩的方法促进乳房血液循环，促进乳汁的排出。按摩乳房和乳头，每次5分钟左右，还可以按摩乳头正下方的乳房根部，这是乳根穴，可以防治乳房肿痛和乳腺增生，也可以有效地促进乳房血液循环，促进乳汁的排出。

本草药典详解

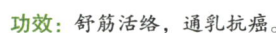

通草

功效：清热利尿，通气下乳。
选购：以表面白色，质地松软，断面银白者为佳。
服用禁忌：孕妇慎用。
适用剂量：8克。

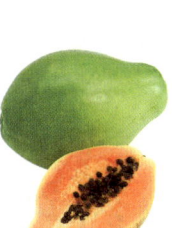

木瓜

功效：舒筋活络，通乳抗癌。
选购：以表皮光滑、颜色青亮、无色斑者为佳。
服用禁忌：孕妇忌食。
性味归经：性温、味酸，入肝、脾经。

饮食注意事项

宜
- 适宜多吃猪蹄、茭白等富含胶原蛋白的食物。
- 平时多吃木瓜，月经来潮前吃一些酒酿蒸蛋等，促进胸部发育。
- 多吃富含蛋白质和各种维生素的食物。

忌
- 忌吃小麦麸、大麦芽、鸡内金、神曲等减少乳汁分泌的食物。

木瓜炖银耳 ●产后通乳美容两不误

🛒 **材料**

【药材】甜杏仁 4 克。
【食材】银耳 90 克,木瓜 1 个,白糖适量。

☕ **做法**

1. 木瓜洗净、削皮去籽切块;银耳洗净泡发去蒂、撕成小片;杏仁洗净泡发。
2. 将上述材料放入炖盅中,加水 3 碗左右,大火煮沸后小火炖 1～2 小时。
3. 熄火,加入白糖搅拌均匀即可。

☕ **药膳功效全解析**

银耳具有清胃涤肠的作用,木瓜具有很好的抗氧化作用。二者搭配能够起到很好的通乳美容、和血润肠的功效。

⚠ **品饮宜忌**

外感风寒者不宜食用银耳。

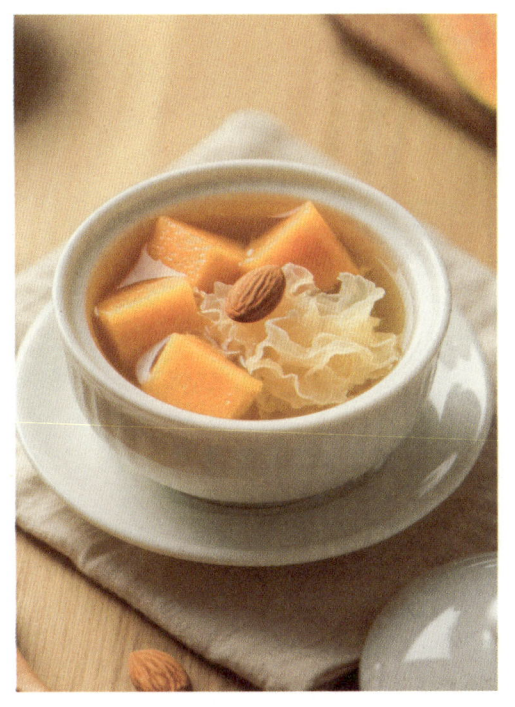

猪脚煮花生 ●产妇补血增乳的必备餐

🛒 **材料**

【药材】红枣 6～8 颗。
【食材】猪脚 280 克,花生仁 190 克,酱油 2 茶匙,盐适量。

☕ **做法**

1. 猪脚洗净泡软,焯水沥干;花生洗净。
2. 将猪脚外的所有材料放入锅中,加水没过材料,大火煮开后小火慢煮半小时。
3. 加入猪脚再煮半小时即可。

☕ **药膳功效全解析**

花生是补血健脾、润肺增乳的佳品。本药膳特别适合产后血虚乳少的女性食用。湿热痰热者、体质燥热者及便秘者不宜食用大枣。

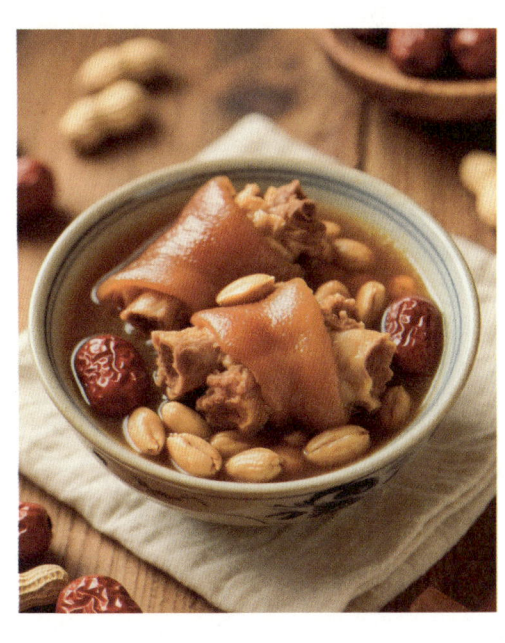

通草丝瓜汤 ●产后乳汁少，赶快找通草

🛒 材料

【药材】通草 5 克。
【食材】虾 10 克，丝瓜 10 克、香油、葱段、蒜末、盐适量。

做法

1. 将通草、丝瓜、虾分别洗净，通草、丝瓜切段。
2. 将上述材料放入锅中，加入 3 碗左右的清水煮汤。
3. 同时放入葱、蒜、盐，中火煮至快熟时放入香油煮开即可。

药膳功效全解析

丝瓜具有凉血解毒、活血下乳的妙用，与通草搭配具有很好的通利小便、消肿催乳的功效。气阴两虚、内无湿热及孕妇慎服通草。

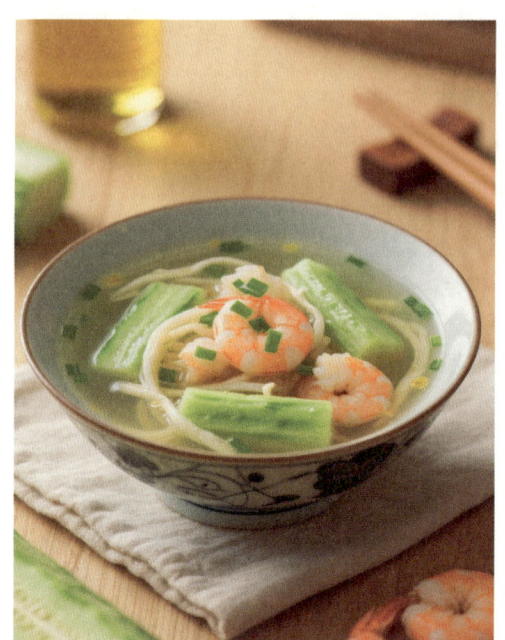

牛奶炖花生 ●既滋补又通乳的老百姓食材

🛒 材料

【药材】枸杞 10 克，红枣 2 颗。
【食材】银耳 9 克，花生仁 90 克，牛奶 1400 毫升，冰糖适量。

做法

1. 银耳、枸杞洗净泡发，银耳去蒂撕片；花生仁洗净。
2. 牛奶放入砂锅中，加入其他材料一起煮，煮至花生烂熟即可。

药膳功效全解析

花生中富含的脂肪油和蛋白质具有很好的养血通乳功效，与牛奶搭配能够养血通乳，安神祛痰。

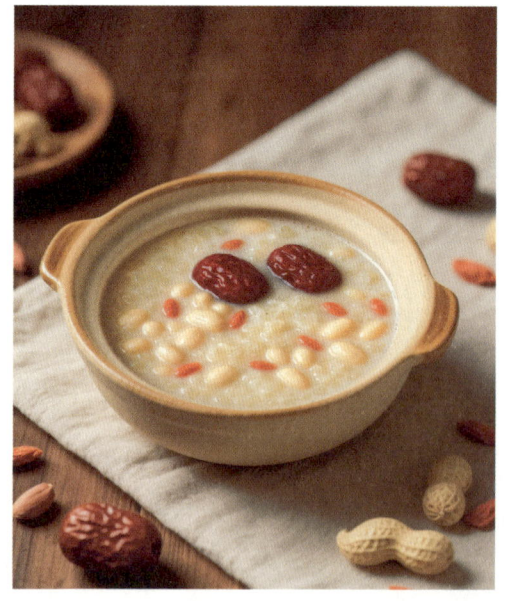

宁心助眠

失眠，通俗地讲就是睡不着，超过一个月的睡眠障碍才能称为失眠。失眠虽然不是什么严重的疾病，但却会对人的身体和精神产生很大的影响。很多人因此而焦虑不安，又无形中加重了病情。

对症药材

①莲子　②天麻　③灵芝
④百合　⑤桂圆肉　⑥酸枣仁

对症食材

①牛奶　②糯米　③荞麦
④猪心　⑤胡萝卜　⑥金针菇

养生专家诊断

疾病成因

引起失眠的原因很多，睡眠环境突然改变，睡前饮茶、喝咖啡、吸烟等都可能引起失眠；同时心脏病、高血压、肠胃疼痛、关节炎等都可能引起失眠；心情抑郁烦躁，精神长期高度紧张也会导致失眠。

症状表现

心情烦躁、心慌气短、长时间不能入睡、夜间频繁醒来、夜间多梦并能记住梦的内容，身体疲乏、无精打采、反应迟缓、头痛、注意力不集中、记忆力下降。

医师小叮咛

睡前用热水泡脚或用手掌快速搓脚底的涌泉穴，直到脚底发热，再按摩另一只脚，都能明显改善睡眠。此外还可以做个全身按摩，从搓双耳、挠头皮、叩齿做起，然后双手交织按摩胸部、腹部各100次。

本草药典详解

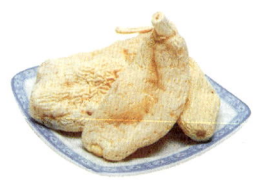

天麻

功效：降压镇痛，治疗头痛头晕。
选购：以表面淡黄色、不易折断、无空心者为佳。
服用禁忌：血虚、阴虚者慎用。
适用剂量：5～8克。

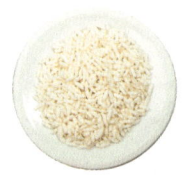

糯米

功效：补中益气，治疗神经衰弱。
选购：以米粒较大、颜色洁白，有米香者为佳。
服用禁忌：消化不良者少吃。
性味归经：性温，味甘，入肺、脾经。

饮食注意事项

 宜　√含有人参的菜肴最好在中午之前食用。

 忌
× 尽量少吃辛辣刺激、油炸、油煎等油腻食物。
× 晚饭不宜吃得过饱，以免影响肠胃功能的运转。
× 睡前忌喝浓茶、咖啡。

党参茯苓粥

● 病后虚弱，党参茯苓滋补又安神

材料

【药材】白术、党参、茯苓各8克，甘草3克。
【食材】红枣4颗，薏仁80克。

做法

1. 红枣洗净，去核泡软；薏仁洗净，浸泡4小时。
2. 将全部药材洗净，放入砂锅中，加4碗水大火煮沸后，小火煎成2碗，取汁备用。
3. 在药汁中加入薏仁、红枣，大火烧开后，小火煮成粥即可。

药膳功效全解析

本药膳能够益气清肺、宁心安神，特别适合食欲不振、病后虚弱的人食用。

品饮宜忌

阴虚火旺、口干烦躁者不宜食用此粥。孕妇、高血压患者忌食。

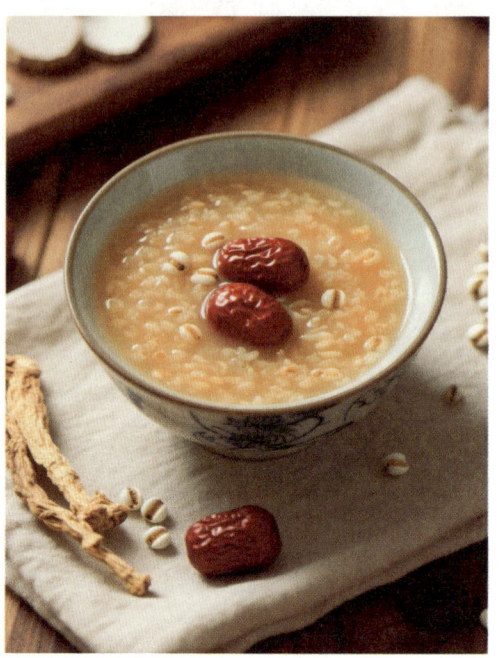

金针木耳肉片

● 常吃就能远离心血管疾病

材料

【药材】干金针菇90克，黑木耳1朵。
【食材】猪肉180克，油菜10克，油、盐适量。

做法

1. 金针菇泡软后沥干；黑木耳洗净泡发，切片；猪肉洗净切片；油菜洗净切段。
2. 将上述材料放入锅中，加入4碗清水，大火煮开后转小火，煮20分钟，加入调味料调味即可。

药膳功效全解析

木耳能够有效预防血栓和冠心病的发生，经常食用能够增强机体免疫力。

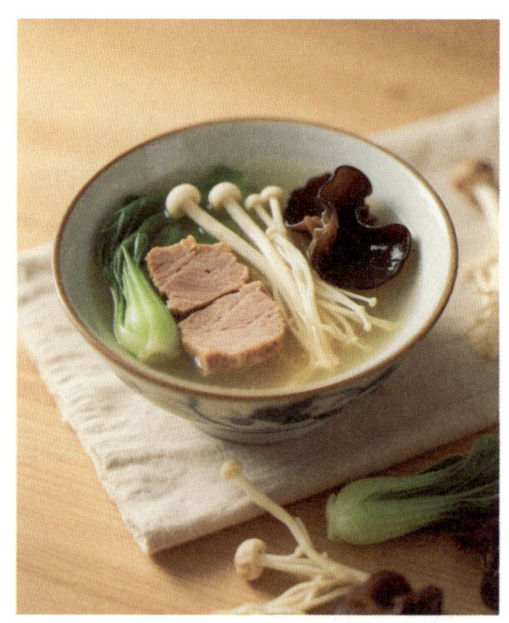

当归炖猪心 ● 心不慌，睡得好，心情爽

🛒 材料
【药材】党参10克，当归6克。
【食材】猪心1个，葱、姜、蒜、盐、料酒适量。

🍲 做法
1. 猪心剖开去杂质洗净，焯水沥干；党参、当归洗净，放入猪心内。
2. 猪心表面铺上葱、姜、蒜、料酒腌制半小时。
3. 猪心放入锅中，加水没过猪心炖煮，炖熟后去除药渣，将猪心切片，加盐调味即可。

☕ 药膳功效全解析
本药膳具有安神定惊、养心补血的功效，对心虚失眠、精神恍惚等症有很好的疗效。

⚠ 品饮宜忌
月经过多、阴虚内热者、热盛出血者及孕妇忌食。

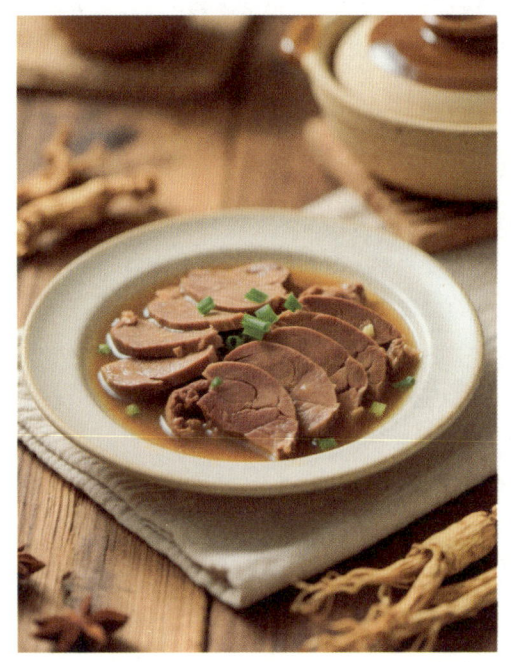

荞麦桂圆粥 ● 荞麦是增长精神的大力士

🛒 材料
【药材】桂圆15克，红枣25克。
【食材】荞麦90克，白糖25克。

🍲 做法
1. 荞麦洗净，温水浸泡4小时；桂圆去核；红枣洗净，去核泡软。
2. 砂锅中放入6碗水烧开，放入荞麦、桂圆、红枣大火烧开，小火煲40分钟。
3. 加入白糖搅拌均匀即可。

☕ 药膳功效全解析
本药膳有很好的滋养补益功效，能够用来缓解失眠健忘、惊悸等症，尤其适合耗损心脾气血的人食用。孕妇忌食桂圆。

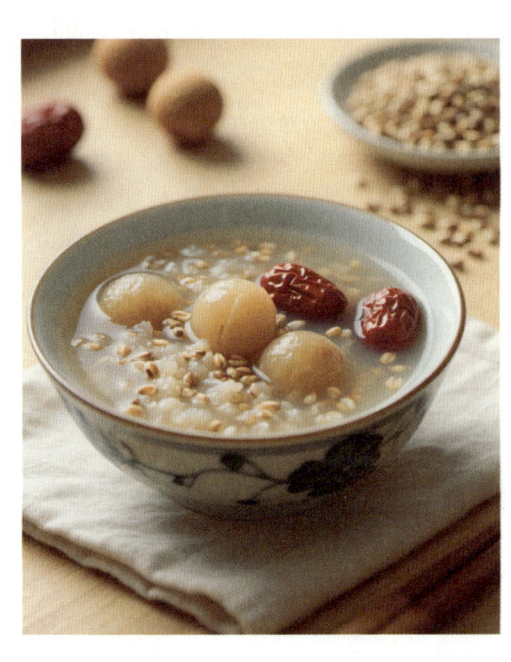

理气止痛

疼痛是身体发出的警示信号，身体的任何一个部位产生了疼痛都说明身体的相关机能出了问题。疼痛可能是由某些疾病引起的，也可能是气滞血瘀型体质引起的，这种情况下，理气活血能起到很好的缓解疼痛的效果。

对症药材
① 天花粉　② 知母　③ 山药
④ 土茯苓　⑤ 桑寄生　⑥ 人参

对症食材
① 菠萝　② 香菜　③ 洋葱
④ 香菇　⑤ 西蓝花　⑥ 黑豆

本草药典详解

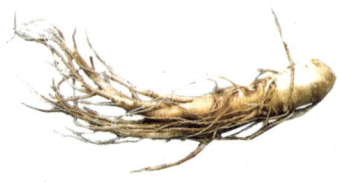

人参

功效：补脾益肾，补充元气。
选购：以参根较大，参形完整，有光泽者为佳。
服用禁忌：感冒发烧，高血压患者忌服。
适用剂量：1～3克。

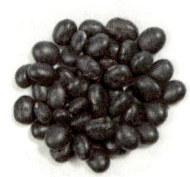

黑豆

功效：补脾益肾，降低胆固醇。
选购：以颗粒均匀，表面光洁，无杂质者为佳。
服用禁忌：婴幼儿不宜多吃。
性味归经：性平，味甘，入脾肾经。

养生专家诊断

疾病成因
精神紧张、休息不足或气滞瘀血常引起神经性头痛、偏头痛等。生活中大部分人都有过头痛的经历。关节疼痛则主要是由关节炎、阴冷潮湿或长期疲劳、肌肉损伤引起的。

症状表现
头痛常表现为单侧或双侧头痛、头部跳痛、针刺般头痛，还常伴有眼睛肿胀疼痛、脸色苍白、恶心反胃等症状。关节痛常表现为关节及其周围红肿热痛，肌肉疲劳无力、酸胀疼痛等。

医师小叮咛
首先要注意保暖，尤其是春秋季节，气温变化大，应根据气温的变化增减衣物。适当运动，但要避免出汗后着凉。尤其要注意保护腕、肘、肩、膝等关节，避免洗冷水澡。身体关节疼痛时，可以进行热敷，将热毛巾敷在疼痛部位起到活血化瘀，促进血液循环的作用。

饮食注意事项

宜
- 注意增加钙的摄取，必要时可以服用药物或保健品。
- 多吃含硫的食物，如芦笋、鸡蛋、洋葱等。硫参与骨骼、软骨的修补与重建，促进钙的吸收。
- 多吃稻米、小麦、黑麦等食物，平时多喝牛奶、豆浆，多吃瘦肉。

忌
- 忌食辛辣、刺激性食物，少吃油炸、油煎、油腻食品。

香菇旗鱼汤 ● 腰腿疼痛的妙药良方

🛒 材料

【药材】天花粉10克，知母8克。
【食材】旗鱼片130克，香菇130克，西蓝花60克，棉布袋1个、姜丝、盐适量。

🍳 做法

1. 将全部药材放入棉布袋中扎紧，全部食材洗净，香菇和西蓝花剥成小朵备用。
2. 将清水倒入锅中，放入棉布袋和全部食材煮沸。
3. 取出棉布袋，放入姜丝和盐调味即可。

☕ 药膳功效全解析

此菜品有舒筋止痛、养胃抗癌等功效，可治疗腰腿疼痛、手足麻木、筋络不舒畅等症状。脾胃虚寒、大便溏泻者忌食知母。

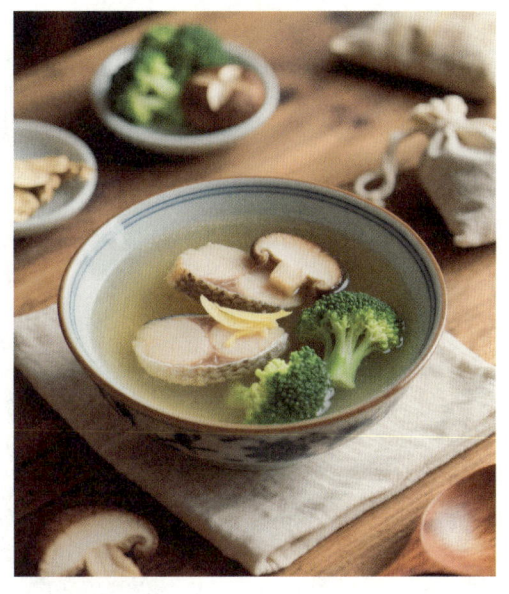

虫草瘦肉粥 ● 虫草一点点，轻松提高免疫力

🛒 材料

【药材】冬虫夏草8克。
【食材】瘦肉45克、白米90克、盐适量。

🍳 做法

1. 将瘦肉用清水洗净，汆烫后去除血水，切成小丁备用。冬虫夏草用清水洗净，并用纱布包好。
2. 将白米洗净后，放入装有冬虫夏草的纱布包中一同煮。
3. 煮至7成熟后，放入切好的瘦肉，煮熟后将纱布包取出，加盐调味即可。

☕ 药膳功效全解析

本药膳可以增强体质，对于病后体弱、头晕、食欲减退、盗汗、贫血等症状有明显疗效。冬虫夏草对提高机体免疫力有神奇的疗效，还可用于治疗阳痿、腰酸、遗精等病症。

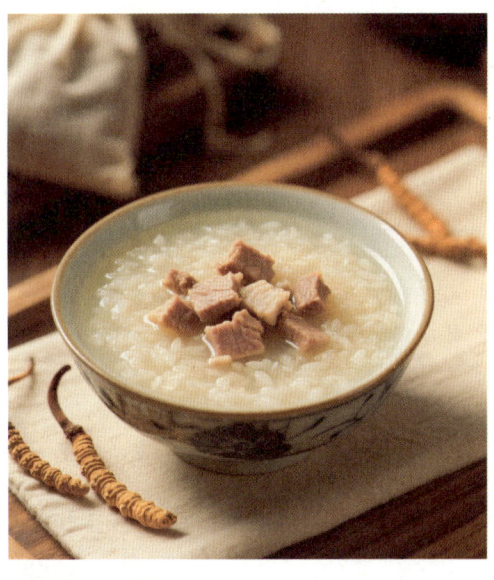

⚠ 品饮宜忌

前列腺炎患者、儿童、孕妇、感冒发烧者不宜食用冬虫夏草。

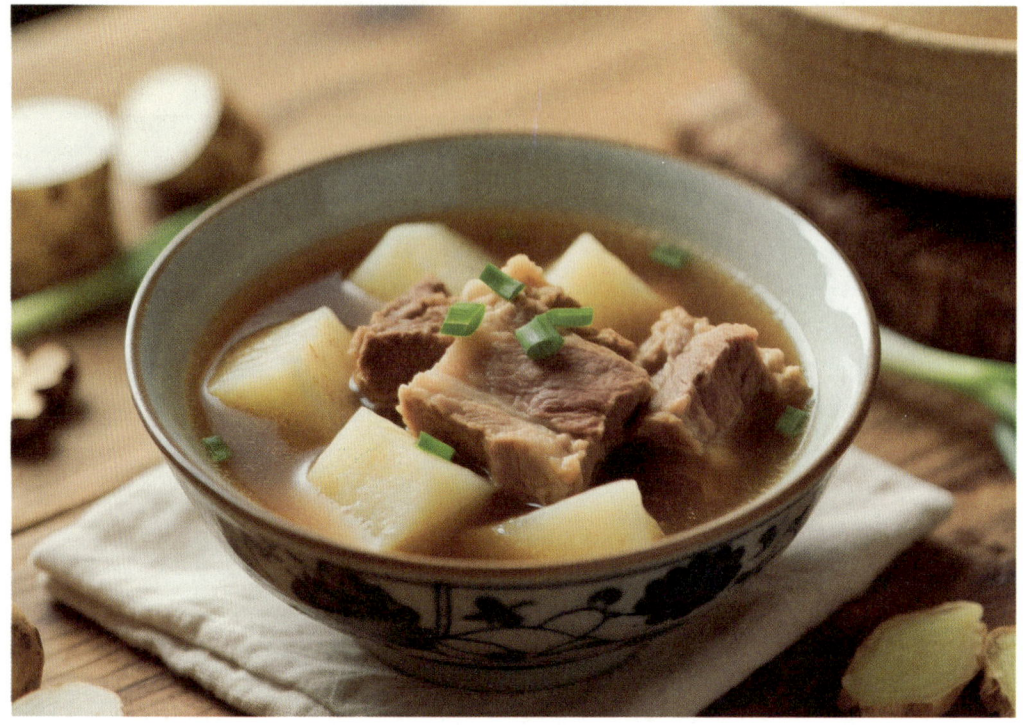

山药土茯苓煲瘦肉

● 通筋活络，去除湿毒就吃我

材料

【药材】山药10克，土茯苓8克。
【食材】猪瘦肉400克，葱段、姜片、盐、鸡精适量。

做法

1. 山药削皮、洗净、切块；土茯苓洗净沥干。
2. 猪瘦肉洗净，焯水沥干，切块。
3. 砂锅中放入全部材料，加入5碗清水，大火烧沸后转小火煲3小时，加盐、鸡精调味即可。

药膳功效全解析

本药膳具有清热解毒、除湿通络等功效，适用于湿热疮毒、筋骨拘挛疼痛等症。

品饮宜忌

肝肾阴虚者、皮肤病患者忌食土茯苓。

本草小百科

山药既是营养丰富的食物，也是平补肝肺肾的药材，具有健脾、补肺、益肾等功效；同时还富含淀粉、蛋白素、胆碱等营养成分，能够促进代谢、防治心血管疾病、减肥瘦身。山药不宜与菠萝、胡萝卜同吃，会破坏其中的维生素，损失营养。

食材小百科

猪肉作为人们餐桌上最常见的肉类，富含铁元素，能够预防贫血，同时还具有滋阴补虚、润燥的功效。需要注意的是，猪肉经过长时间的炖煮，脂肪含量和胆固醇含量会大大降低，因此适宜长时间炖煮。

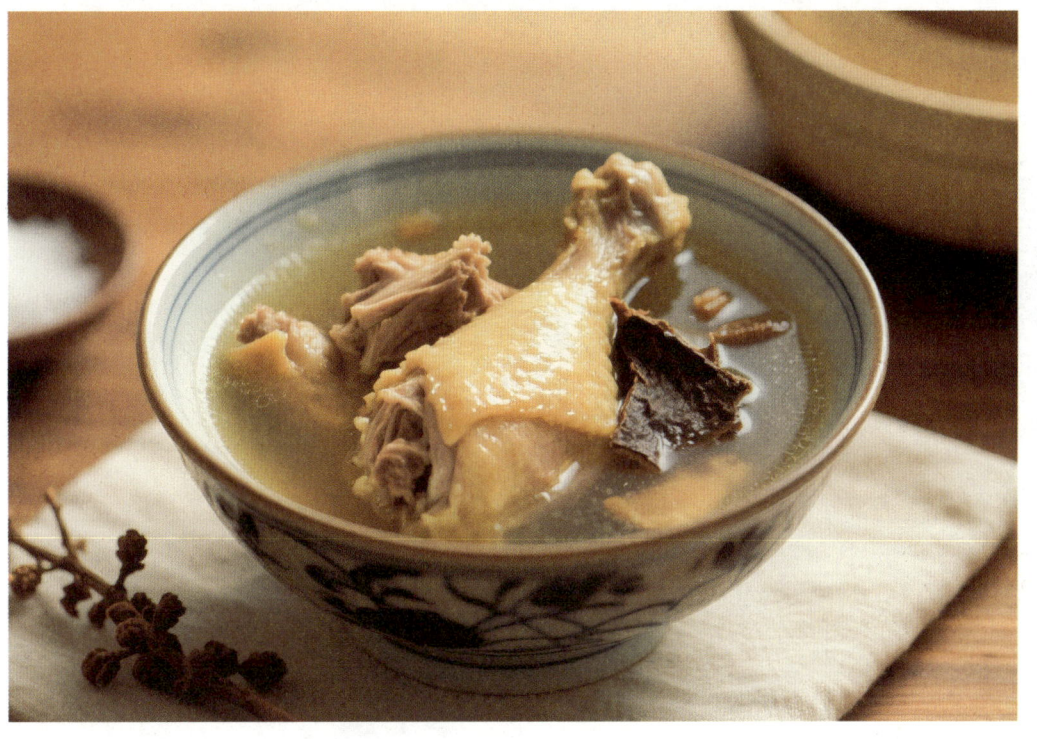

杜仲寄生鸡汤   ● 既能止痛，还能安胎

🍲 材料

【药材】杜仲5克，桑寄生20克。
【食材】土鸡腿1个，盐适量。

🍳 做法

1. 鸡腿洗净剁块，焯水沥干；杜仲、桑寄生洗净。
2. 将上述材料放入砂锅中，加水至没过材料，大火煮沸后小火煎煮半小时左右，加盐调味即可。

☕ 药膳功效全解析

杜仲对改善肾虚腰痛、筋骨无力等症有显著效果。此汤适用于肾虚乏力、腰膝酸软、耳鸣心悸、头痛目眩的患者。

⚠ 品饮宜忌

阴虚火旺、低血压患者忌食杜仲。

本草小百科

杜仲具有镇静、镇痛、利尿的功效，能够增强人体免疫力、强心降压，减少子宫自主收缩和降低人体胆固醇，是补肝肾、益精血、强筋骨、安胎的灵药；腰酸无力、小腹坠痛、胎动不安的孕妇适宜食用。

食材小百科

鸡肉含有丰富的蛋白质，位列"禽肉之首"。其中鸡的头颈部适合煮汤，翅膀适合卤、烤、炸、煮汤，里脊肉适合炖、烤、卤、清蒸，鸡胸肉适合炒、炸、煎，鸡腿肉适合蒸、烤、煮汤。鸡屁股含有毒素不宜吃，需要去除。

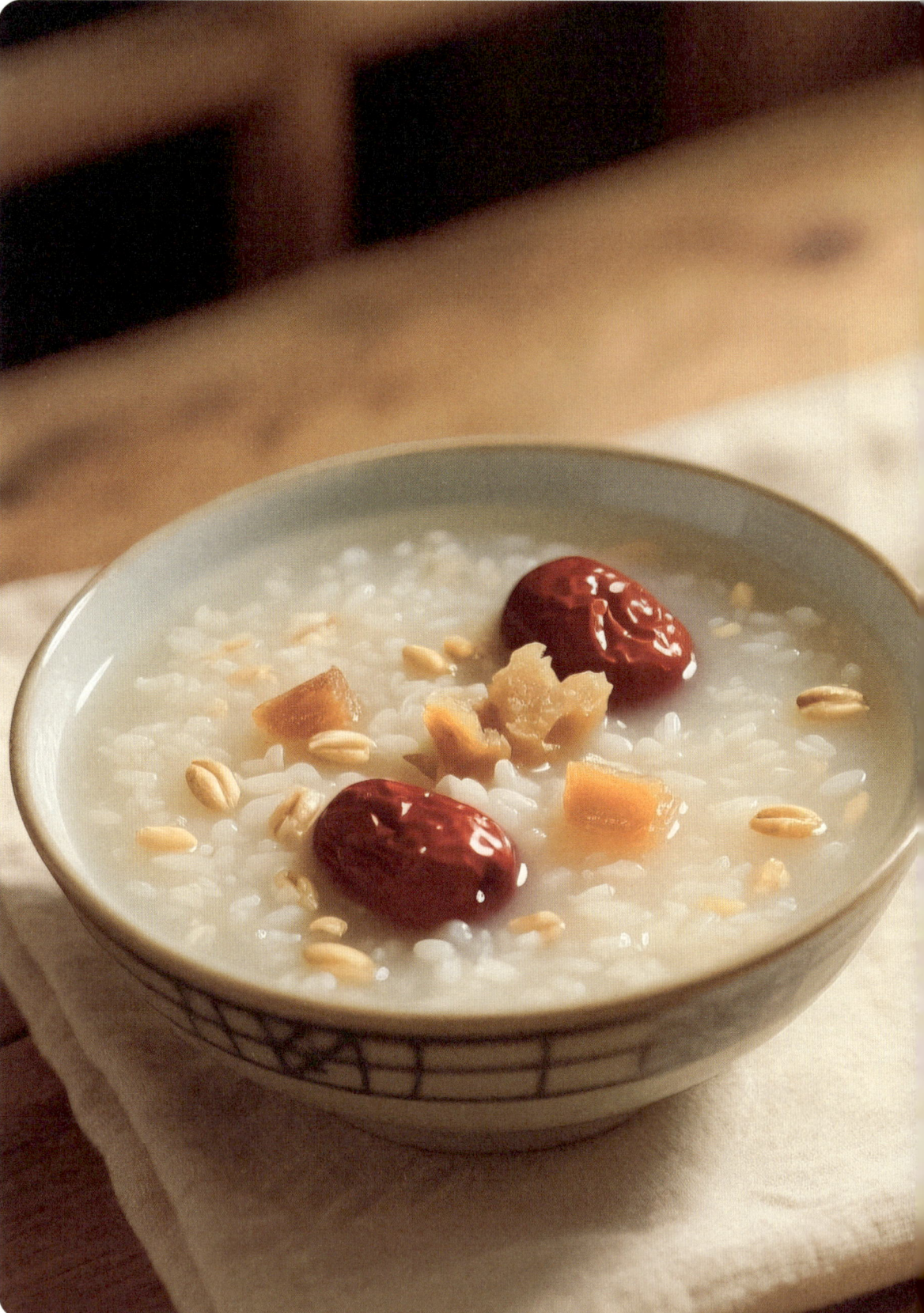

CHAPTER 5

补血养心　健脾和胃篇

保护好心血管，三高人群的救命菜可以这样做

- 养心安神
- 活血化瘀
- 调节血糖
- 降血脂
- 防治贫血
- 心悸气短
- 稳定血压
- 消食健胃
- 食欲不振
- 防治腹泻
- 慢性胃病
- 润肠通便

补血养心 常用药材

当归
最佳功效
补血活血，调经止痛。
适用体质
血虚、虚寒体质人群。
这些人不能吃
阴湿内热、腹泻者、孕妇忌服。
怎样挑选
以主根粗长、油润，表皮呈黄棕色、肉质饱满者为佳。

桂圆
最佳功效
补心健脾，益气安神。
适用体质
一般人群皆可食用。
这些人不能吃
上火发炎者及孕妇慎食。
怎样挑选
以颗粒饱满、壳色褐黄、壳面光洁者为佳。

阿胶
最佳功效
滋阴补血，养颜抗衰。
适用体质
血虚体质人群。
这些人不能吃
脾胃虚弱、感冒、腹泻、燥热痰多咳嗽者忌服。
怎样挑选
以颜色均匀，呈棕褐色，块形平整有光泽者为佳。

何首乌
最佳功效
降血脂，乌须发。
适用体质
血虚、气虚体质人群。
这些人不能吃
大便溏泻，有湿痰者不宜食用。
怎样挑选
以质坚体重，粉性足者为佳。

地黄
最佳功效
增强造血功能，调压降糖。
适用体质
血虚、阴虚体质人群。
这些人不能吃
脾虚泄泻者、气血虚弱的孕妇忌食。
怎样挑选
以块根肥大、味道甜者为佳。

党参
最佳功效
补中益气，生津养血。
适用体质
气虚、血虚体质人群。
这些人不能吃
气滞、火盛者禁食。
怎样挑选
以条大粗壮、横纹多、皮松肉紧者为佳。

红枣
最佳功效
补血养颜，护肝降压。
适用体质
一般人群皆可食用。
这些人不能吃
牙痛、便秘、湿热痰热者不宜食用。
怎样挑选
以颗粒饱满、皱纹较少，皮薄核小者为佳。

川芎
最佳功效
行气活血，祛风止痛。
适用体质
血瘀体质人群。
这些人不能吃
月经过多者、孕妇忌服。
怎样挑选
以表面呈黄褐色、质地坚实、油性大、香气浓者为佳。

Chapter 5 补血养心 常用食材

补血养心 健脾和胃篇

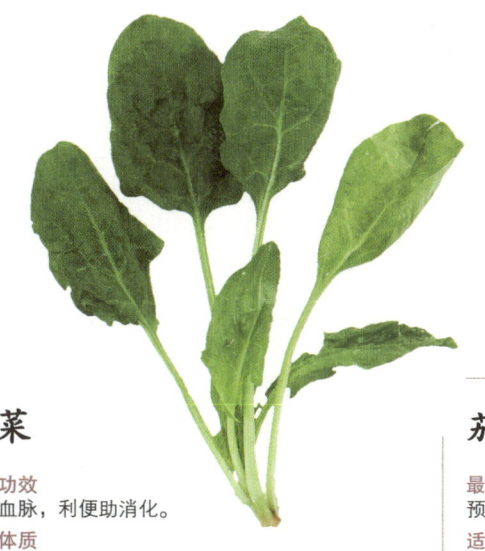

菠菜

最佳功效
疏通血脉，利便助消化。

适用体质
一般人群皆可。

这些人不能吃
肾炎、肾结石患者、腹泻者忌食。

怎样挑选
以菜梗红短、叶子新鲜有弹性者为佳。

茄子

最佳功效
预防心血管疾病，抗衰老。

适用体质
一般人群皆可。

这些人不能吃
哮喘、体弱、腹泻者不宜多吃。

怎样挑选
以果形均匀，老嫩适度，皮薄肉厚者为佳。

芝麻

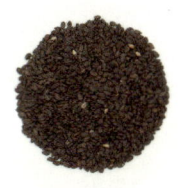

最佳功效
养血明目，养颜护肤。

适用体质
一般人群皆可。

这些人不能吃
慢性肠炎、腹泻者忌食。

怎样挑选
以颜色呈深灰色、不掉色者为佳。

红豆

最佳功效
补血祛湿，促进血液循环。

适用体质
一般人群皆可。

这些人不能吃
肠胃较弱者不宜多吃。

怎样挑选
以颗粒饱满均匀，表面光洁，无虫眼霉变者为佳。

芹菜

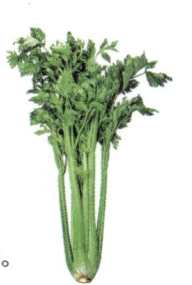

最佳功效
降压除瘀，利尿消肿。

适用体质
一般人群皆可。

这些人不能吃
血压偏低、脾胃虚寒者忌食。

怎样挑选
以色泽鲜绿、叶柄厚实者为佳。

松仁

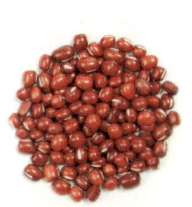

最佳功效
养血润肠，润肺止咳。

适用体质
血虚体质人群。

这些人不能吃
大便稀溏或有痰湿者禁食。

怎样挑选
以颗粒饱满、大而均匀，色泽光亮、干燥者为佳。

百病食疗一本通

健脾和胃 常用药材

山楂
最佳功效
开胃化食，活血化瘀。
适用体质
积食、消化不良人群。
这些人不能吃
经期女性及孕妇慎用。
怎样挑选
以果皮呈深红、暗红或鲜红色，有光泽者为佳。

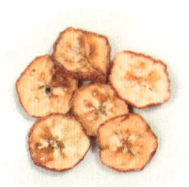

白术
最佳功效
健脾益气，延缓衰老。
适用体质
气虚体质人群。
这些人不能吃
阴虚燥渴，气滞胀闷者慎服。
怎样挑选
以个大，质地坚实，香气浓郁者为佳。

神曲
最佳功效
健脾开胃、消食止痢。
适用体质
积食腹胀者。
这些人不能吃
风热感冒者慎食。
怎样挑选
以身干久陈、无虫蛀、杂质少者为佳。

砂仁
最佳功效
化湿行气，健脾胃。
适用体质
气虚体质人群。
这些人不能吃
阴虚内热者忌服。
怎样挑选
以个大饱满，质地坚实，香气浓郁者为佳。

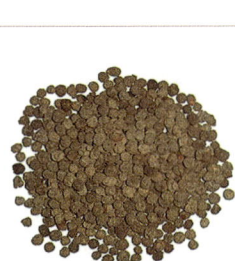

佛手
最佳功效
疏肝理气，增强免疫力。
适用体质
气郁体质人群。
这些人不能吃
阴虚火旺、气虚者慎食。
怎样挑选
以片大，皮黄肉白，香气浓郁者为佳。

谷芽
最佳功效
行气和中，消食健脾。
适用体质
积食、消化不良者。
这些人不能吃
胃下垂者忌食。
怎样挑选
以颗粒饱满、均匀，色泽黄亮、无杂质者为佳。

香附
最佳功效
疏肝理气，调经止痛。
适用体质
气郁体质人群。
这些人不能吃
气虚无滞，阴虚血热者忌服。
怎样挑选
以个大，棕褐色，质地坚实，气味香浓者为佳。

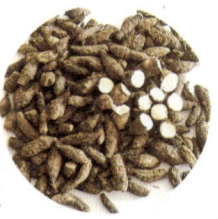

荔枝核
最佳功效
行气散结，祛寒止痛。
适用体质
阳虚、气郁体质人群。
这些人不能吃
无寒湿气滞者不宜服用。
怎样挑选
以颗粒饱满、个大者为佳。

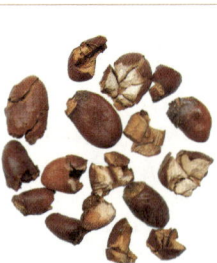

Chapter 5 补血养心 健脾和胃篇

健脾和胃常用食材

木瓜

最佳功效
健脾消食，通乳抗癌。

适用体质
一般人群皆食用。

这些人不能吃
孕妇、过敏体质者不宜食用。

怎样挑选
以表皮光滑，颜色青亮，无色斑者为佳。

胡萝卜

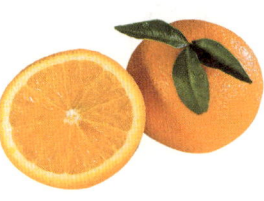

最佳功效
健脾消食，降压明目。

适用体质
一般人群皆可。

这些人不能吃
肠胃较差者不宜生吃。

怎样挑选
以色泽鲜嫩、根茎粗大，匀称顺直者为佳。

荞麦

最佳功效
健脾益气，降低胆固醇。

适用体质
气郁体质人群。

这些人不能吃
脾胃虚寒者、消化功能差者不宜食用。

怎样挑选
以颗粒饱满，大小均匀，有光泽者为佳。

橙子

最佳功效
降脂防癌，预防心脏病。

适用体质
一般人群皆可。

这些人不能吃
糖尿病患者不宜食用。

怎样挑选
以颜色橙黄，表皮光滑者为佳。

白萝卜

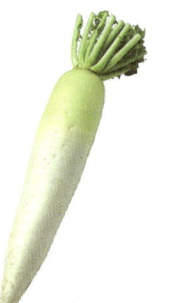

最佳功效
通气消食，提高免疫力。

适用体质
一般人群皆可。

这些人不能吃
脾胃虚寒者，患有胃病者忌食。

怎样挑选
以颜色白净，肉质坚实，水分多，个头较小者为佳。

鲫鱼

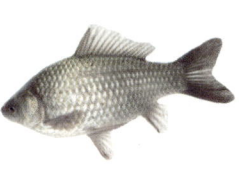

最佳功效
补虚通乳，润肤养颜。

适用体质
一般人群皆可。

这些人不能吃
感冒发烧患者不宜食用。

怎样挑选
以眼睛略凸，眼球黑白分明，各部位无伤残者为佳。

百病食疗一本通

养心安神

心是人体的根本，负责向全身输送血液。心脏出了问题，会带来一连串的问题。养心重在保持平淡宁静，乐观旷达的心境。同时，在饮食方面，选择清淡护心的食材也能达到很好的养心效果。

对症药材
①红枣　②莲子　③茯苓
④百合　⑤枸杞　⑥西洋参

对症食材
①小米　②甲鱼　③牛蒡
④桃子　⑤无花果　⑥小白菜

养生专家诊断

疾病成因

引起精神紧张、心神不安的原因有很多。气血不足会导致心慌气短，让人感觉心神不安；另一方面工作时间长、压力大，长期工作枯燥乏味也会引起精神焦虑不安。

症状表现

常表现为心慌气短、心神不宁、精神困乏、心里紧张、焦躁不安、面色萎靡、心事重重等症状，另外失眠、头痛、心情沮丧也是常见的症状。

医师小叮咛

因心神不宁导致的失眠可以在睡前泡个热水澡，促使全身血管扩张，从而使人产生睡意。另外晚上不宜在空腹或过于饱胀的情况下睡觉，可以在睡前喝一小杯牛奶，有助于产生睡意。心神不宁多是由于精神过度紧张引起的，因此最重要的是保持平和的心态和愉悦的心情。

本草药典详解

茯苓

功效：利脾渗湿，健脾安神。
选购：以表皮呈棕褐色、无裂缝，嚼着有黏性者为佳。
服用禁忌：阴虚火旺、口干咽燥者忌服。
适用剂量：10克。

桃子

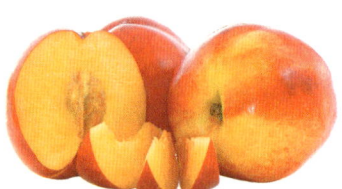

功效：养血补心，降压止咳。
选购：以果体较大，形状端正，果色鲜亮者为佳。
服用禁忌：内热偏盛者、糖尿病患者忌服。
性味归经：性温、味甘酸，入胃、大肠经。

饮食注意事项

宜
- 多吃富含脂肪、钙、蛋白质、维生素A、维生素C、维生素E的食物，促进身心的生长发育。
- 多吃具有健脑功效的食物，例如鱼虾类、海藻类、豆类、坚果类等。
- 多吃牛肉、鸡肉、鸭肉、骨髓、海参、猪肝、猪脑、鱼头等健脑食物。

忌
- 尽量少喝浓茶、咖啡、可乐等能够刺激大脑神经兴奋的饮料。

胡桃豆腐汤 ● 小小胡桃，脑神经的保护神

🛒 材料

【食材】胡桃 40 克，豆腐 250 克，食用油、高汤、酱油、香油、香菜、盐适量。

🍲 做法

1. 大火热锅加入少许油，油热后放入胡桃小火慢炒，炒熟后压碎备用。
2. 豆腐切丁，温盐水浸泡后放入锅中，加高汤炖煮 20 分钟后加酱油煮 5 分钟。
3. 放入胡桃，稍勾芡后熄火，加入盐、香油、香菜即可。

☕ 药膳功效全解析

胡桃对脑神经有很好的保健作用，同时还具有促进胆固醇代谢，保护心血管的功能。

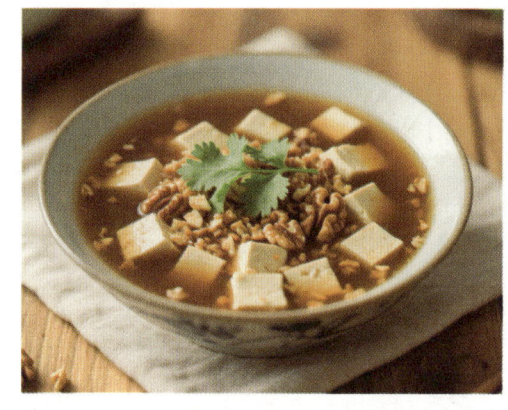

食材小百科

胡桃中含有磷脂，对脑神经有很好的保健作用。胡桃中富含锌锰铬等人体必需的微量元素，能促进葡萄糖吸收、胆固醇代谢以及保护心血管。平时嚼食一些胡桃仁，能够缓解疲劳。

益智家常面 ● 家常面，让你越吃越聪明

🛒 材料

【药材】茯苓 5 克，栀子 4 克。
【食材】面条 80 克，猪肉片 50 克，胡萝卜、牛蒡、油菜各 100 克，香菇 80 克。

🍲 做法

1. 茯苓、栀子洗净；猪肉片洗净加少量盐、淀粉腌制；胡萝卜、牛蒡、油菜洗净切段；香菇洗净泡发切块。
2. 将茯苓、栀子、胡萝卜、牛蒡、香菇放入锅中，加水，大火煮沸后转小火煮半小时。
3. 放入油菜、猪肉片、面条，待面条熟后即可。

☕ 药膳功效全解析

茯苓可以润肠健脾、宁心安神；栀子具有行气醒脑的功效。常吃本药膳能够益气消积，增强脑力。

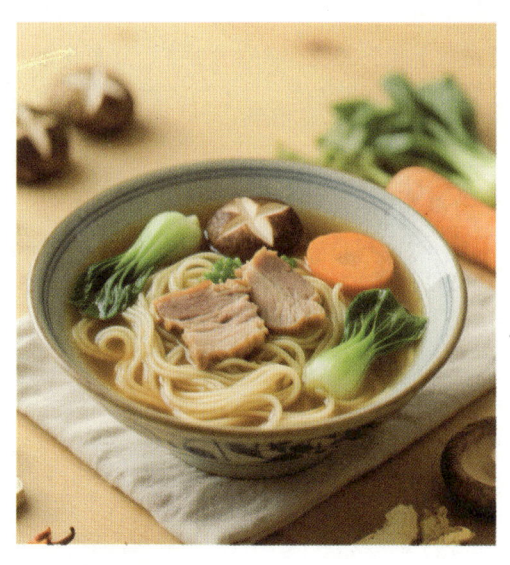

⚠️ **品饮宜忌**

阴虚火旺、脾虚便溏者不宜食用本药膳。

小麦红枣粥 ● 小麦补气止烦价值高

🛒 **材料**

【药材】桂圆肉、红枣各15克。
【食材】小麦50克,大米100克,白糖适量。

🍲 **做法**

1. 小麦洗净,温水泡软;大米、红枣分别洗净;桂圆肉切成小粒。
2. 将材料一起放入锅中,加入5碗清水,大火煮开后转小火煮成粥状,加白糖搅拌均匀即可。

☕ **药膳功效全解析**

小麦具有补心神、敛虚汗、提高记忆力的作用。心虚肾亏、烦躁不安的人群适合饮用此款粥品。

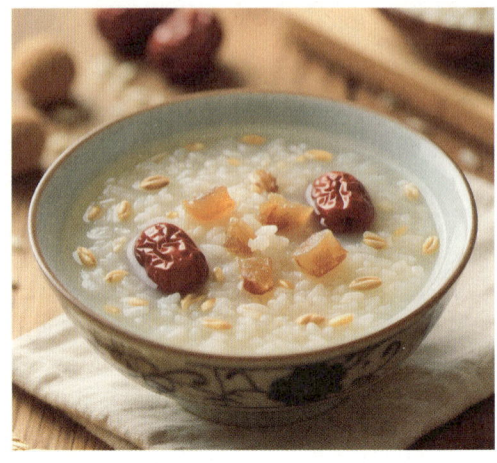

⚠ **品饮宜忌**

湿热痰热及体质燥热者不宜食用大枣,痰湿燥热体质及孕妇忌食桂圆。

参片莲子汤 ● 心烦失眠,找莲花仙子相伴

🛒 **材料**

【药材】莲子20克、人参片5克、红枣8克。
【食材】冰糖8克。

🍲 **做法**

1. 红枣洗净去核,泡软;莲子洗净,泡发备用。
2. 将莲子、红枣、人参片放入炖盅中,加水至没过材料,10分钟后移入蒸笼中,中火蒸煮1小时。
3. 加入冰糖继续蒸煮20分钟即可食用。

☕ **药膳功效全解析**

莲子具有健脾益肾、养心的功效,与人参搭配还可生津止渴,尤其适合秋季食用,适合脾虚消瘦、神乏出汗、失眠健忘者食用。莲子作为药膳食疗时,最好保留莲子心,效果更好。腹胀、便秘者不宜食用莲子。

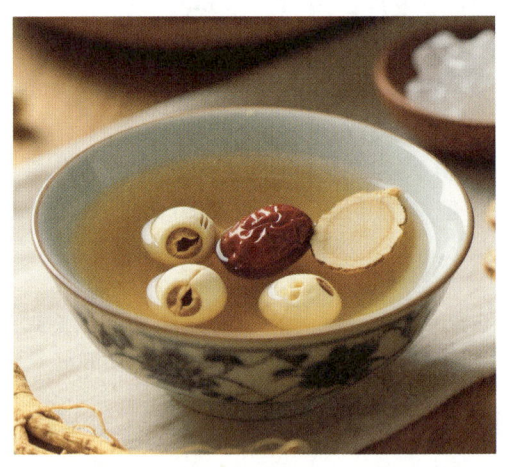

📖 **本草小百科**

人参被称为"百草之王",作为补气第一圣药,具有很好的补脾益肺、生津止渴等功效。但人参不宜长期大量食用,高血压患者、青少年不宜食用。

百合红枣粥 ● 常吃百合，睡得香精神好

🛒 材料
【药材】红枣15克，干百合8克。
【食材】糯米50克，白糖20克。

🍲 做法
1. 干百合洗净，开水泡软；糯米洗净沥干；红枣洗净去核，泡软。
2. 将上述材料一起放入锅中，加入4碗清水，大火煮开后，小火煮成粥，加入白糖调味即可。

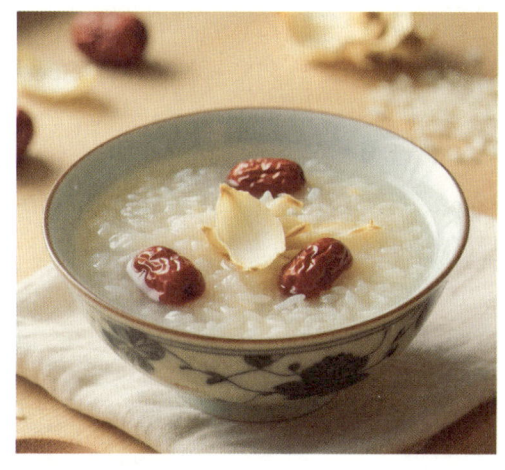

药膳功效全解析
百合具有清心安神的功效，与红枣搭配可用于热病余热未清、虚烦惊悸、失眠多梦等症。

⚠ 品饮宜忌
百合不宜多吃，否则伤肺气；风寒咳嗽、中寒便溏者忌食。

银耳炖猪心 ● 神经衰弱，银耳来帮忙

🛒 材料
【药材】柏子仁18克，红枣25克。
【食材】木耳、银耳各10克，猪心1个，盐适量。

🍲 做法
1. 猪心剖开去杂质洗净，焯水沥干；柏子仁洗净，放入猪心中。
2. 木耳、银耳分别洗净泡发，去除硬蒂；红枣洗净去核，泡软。
3. 将全部材料放入炖盅中，加水没过材料，盖上盖，放入锅中，隔水炖4小时，加盐调味即可。

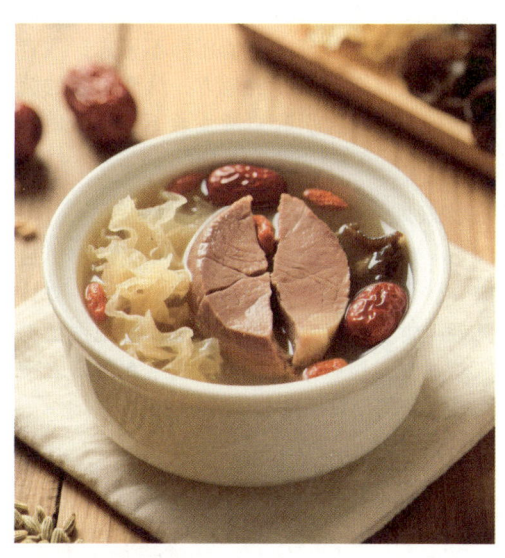

药膳功效全解析
银耳能滋补健脑、益肺强心，对心悸有很好的疗效，与红枣一起炖服，最适宜神经衰弱、心悸者早晚空腹食用。

⚠ 品饮宜忌
木耳与茶一起食用会降低人体对铁的吸收，与田螺同吃不利于吸收；消化不良、出血疾病患者及孕妇忌食木耳。

活血化瘀

人体就像一部机器，血液起着运输的作用。当身体里的血液不能正常循环流动时，就会发生血瘀，从而导致身体出现各种不适症状，可以通过食用具有通畅血脉、改善血液循环、消散祛瘀的食物来改善血瘀症状。

对症药材
①丹参　②三七　③黑枣
④海马　⑤当归　⑥半枝莲

对症食材
①油菜　②排骨　③葡萄
④柠檬　⑤生姜　⑥羊肉

养生专家诊断

疾病成因

瘀血主要是由血液流通迟缓不畅引起的。情绪长期抑郁，感情压抑不得志，或者长期生活在潮湿寒冷的地方，从而引起的脏腑功能失调都会引起血液流通不畅，最后形成瘀血。

症状表现

一般出现血瘀症状的为老年人居多。血瘀症状的典型症状为感到憋气、心痛，身体某处经常会有针刺般的疼痛感，表现在面部灰暗无光，黑眼圈明显等。成年女性常表现为月经失调、月经量小等症。

医师小叮咛

通过精油按摩能够达到很好的活血化瘀效果，而且最好在洗完澡后效果更好。适合于活血化瘀的精油有玫瑰精油、薄荷精油、茉莉花精油、柠檬精油、玉兰花精油、茴香精油、肉桂精油、生姜精油等都是不错的选择。

本草药典详解

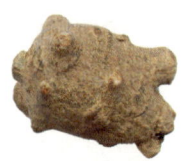

三七

功效：活血止血，消肿定痛。
选购：以个头大、重量沉、质地坚硬、表面光滑者为佳。
服用禁忌：孕妇忌服。
适用剂量：3～9克。

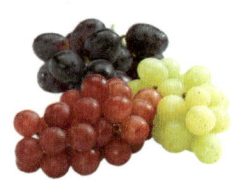

葡萄

功效：补血，预防心血管疾病。
选购：以颗粒均匀饱满，表皮有白霜者为佳。
服用禁忌：便秘，糖尿病患者忌服。
性味：性平，味甘涩。

饮食注意事项

（宜）
- 平时应该多吃一些具有活血化瘀功效的食物，例如山楂、食醋、玫瑰花、油菜、葡萄、柠檬等。
- 酒能够有效促进血液循环，可以适当喝些葡萄酒、黄酒等。
- 每天可以用黄芪泡水喝，促进血液循环。

（忌）
- 忌吃过咸、油腻的食物，否则会妨碍血液流通，造成瘀血。

三七蛋花汤 ●气血不通头晕痛，三七散瘀最有效

🛒 材料

【药材】三七5克。
【食材】鸡蛋2个，盐适量。

🍲 做法

1. 三七去除杂质洗净，焯水沥干。
2. 鸡蛋打入烧开水的锅中至煮熟。
3. 将三七放入锅中，再次煮沸后加入盐调味即可。

☕ 药膳功效全解析

三七具有散瘀止血、消肿止痛的功效，有利于增强记忆力，对头晕头痛等症有明显的改善作用。经期女性、孕妇及出血性疾病患者忌食三七。

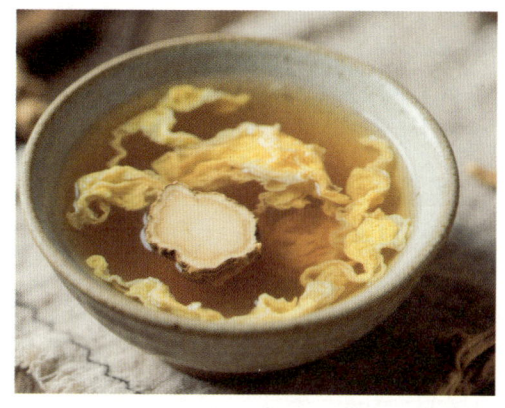

本草小百科

三七味苦、微甜，具有散瘀止血、消肿止痛等功效，可用于对各种出血、胸腹刺痛、跌打损伤的治疗；同时三七还有降糖降脂、增强记忆力等功效。

当归芍药炖排骨 ●告别黄脸婆，脸色红润心情好

🛒 材料

【药材】当归、芍药、丹参各6克，川芎、三七各3克。
【食材】排骨500克，米酒1瓶，盐适量。

🍲 做法

1. 排骨洗净切段，焯水后冷水冲洗沥干；三七磨成粉。
2. 将当归、芍药、丹参、川芎放入锅中，加入4碗水大火煮沸，放入排骨、米酒，水开后小火煮半小时。
3. 最后加入三七粉搅拌均匀，加盐调味即可。

☕ 药膳功效全解析

此款药膳中的中药都具有补血活血的功效，适用于脸色枯黄、唇指苍白、心慌头晕、月经不调等症状，是女性的调养佳品。

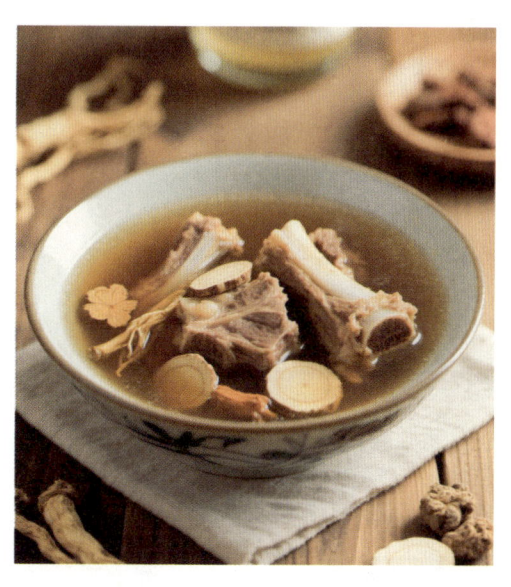

⚠ 品饮宜忌

热盛出血者、经期女性及孕妇忌食。

月季花粥 ● 月季花美，活血调经更有效

🛒 材料

【药材】鲜月季花 2 朵。
【食材】大米 100 克，红糖 30 克。

🍲 做法

1. 月季花脱瓣洗净，切成细丝；大米洗净。
2. 大米放入锅中，加入 4 碗清水，大火煮沸后小火煮成粥状，加入月季花、红糖，略煮即可。

☕ 药膳功效全解析

月季花具有很好的活血调经、消肿解毒功效，加入红糖使此款粥品具有更好的活血调经、化瘀止痛功效。

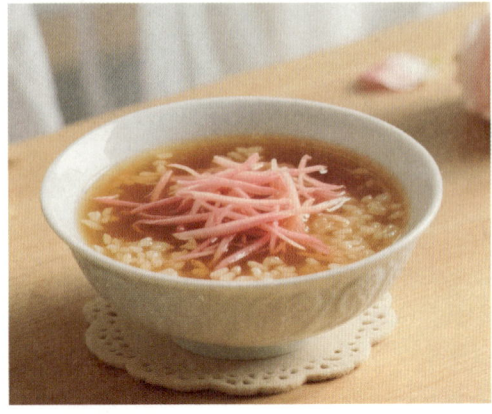

⚠️ 品饮宜忌

月季花具有活血调经的功效，脾胃虚寒者及孕妇慎用。

猪肝菠菜汤 ● 贫血人群的必吃菜

🛒 材料

【食材】猪肝、菠菜各 300 克，盐、香油、姜片适量。

🍲 做法

1. 猪肝洗净切片；菠菜洗净切段。
2. 将猪肝、菠菜放入锅中，加入 4 碗清水，放入盐、姜片煮沸，猪肝熟透后淋上香油即可。

☕ 药膳功效全解析

猪肝富含铁元素且易于吸收，是缺铁性贫血者的首选，同时还能有效提高人体免疫力。菠菜具有很好的疏通血脉功效。

⚠️ 品饮宜忌

肾炎、肾结石患者忌食菠菜；猪肝胆固醇含量较高，不宜多吃。

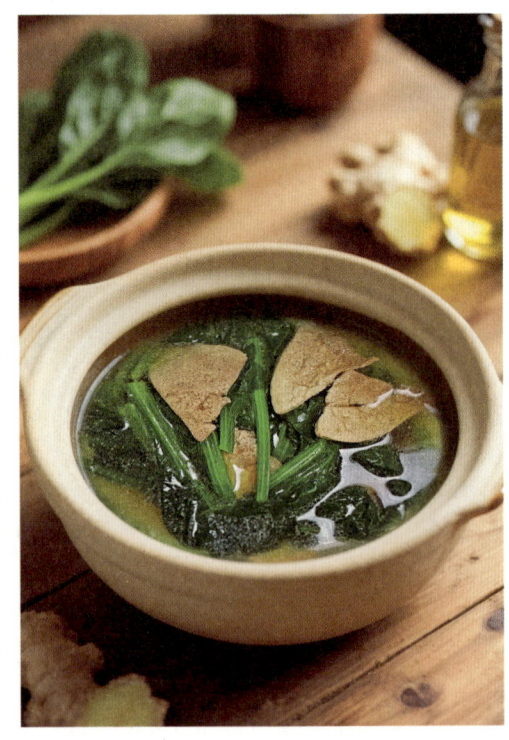

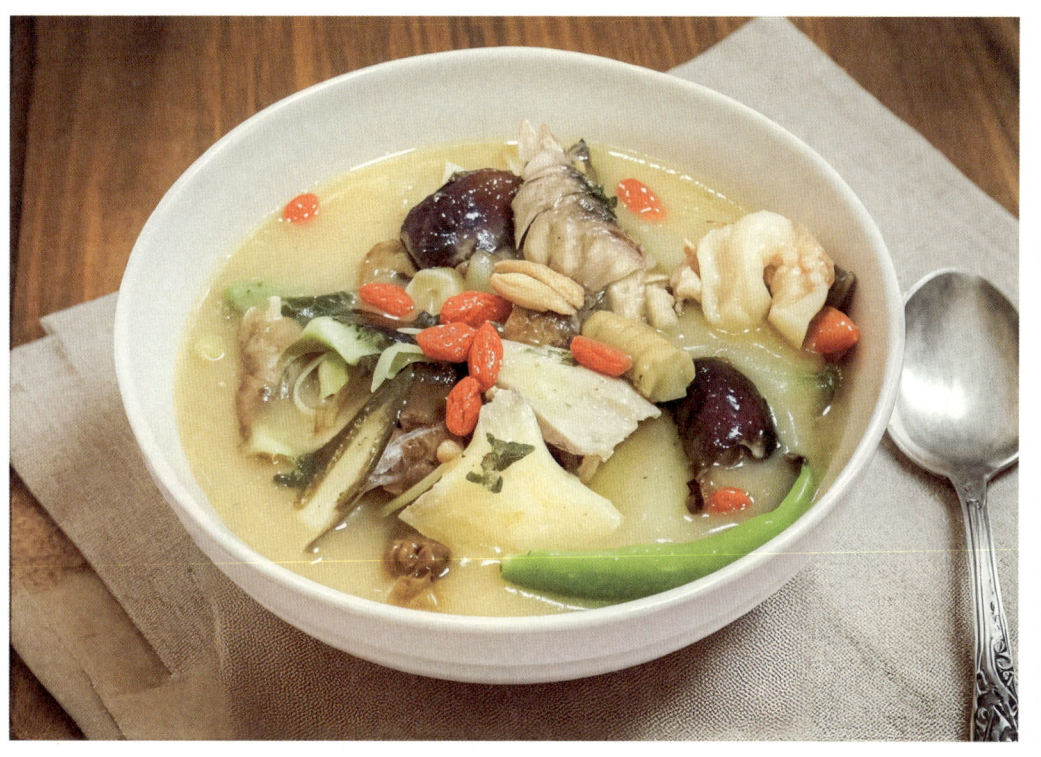

川芎黄芪炖鱼头

● 头晕头痛、跌打损伤，川芎都能治

🛒 材料

【药材】川芎9克，黄芪6克，枸杞10克。
【食材】鱼头1个，丝瓜200克，葱段、姜片、盐适量。

🍲 做法

1. 鱼头去鳞去鳃洗净，剁成大块，用少许油将鱼头两面煎至微黄；丝瓜洗净，切块。
2. 将药材及葱姜放入锅中，加入3碗清水大火煮10分钟，沸腾后改用小火。
3. 将鱼头、丝瓜放入汤中，小火煮15分钟，加盐调味即可。

☕ 药膳功效全解析

此汤具有很好的行气活血、祛风止痛的功效，对头晕、头痛，尤其对妇女洗头后、产后体虚头痛有很好的疗效。

本草小百科

川芎作为一种传统的中药，具有很好的活血化瘀、行气开郁、祛风止痛的功效，对于月经不调、头痛眩晕、跌打损伤有很好的疗效；但阴虚火旺、舌红口干者及月经过多者、孕妇忌食。

食材小百科

做鱼头前，首先要清理干净鱼鳃、洗净鱼嘴里的黏液；水热后再将鱼头放入锅中，炖出的鱼汤才是奶白色的，味道香浓鲜香；同时一定要在鱼汤中加入适量葱姜去除腥味。

调节血糖

血糖是血液中的糖分,绝大部分是葡萄糖。血糖是血液带给身体各个器官的能量物质,所以血糖必须保持一定的水平才能维持身体各器官的需要。血糖过高或者过低都会对人体造成损害。

对症药材
①红枣　②枸杞　③山药
④地黄　⑤白茅根　⑥苍术

对症食材
①芹菜　②海带　③胡萝卜
④蛤蜊　⑤白萝卜　⑥西蓝花

本草药典详解

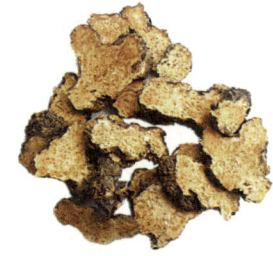

苍术

功效：降低血糖,杀菌止痒。
选购：以表面灰棕色,质地坚实,断面黄白色者为佳。
服用禁忌：阴虚内热、气虚多汗者忌服。
适用剂量：5克。

芹菜

功效：降血压,利尿消肿。
选购：以色泽鲜绿、叶柄厚实者为佳。
服用禁忌：血压偏低、脾胃虚寒者忌服。
性味：性平、味甘。

养生专家诊断

疾病成因

长期营养不良、过度饥饿、代谢失调都会使血糖低于正常水平,造成低血糖。而高血糖则是血糖含量超过正常水平,当血糖浓度超过一定限度时,就会随尿液排出部分糖分,就形成了糖尿病。

症状表现

低血糖患者常表现为心跳加快、头晕、出虚汗、手脚颤抖等症状,发病时还常伴有饥饿、无力、手脚麻木等症。高血糖患者则表现为多尿、口渴等症,严重者会体型减轻、形体消瘦、精神不振。

饮食注意事项

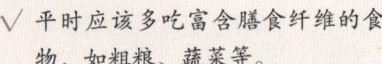

宜：
✓ 平时应该多吃富含膳食纤维的食物,如粗粮、蔬菜等。
✓ 保证蛋白质的摄入量,高血糖者平时应多吃具有消渴降糖功效的食物,如枸杞、黄鳝、玉米须、南瓜子、西瓜皮、冬瓜皮、苦瓜等。

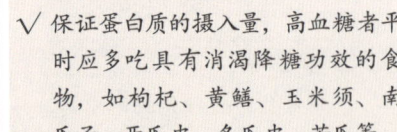

忌：
✗ 高血糖人群应少吃含糖量高的食物,少吃淀粉含量高的食物。

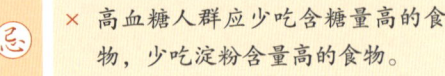

医师小叮咛

低血糖患者平时一定要随身带一些糖果、巧克力等含糖量丰富的食物。感到不舒服时,立即吃一些,其中丰富的糖分能够快速恢复血糖,使血管收缩,升高血压。糖尿病患者平时一定要忌食富含糖分的食物。

山药煮鲜鱼 ● 餐桌有山药，饭后血糖不升高

🛒 材料

【药材】山药25克。
【食材】鲜鱼100克，胡萝卜、海带、芹菜各15克。

做法

1. 鲜鱼去鳞洗净去内脏，切块，焯水沥干；山药、胡萝卜削皮洗净，切丁；海带洗净切段；芹菜洗净，切碎。
2. 将山药、胡萝卜、海带放入锅中，加3碗水煮沸，转中火熬成1碗水。
3. 加入鲜鱼煮熟后加入芹菜末、盐调味即可。

药膳功效全解析

山药含有可溶性纤维，能够有效控制饭后血糖升高，具有很好的助消化、降血糖功效。

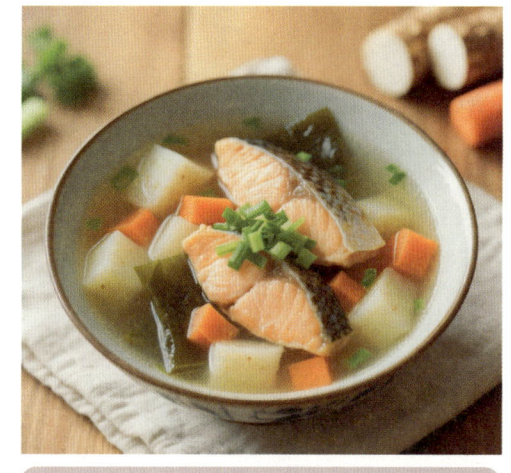

食材小百科

鲜鱼中含有的虾青素能有效预防心脏病、糖尿病、动脉硬化等疾病。挑选鲜鱼时应选择肉色深，按之鱼肉紧实、有弹性，白色脂肪线清晰的购买。

党参杞枣汤 ● 党参是个宝，补血降压有奇效

🛒 材料

【药材】党参10克，枸杞、红枣各8克。

做法

1. 党参洗净、切段；红枣洗净去核，泡软；枸杞洗净泡软。
2. 将所有材料放入砂锅中，加入3碗水大火煮沸。
3. 煮沸后小火煲10分钟即可。

药膳功效全解析

党参能够补中益气、补血降压，治疗肾炎等症。此款药膳能够治疗阳痿早泄等症。

⚠ 品饮宜忌

党参忌与萝卜、藜芦同吃；气滞、肝火旺盛者忌食。孕妇及高血压患者慎食。

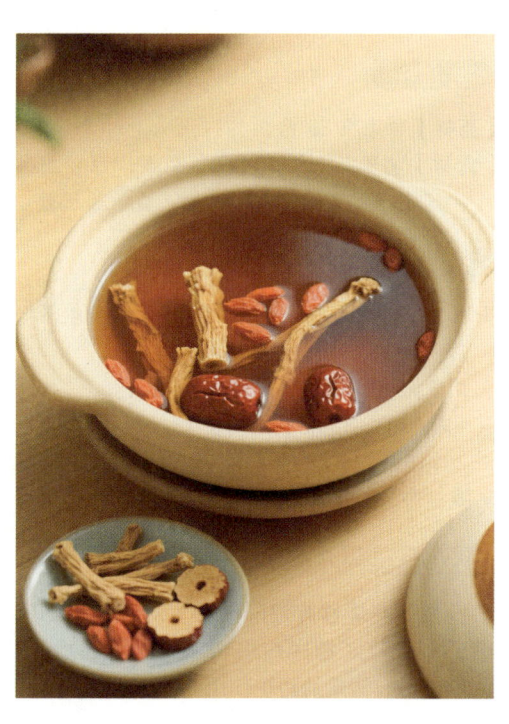

荞麦南瓜糊 ● 荞麦就是三高人群的救命药

🛒 材料
【食材】荞麦90克，南瓜40克。

做法
1. 将荞麦洗净，清水浸泡3小时；南瓜去皮，去瓤，切成小块。
2. 将上述食材倒入豆浆机中，加水至上、下水位之间，按动"米糊"键。豆浆机提示米糊做好后，搅拌均匀即可饮用。

药膳功效全解析
荞麦具有降血压、降血脂、降血糖的功效，配以南瓜非常适合糖尿病患者食用。

⚠ 品饮宜忌
荞麦性寒，脾胃虚寒、消化不良、体质过敏的人不宜食用。

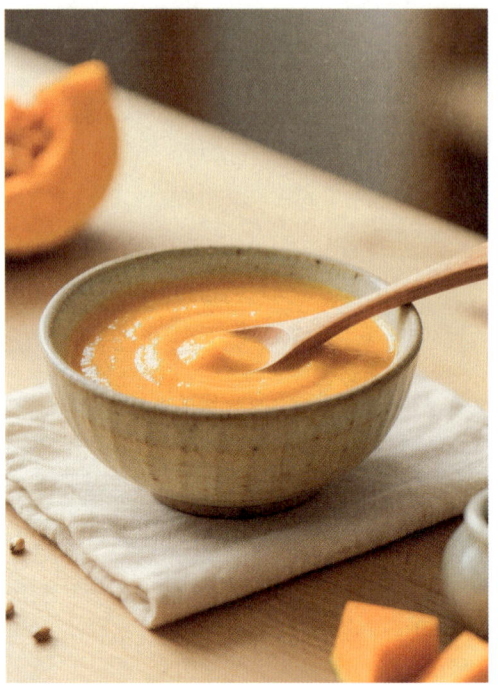

西蓝花炒蛤蜊 ● 西蓝花是糖尿病人的必选菜

🛒 材料
【药材】白茅根30克。
【食材】胡萝卜1根，白萝卜半根，西蓝花半个，蛤蜊500克，淀粉、葱丝、盐、油适量。

做法
1. 白茅根加水煮15分钟后滤去浮渣；蛤蜊蒸好后挖出蛤肉备用；西蓝花烫熟。
2. 胡萝卜、白萝卜洗净切块，焯水沥干。
3. 热锅下油，油热后放入胡萝卜、白萝卜、白茅根及半碗水，小火将食材煨至软熟，加入西蓝花，水淀粉勾芡，加入调味料，放上蛤肉即可。

药膳功效全解析
西蓝花能够有效降低肠胃对葡萄糖的吸收，有效控制糖尿病病情，同时对高血压、心脏病也有一定的防护作用。

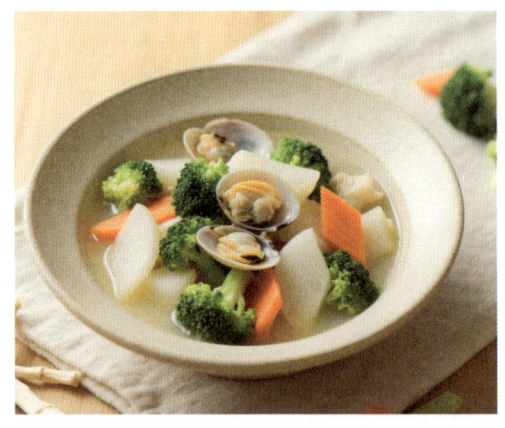

本草小百科
蛤蜊能够滋阴润燥、利尿消肿、软坚散结。购买时应选择贝壳紧闭的，开口的是已经死了的。烹饪前要用清水浸泡半天，让其吐干净泥沙，烹饪时要彻底煮熟。

降血脂

由于生活水平的提高，人们吃得过于油腻，脂肪摄入过量，加之运动量又少，高脂血已经成为中老年人的常见病之一。高脂血症的发病率和日常饮食有密切的联系，通过合理饮食可以大大降低高脂血症的发病率。

对症药材

① 熟地　② 丹皮　③ 山茱萸
④ 茯苓　⑤ 大黄　⑥ 车前子

对症食材

① 绿豆　② 芹菜　③ 猴头菇
④ 海苔　⑤ 葡萄酒　⑥ 苜蓿芽

养生专家诊断

疾病成因

高脂血症可分为原发性和继发性两类。原发性与先天性和遗传有关，是由于基因缺陷或环境因素引起的。继发性多发生于代谢性紊乱疾病，如糖尿病、高血压、肥胖等，与人的年龄、性别、季节、饮食结构等密切相关。

症状表现

高脂血症常表现为神情乏力、失眠健忘、四肢麻木、胸闷心悸、头晕等症状，严重的会诱发动脉硬化、脑血栓、心肌梗死、脂肪肝、眼底出血、胰腺炎等多种并发症。

医师小叮咛

患有高脂血症的人经常会有困倦感，但这时不建议久坐或久卧，应该时常站起来活动一下身体，这样才能促进血液循环，增加能量消耗，加快脂肪的新陈代谢，防止脂肪堆积。

本草药典详解

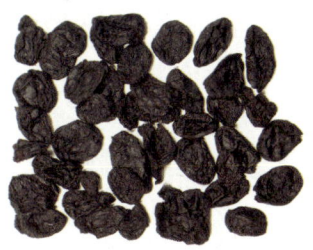

山茱萸

功效：降糖降脂，补益肝肾。
选购：以皮肉肥厚、色红油润、干燥无核者为佳。
服用禁忌：阳强不痿者忌服。
适用剂量：6～12克。

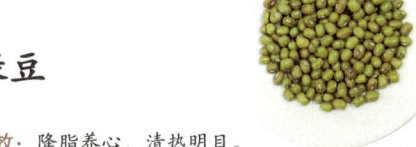

绿豆

功效：降脂养心，清热明目。
选购：以颗粒饱满、颜色鲜艳者为佳。
服用禁忌：阳虚、脾胃虚寒腹泻者忌服。
性味：性寒、味甘。

饮食注意事项

宜
- 平时应该多吃富含钾和钙的食物，饮食以清淡为主。
- 多吃新鲜蔬菜、水果和粗粮，多吃富含维生素、纤维素和无机盐的食物。

忌
- 少吃过咸、过于油腻的食物，控制脂肪和胆固醇的摄入量。

鱼香茄子

● 茄子，保护心血管的紫衣郎中

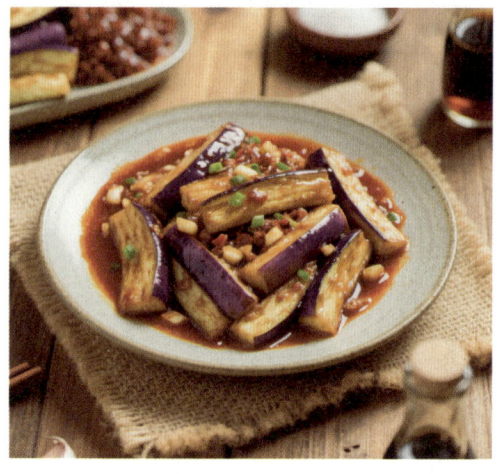

🛒 材料

【食材】茄子250克，豆瓣酱50克，白糖1茶匙，酱油1茶匙，葱姜蒜、醋、淀粉适量。

🍲 做法

1. 茄子去皮，切块后炸软。
2. 另起锅，热锅下油后爆香葱姜蒜末后，放入豆瓣酱、白糖、酱油、醋、适量清水后放入炸好的茄子。
3. 收干汁后，用水淀粉勾芡即可。

☕ 药膳功效全解析

茄子中含有丰富的维生素P，这种物质能增强人体细胞的黏着力，增强毛细血管的弹性，保护心血管。

⚠ 品饮宜忌

脾胃虚寒、哮喘、体弱、便溏者不宜多吃茄子；茄子最好不要去皮，最大限度地保存营养。

木耳炒白菜

● 软化血管，首选木耳

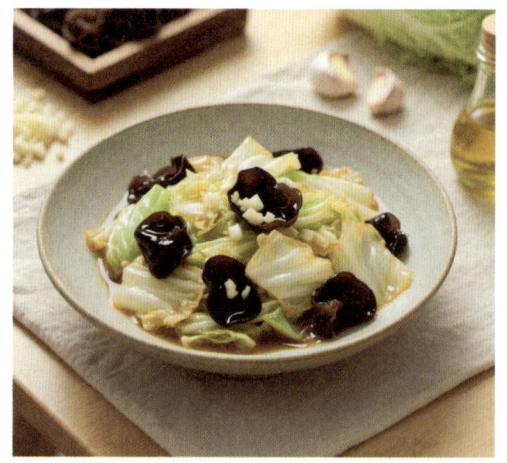

🛒 材料

【食材】木耳100克，白菜300克，蒜、香油、盐适量。

🍲 做法

1. 木耳温水泡发，洗净撕成小片；白菜洗净切片；蒜切片。
2. 热锅下油，油热后放入蒜片爆香，放入白菜翻炒。
3. 白菜变软后放入木耳，加盐翻炒片刻，出锅后淋入香油即可。

☕ 药膳功效全解析

木耳具有降血脂、阻止胆固醇沉积的功效，常吃木耳能够防止高脂血症、动脉硬化、冠心病等症，延年益寿。

⚠ 品饮宜忌

腹泻、脾胃虚寒者应少吃白菜，白菜应避免与黄瓜同吃，否则会破坏维生素C。

猴头菇螺头汤 ●猴头菇养胃降血脂

🛒 材料

【药材】黄芪、玉竹各5克,百合、桂圆各20克。
【食材】螺头3个,猴头菇5克,排骨100克,盐适量。

做法

1. 猴头菇洗净,浸泡20分钟沥干水分;排骨洗净剁块,焯水。
2. 螺头泡软;其他药材洗净泡软。
3. 将所有材料放入砂锅中,加水没过材料,大火煮沸后小火煲2小时,加盐调味即可。

药膳功效全解析

猴头菇具有很好的健脾养胃、祛湿滋补的功效,常吃本药膳能够有效降低血糖、血脂,提高身体免疫力。高血压者、热证患者及孕妇忌服。

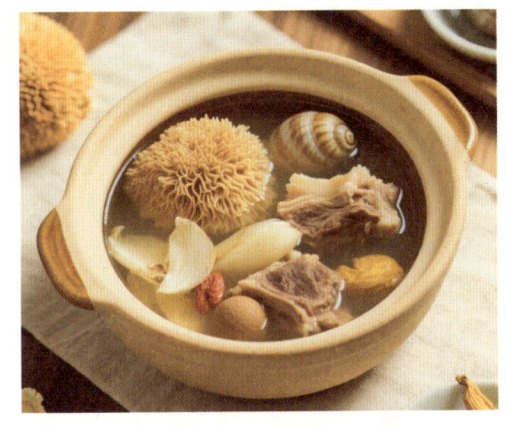

食材小百科

猴头菇具有滋阴补肾、助消化等功效,对胃病、食管癌、十二指肠溃疡等消化道疾病有很好的疗效;常吃猴头菇还能防治失眠,提高免疫力,延缓衰老。

何首乌炒猪肝 ●治好脚气,让你足下更有力

🛒 材料

【药材】何首乌10克。
【食材】猪肝280克,韭菜240克,豆瓣酱8克,淀粉、盐适量。

做法

1. 猪肝洗净切片,焯水沥干;韭菜洗净切段;何首乌洗净。
2. 何首乌放入锅中,加2碗水煮沸后转小火煮10分钟后熄火,取汁与淀粉混合均匀。
3. 热锅下油,油热后将韭菜、猪肝、豆瓣酱炒匀,淋上药汁,加盐调味即可。

药膳功效全解析

猪肝具有补肝养血的功效;韭菜能够行气散血、解毒。二者搭配对治疗夜盲、浮肿、脚气及反胃、尿血、脱肛有很好的疗效。

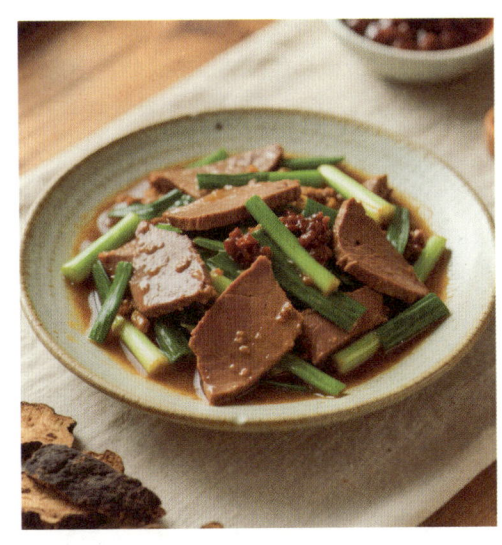

⚠ 品饮宜忌

韭菜易使人胀气,腹胀者不宜多吃。孕妇慎食。

防治贫血

血液担负着为身体各器官输送营养，把废物排出体外的重要作用。一旦血液不充足了发生了贫血，身体的新陈代谢就会受到影响。造血功能和造血原料是影响血液生成的两大主要因素。

对症药材

①当归　②生地　③柏子仁
④阿胶　⑤大枣　⑥桂圆肉

对症食材

①牛肉　②羊肉　③菠菜
④猪肝　⑤芝麻　⑥茄子

养生专家诊断

疾病成因

贫血是指血液中的红细胞数量或者红细胞中血红蛋白含量不足，人体造血功能出现了障碍，这是一种常见病。缺铁性贫血、先天性贫血、造血功能障碍、有毒物质引起的白细胞增多等，这些都可能会引发贫血。

症状表现

贫血常表现为疲乏困倦、四肢无力、呼吸困难、胸闷气短等，还会表现为头痛耳鸣、头晕眼花、注意力不集中等，并且伴有食欲不振、腹部胀气、恶心、便秘等。

医师小叮咛

预防和治疗贫血必须保证充足的睡眠时间。人体的造血器官在晚上11点后开始工作，此时人最好处于深睡眠状态。所以，最好每晚10点左右就寝，有利于血液的流通更新。

本草药典详解

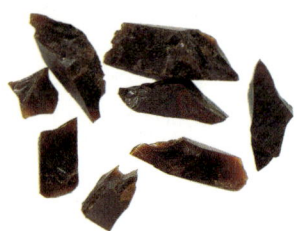

阿胶

功效：滋阴补血，养颜抗衰老。
选购：以颜色呈棕褐色、块形平整有光泽者为佳。
服用禁忌：感冒、腹泻、咳嗽痰多者忌服。
适用剂量：3～9克。

菠菜

功效：疏通血脉，润肠通便。
选购：以菜梗红短，叶子新鲜有弹性者为佳。
服用禁忌：肾病、脾胃虚寒腹泻者忌服。
性味：性凉、味甘。

饮食注意事项

宜
- 平时应该多吃富含营养和高热量、高蛋白、富含有机盐和维生素的食物。
- 多吃动物内脏、牛肉、鸡蛋黄、菠菜、木耳等富含铁元素的食物，及时补充铁元素。

忌
- 少吃富含鞣酸的绿叶蔬菜和柿子等蔬菜水果，以免影响铁元素的吸收。

阿胶牛肉汤 ● 女人吃阿胶，气色好、精神佳

材料
【药材】阿胶 5 克。
【食材】牛肉 90 克，米酒 20 毫升，姜片 8 克，盐适量。

做法
1. 牛肉洗净切片，与姜片、米酒一起放入砂锅中，加入 5 碗清水，大火煮沸后小火煮半小时左右。
2. 加入阿胶及盐调味，搅拌均匀即可。

药膳功效全解析
此汤能够滋阴养血、温中健脾，适用于月经不调、经期延后、心悸不安等症。

品饮宜忌
阴虚火旺者过多食用阿胶会导致上火，感冒、咳嗽痰多、腹泻者忌食阿胶。

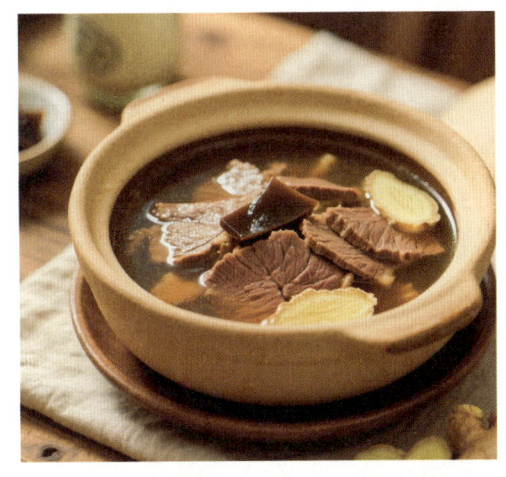

本草小百科
阿胶是驴皮经煎煮浓缩制成的，具有调经安胎、补血止血的作用，尤其适合血虚女性冬季食用，对脸色苍白、晕眩心悸、便血崩漏、发热失眠有很好的功效。内热较重，有口干舌燥、潮热盗汗等症者不宜食用。

麦芽糖煮红枣 ● 大枣一吃露红颜

材料
【药材】红枣 15 克。
【食材】麦芽糖 60 克。

做法
1. 红枣洗净泡软。
2. 将麦芽糖与红枣一起放入砂锅中，加入 2 碗清水，大火煮开后转小火煮 20 分钟即可。

药膳功效全解析
麦芽糖能够解肝郁气滞、降血糖；红枣能够促进人体造血，红润肤色，是女性必备的养血美颜补品。

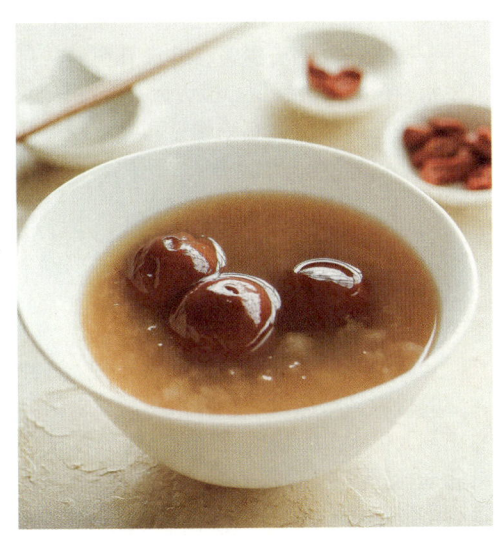

心悸气短

心悸气短就是患者自我感觉心脏跳动不安的一种症状，俗称"心慌"，常见于冠心病、高血压、心律失常、贫血等症。中医认为心动过速或心律不齐都会引起心悸，如果身体中的氧气不足，就会伴有气促、气短等症。

对症药材

①人参　②虫草　③海马
④黄芪　⑤甘草　⑥土茯苓

对症食材

①猪心　②糯米　③莲藕
④松仁　⑤鸡蛋　⑥燕麦片

养生专家诊断

疾病成因

心悸的发病原因有很多。平时身体虚弱、多愁善感、忧思过度或久病心血不足都可能会引起心脏搏动频率过快、节律发生异常，从而出现心悸。心悸大多是阵发性的，会逐渐恢复。

症状表现

一些人在发生心悸时，并没有明显的自觉症状；一些人会感到心慌气促，胸闷气短，并伴有头痛失眠、健忘眩晕、耳鸣烦躁等并发症。

➕ 医师小叮咛

气虚型体质人群易发生心悸气短，这种类型的患者平时应做一些轻柔的运动来锻炼身体。太极拳、太极剑、瑜伽、慢跑都是不错的选择。但不宜做长跑、大体力健身等大量消耗体力的运动。

本草药典详解

人参

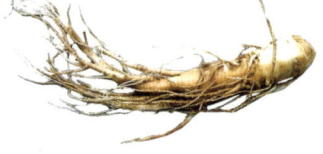

功效：大补元气，补脾益肾。
选购：以参根较大、参形完整，有光泽者为佳。
服用禁忌：感冒发烧、体热者及高血压患者忌服。
适用剂量：1～3克。

燕麦片

功效：补虚止汗，延年益寿。
选购：以外观完整、大小均匀、饱满坚实者为佳。
服用禁忌：消化不良者忌服，燕麦片含盐量过高，不宜多吃。
性味：性平、味甘。

✖ 饮食注意事项

宜
- ✓ 平时应该多吃富含维生素C的蔬菜和水果，如橙子、西红柿等。
- ✓ 多吃植物油。适当吃一些富含蛋白质同时脂肪含量低的鱼类、贝类等食物。

忌
- ✗ 少吃肥肉、动物油、动物内脏、蛋黄等富含不饱和脂肪酸和胆固醇的食物。
- ✗ 尽量少吃糖类食品。

茯苓杏片松糕 ●气血足了才能心神安

🛒 材料
【药材】红枣9颗，茯苓5克，甜杏仁9克。
【食材】米粉50克，米酒、白糖适量。

🍲 做法
1. 按白糖10%、米酒15%、水45%的比例与米粉混合均匀，发酵8小时。
2. 红枣洗净去核，切碎；茯苓煮熟切碎；杏仁切碎；将以上材料均匀撒在面团上。
3. 将面团和好后放在蒸锅里，开水蒸20分钟即可。

☕ 药膳功效全解析
茯苓是化痰祛湿的良药，能排除体内多余水分；杏仁也具有利水除湿的功效。本药膳具有很好的益气补血、利尿消肿、宁心安神的功效。

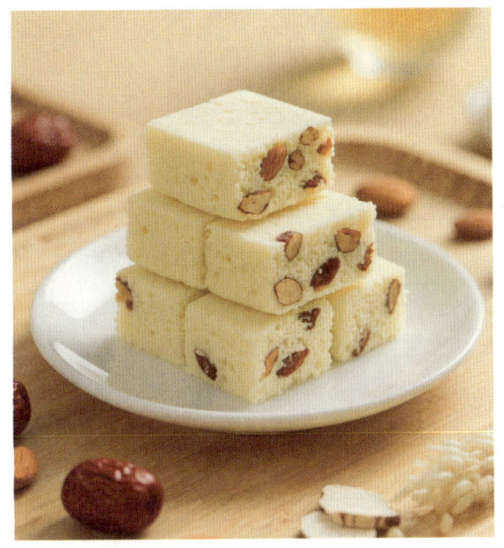

⚠ 品饮宜忌
阴虚火旺、口干咽燥者不宜食用茯苓。

桂圆煲猪心 ●缓解压力的美味汤

🛒 材料
【药材】桂圆30克，党参8克，红枣12克。
【食材】猪心1个，姜片10克，盐、鸡精、香油适量。

🍲 做法
1. 猪心洗净去油，切片焯水；红枣洗净去核；党参洗净切段。
2. 在砂锅中加入1500毫升清水，放入调味料外的所有材料，大火煮沸后小火煲2小时，熄火加入调味料调味即可。

☕ 药膳功效全解析
桂圆、红枣都具有补血养心的功效，桂圆还能够安神健脑、补养心脾。本药膳能够补气养血，安神补心。

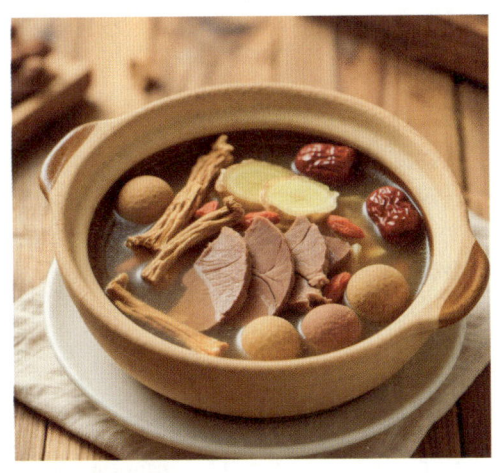

⚠ 品饮宜忌
孕妇食用桂圆会引起流产或早产，孕妇忌食。湿热体质人群、高血压者及便秘者不宜食用。

稳定血压

血压是由心脏收缩和血液在血管壁中流动构成的,由收缩压和舒张压两个指标构成。高血压和低血压就是血压不正常的两种状态。血压的高低与饮食密切相关,合理饮食能够有效地调节血压。

对症药材

①灵芝　②杜仲　③玉米须
④当归　⑤川芎　⑥酸枣仁

对症食材

①洋葱　②绿豆　③玉米
④菠萝　⑤西芹　⑥南瓜

养生专家诊断

疾病成因

高血压的发生受到很多因素的影响,食盐摄入量过多、身体肥胖、遗传、工作环境过于紧张等都可能引发高血压。低血压一般是由先天性因素、心血管疾病以及身体虚弱引起的。

症状表现

高血压患者经常会有头晕目眩、耳鸣失眠、四肢麻木等症状出现,严重的会导致心脏病变、脑出血等。低血压患者在久坐突然站起时会有明显的眼前发黑、头晕心慌等症状。

医师小叮咛

低血压患者平时要注意不要从躺卧坐的姿势突然站立起来。起床时应慢慢起来,站起后10秒钟左右再走动。尤其女性,平时不要穿太紧的连裤袜或牛仔裤,穿弹力大的裤子,帮助下肢血液回流。

本草药典详解

玉米须

功效:降压降糖,利尿催乳。
选购:以柔软、有光泽、气味清香者为佳。
服用禁忌:一般人群皆可食用。
性味:性微温、味甘。

南瓜

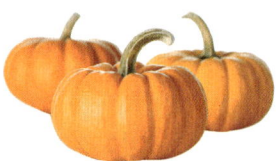

功效:降压降血脂,益气解毒。
选购:南瓜皮越粗糙、越厚,瓜瓤越甜。
服用禁忌:湿热气滞、脚气患者忌服。
性味:性温、味甘。

饮食注意事项

宜
- 低血压患者平时应多吃一些动物肝脏、蛋黄等富含高钠、高胆固醇的食物。
- 高血压患者平时应多吃一些富含钾、钙而低钠的食物,同时要适量摄入蛋白质。

忌
- 低血压患者不能吃生冷寒凉以及破气的食物,玉米等降血压的食物也不能吃。
- 高血压病人要严格控制盐的摄入量。

百合小黄瓜 ●头昏脑涨血压高，黄瓜经常备身边

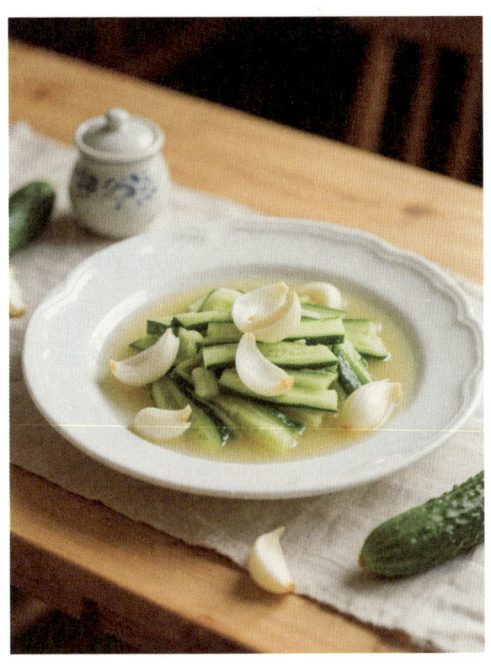

材料

【药材】鲜百合30克。
【食材】黄瓜1～2根，盐、糖、淀粉、鸡汤块适量。

做法

1. 百合瓣片洗净，焯水沥干；黄瓜洗净切条，焯水。
2. 将鸡汤块用热水溶解，放入百合、盐、糖，以水淀粉勾芡。
3. 将黄瓜条摆放在盘中，淋上百合勾芡汁即可。

药膳功效全解析

百合具有润肺止咳、养心安神的功效；黄瓜能够清热解毒、利尿降血压。二者搭配是安神益气、降压利尿的佳品。

玉米红枣粥 ●吃点玉米就能降血压

材料

【药材】枸杞10克，红枣8颗。
【食材】鲜玉米粒、瘦肉各80克，糯米200克。

做法

1. 红枣、枸杞洗净泡发；瘦肉洗净剁成末；鲜玉米粒洗净；糯米洗净，浸泡4小时。
2. 锅中倒入150毫升的清水，大火烧开后放入糯米，煮沸后加入肉末、红枣。
3. 再次煮沸后倒入玉米粒和枸杞，转为小火沸腾后煮半小时即可。

药膳功效全解析

此粥能够促进肠胃蠕动、利尿排毒、健脾益胃、补中益气，起到很好的降压降脂功效。

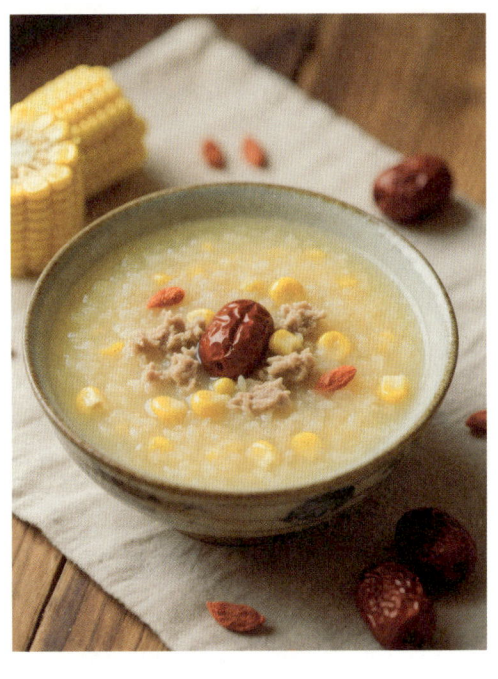

荠菜地栗汤 ● 常吃荠菜，降压又减肥

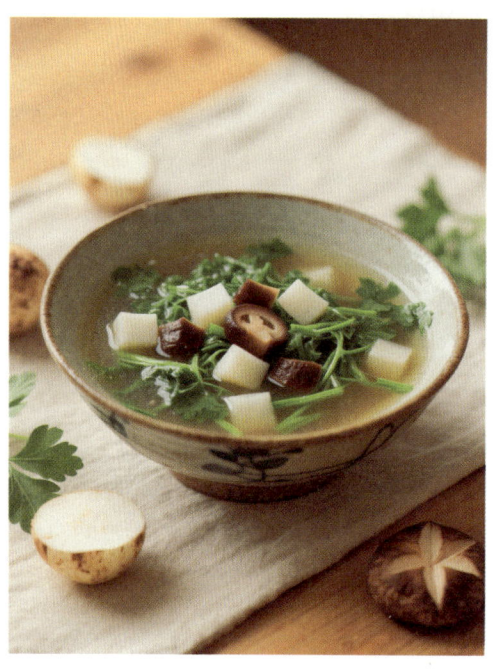

🛒 材料
【食材】荠菜、地栗各100克，鲜香菇50克，花生油15克，淀粉、香油、盐适量。

做法
1. 荠菜洗净切段；栗子去皮切丁；香菇泡发切丁。
2. 热锅下油，油热后放入栗子、香菇翻炒后加入4碗清水。
3. 煮沸后加入荠菜，淀粉勾芡，煮15分钟后加入调味料调味即可。

药膳功效全解析
荠菜具有很好的养心降压、通肠利便功效，此汤能够清热解毒，降压益寿。荠菜可宽肠通便，便溏者慎食；体质虚寒者不能食用荠菜。

乌梅大枣银耳汤 ● 乌梅是保护肝脏的有机酸果

🛒 材料
【药材】大枣100克，乌梅20克。
【食材】银耳50克，冰糖20克。

做法
1. 乌梅、大枣洗净泡软；银耳泡软洗净。
2. 锅中放入所有材料，加入5碗清水，大火煮沸后小火煮40分钟即可。

药膳功效全解析
银耳具有很好的滋阴润肺功效；乌梅能够消食止渴、保肝护肝。此汤具有很好的润肺止咳、降低血压的功效。

⚠ 品饮宜忌
感冒发烧、咳嗽痰多、经期女性及孕产妇忌食乌梅。

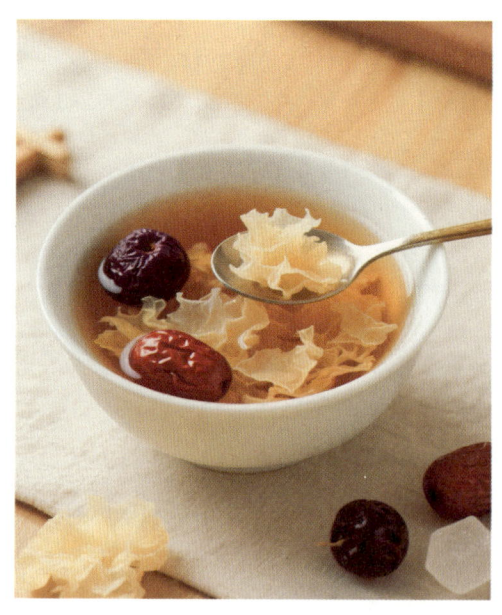

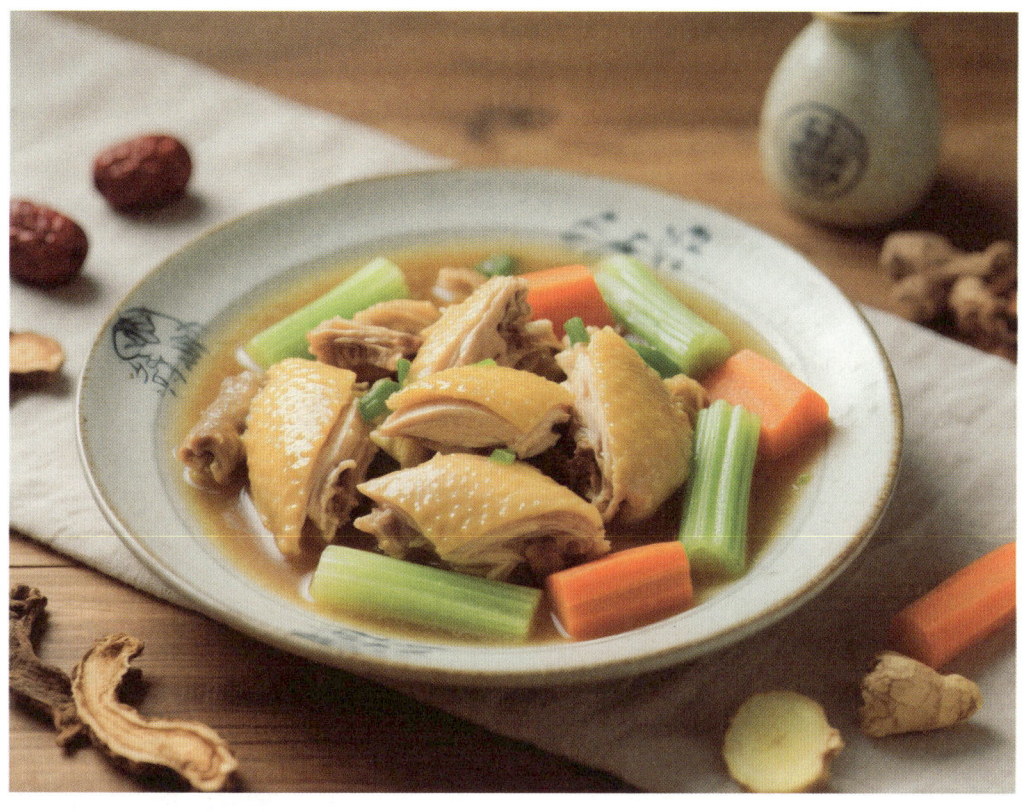

西芹多味鸡 ● 想降压，吃芹菜

🥣 材料

【药材】红枣、川芎、当归各5克。
【食材】鸡腿100克，西芹、胡萝卜各20克，姜片、米酒、黄酒、棉线、盐适量。

🍲 做法

1. 将全部药材放入锅中，加2碗水煮沸后取汁。
2. 鸡腿去骨，洗净切块，用棉线扎紧。放入锅中，加适量清水煮沸后小火焖煮15分钟后取出。
3. 将鸡腿与药汁、米酒、黄酒、盐搅拌均匀，冷藏1天后与炒好的西芹、胡萝卜混合即可。

☕ 药膳功效全解析

西芹能够降压健脑、清肠利便、解毒消肿，与鸡肉搭配具有很好的滋补功效，特别适合体虚引起的失眠多梦者食用。

⚠ 品饮宜忌

红枣、川芎、当归都有活血化瘀的功效，阴虚火旺、气盛痰喘及月经过多者、孕妇忌食。

食材小百科

西芹具有镇静安神、降低血压的功效，煮粥、榨汁、烹炒都有很好的功效；同时西芹还有很好的利尿通便功效，有利于减肥。挑选芹菜时以香气浓郁者为佳。

消食健胃

精神紧张、劳累过度、肠胃功能弱、暴饮暴食等都会引起食欲下降、消化不良。而药物治疗是治标不治本之策，改善消化不良的最好方式即通过合理饮食达到健胃整肠，促进消化和吸收的效果。

对症药材

①山楂　②生姜　③甘草
④麦芽　⑤谷芽　⑥神曲

对症食材

①乌梅　②荞麦　③金橘
④木瓜　⑤蛤蜊　⑥胡萝卜

养生专家诊断

疾病成因

偶然的消化不良可能是由进食过饱、饮酒过量、经常服用止痛药如阿司匹林等引起的。在精神紧张时进食，也会引起消化不良。慢性持续性的消化不良可能是由精神紧张引起的，也有可能是肠胃不适引起的。

症状表现

消化不良常表现为上腹部不适、胸腹部饱胀、反酸、嗳气，严重的甚至会腹部疼痛。因胸腹部的饱胀感而没有食欲或进食较少，夜晚睡眠也会受到影响，不易入睡，睡后常做噩梦。

医师小叮咛

经常按摩天枢、中脘穴对治疗消化不良有很好的效果。天枢穴在肚脐左右两侧3指宽处；中脘穴在肚脐中上部4寸的地方。每天用拇指按揉，早晚各1次，每次3分钟左右即可。

本草药典详解

山楂

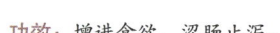

功效：消食化积，活血化瘀。
选购：以形状有规则，有光泽者为佳。
服用禁忌：空腹、消化性溃疡患者不宜食用。
食用剂量：5～10克。

乌梅

功效：增进食欲，涩肠止泻。
选购：以肉质柔软、颜色乌黑、果核坚硬者为佳。
服用禁忌：感冒发热、咳嗽痰多者忌服。
食用剂量：4～8克。

饮食注意事项

宜
- 适当多吃一些盐，咸味食物有助于胃液的分泌。
- 多吃易消化的食物，如粥类配之开胃小菜，少食多餐。

忌
- 饮食以清淡为主，忌吃荤腥、油腻、生冷等不易消化的食物。
- 少吃辛辣等刺激性食物以及咖啡、巧克力等。

山楂乌梅茶 ●山楂是消食化积的天然胃药

🛒 材料

【药材】山楂20克。
【食材】乌梅20克，蜂蜜适量。

🍲 做法

1. 将山楂、乌梅分别洗净沥干。
2. 将山楂、乌梅放入茶壶中，加入沸水，加盖冲泡20分钟后，加入蜂蜜调味即可。

☕ 药膳功效全解析

山楂能够健脾胃、助消化，同时还能够活血化瘀、平喘化痰；乌梅具有增进食欲、涩肠止泻的功效。经期女性及孕妇忌食。

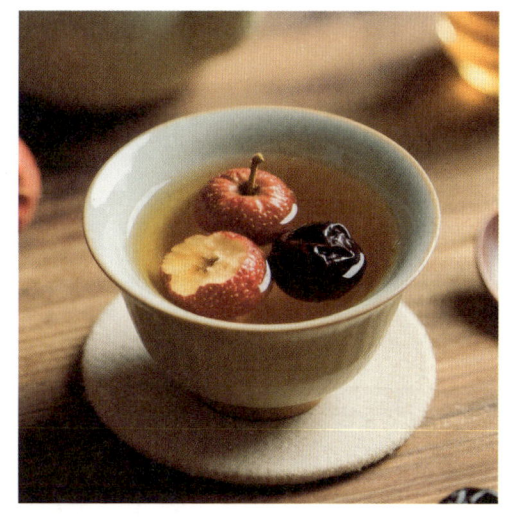

草莓小虾球 ●好看又开胃，让你胃口大开

🛒 材料

【药材】芍药8克，当归4克，山药20克。
【食材】草莓2个，虾仁280克，莲藕粉1勺，米酒1小勺，盐、鸡精适量。

🍲 做法

1. 芍药、当归洗净，和水滚煮，取汁备用。草莓去蒂洗净，切片。
2. 虾仁洗净用米酒腌制20分钟，与削皮的山药一起剁成泥，加入盐、鸡精等调味料。
3. 用虾泥包裹草莓，炸至金黄色，用莲藕粉与水勾兑的芡淋在上面略炸即可。

☕ 药膳功效全解析

芍药具有健脾胃助消化的功效，草莓能够清暑止渴，利咽利尿，二者搭配具有很好的养肝明目、健胃消食功效。当归和芍药都具有活血化瘀的作用，经期女性及孕妇忌食。

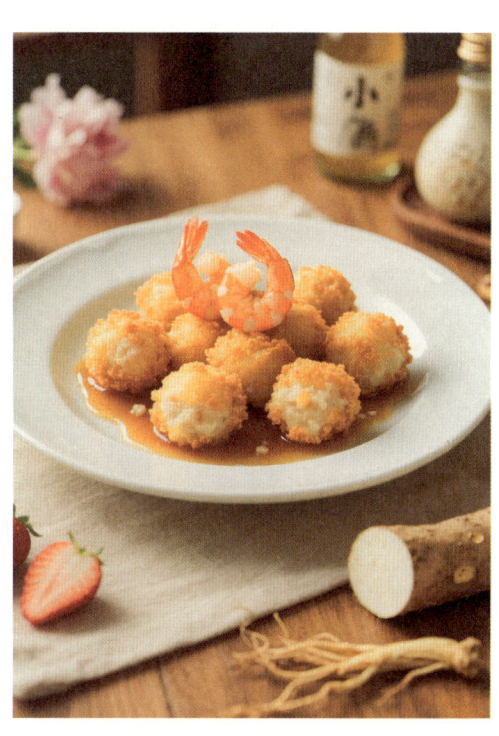

莲子乌鸡汤 ● 疲劳、没胃口，试试乌鸡汤

🛒 材料

【药材】莲子 20 克，白果 10 克。
【食材】乌鸡腿 1 个，葱段、姜片、盐适量。

🍳 做法

1. 鸡腿洗净剁块，焯水沥干；莲子洗净泡软；白果剖开取仁泡软。
2. 将所有材料放入锅内，加水至没过材料，大火煮开后，小火煮 50 分钟，加入调味料即可。

☕ 药膳功效全解析

本药膳具有促消化、清心宁神的功效，能够消除疲劳、倦怠、紧张等情绪。

⚠ 品饮宜忌

白果有小毒，不宜生吃常吃；儿童忌食。

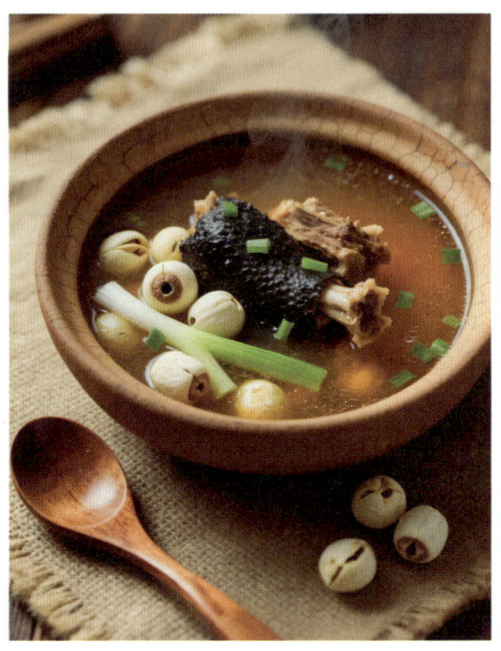

白术猪肚粥 ● 白术、猪肚，健脾养胃

🛒 材料

【药材】白术 10 克。
【食材】猪肚 200 克，大米 60 克，盐、葱丝适量。

🍳 做法

1. 猪肚彻底洗净沥干；大米洗净；白术洗净放入猪肚中。
2. 猪肚放入砂锅中，加入 5 碗清水，煮至猪肚烂熟，汤浓。
3. 将大米放入猪肚汤中煮成粥，加盐、葱丝调味即可。

☕ 药膳功效全解析

白术具有很好的健脾益气、消食利水的功效，此款粥品能够起到很好的健脾养胃的功效。阴虚燥咳、气滞胀闷者忌食白术。

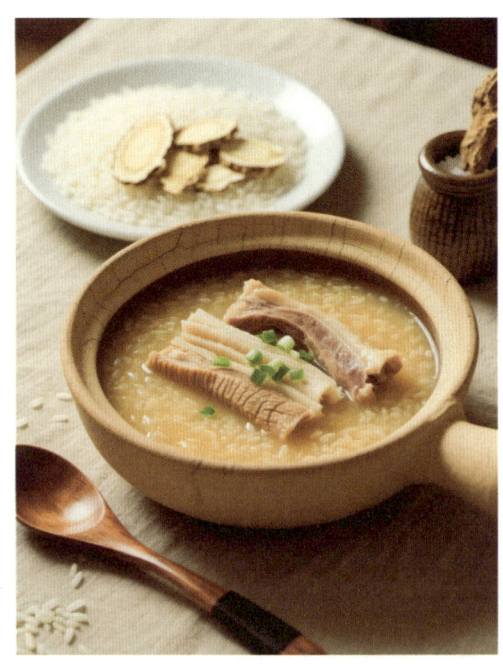

神曲山楂粥 ●伤食腹泻,来点神曲山楂粥

🛒 材料

【药材】山楂、神曲各15克。
【食材】大米100克,红糖适量。

🍲 做法

1. 山楂、神曲洗净,放入锅中煎汁备用。
2. 大米洗净,倒入锅中,加水大火煮沸后加入药汁。
3. 小火煮成粥状后加入红糖搅拌均匀即可。

🍵 药膳功效全解析

山楂、神曲都是健脾开胃、消食的名药,此款粥品尤其适合伤食吐泻、脾虚胀满的患者食用。

⚠️ 品饮宜忌

风热感冒、过敏体质、脾虚、胃火旺盛者不宜食用神曲。经期女性及孕妇忌食山楂。

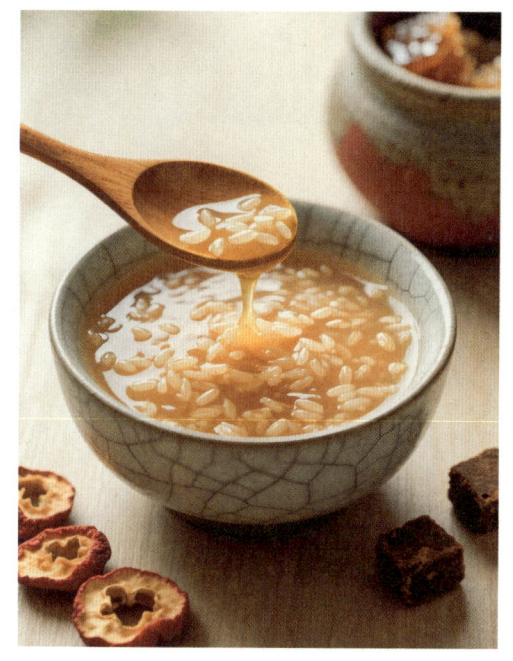

杨桃紫苏梅甜汤 ●肠胃受寒不消化,吃点杨桃助消化

🛒 材料

【药材】麦冬15克,天门冬10克。
【食材】杨桃1个,紫苏梅5颗,紫苏梅汁、冰糖各1茶匙,棉布袋1个。

🍲 做法

1. 将全部药材放入棉布袋中扎紧;以盐水搓洗杨桃,除去头尾切片。
2. 将药材与杨桃、紫苏梅放入锅中,加入3碗水小火煮沸,加入冰糖搅拌均匀。
3. 取出药材,加入紫苏梅汁降温后即可。

🍵 药膳功效全解析

杨桃具有很好的助消化、滋养保健功效,紫苏能够发表散寒,行气宽中。此汤具有很好的驱寒理气,滋阴消食作用。

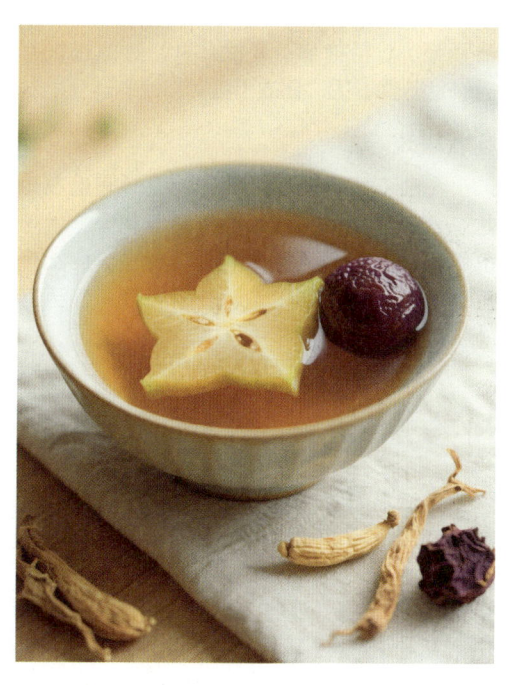

食欲不振

食欲不振是指对食物缺乏需求的欲望,通俗地讲就是不想吃东西。严重的食欲不振称为厌食。食欲不振多发生在夏季,与夏季天气炎热有很大的关系。

对症药材

①沙参 ②莲子 ③山药
④茯苓 ⑤红枣 ⑥酸枣

对症食材

①莲藕 ②猪肚 ③酸梅
④柚子 ⑤柠檬 ⑥山楂

本草药典详解

莲子

功效：补虚滋养,养心安神。
选购：以颗粒饱满,颜色呈米黄色者为佳。
服用禁忌：腹胀、便秘者不宜食用。
食用剂量：10～20克。

柚子

功效：消食,祛肠胃恶气。
选购：以芳香浓郁、弹性好、上尖下宽者为佳。
服用禁忌：高血压患者在服用降压药期间慎食。
性味：性寒,味酸。

养生专家诊断

疾病成因

造成食欲不振的原因有很多。脾胃虚弱是其中主要原因之一,因此食欲不振常见于脾胃虚弱的老人和小孩；同时压力过大、精神紧张、心情抑郁、暴饮暴食、过饱过饥都会引发肠胃不适,食欲不振。

症状表现

食欲不振常表现为到了就餐时间也不想吃东西,进食量小,无饥饿感等现象。生理上肠胃蠕动减慢,消化液分泌减少。症状严重时还会出现腹部胀满、打嗝嗳气,甚至呕吐腹泻等状况。

医师小叮咛

食欲不振时,应该走出家门多做一些运动,从而消耗能量,加快身体新陈代谢,从而促进食欲。也可以按摩足三里穴（外膝眼下3寸）,对肠胃虚弱、肠胃功能低下、食欲不振有很好的效果。

饮食注意事项

宜
√ 可以适当吃一些辣味、酸味的食物来刺激胃液的分泌,增进食欲。
√ 多吃易消化的食物,如粥类配之开胃小菜,少食多餐。

忌
× 饮食以清淡为主,忌吃荤腥、油腻、生冷等不易消化的食物。
× 肠胃功能弱,容易反酸烧心的人最好戒烟戒酒、戒掉咖啡、茶、生冷刺激性食物。
× 定时吃饭,平时不吃零食。

莲藕炖排骨 ● 没有食欲，莲藕让你增食欲

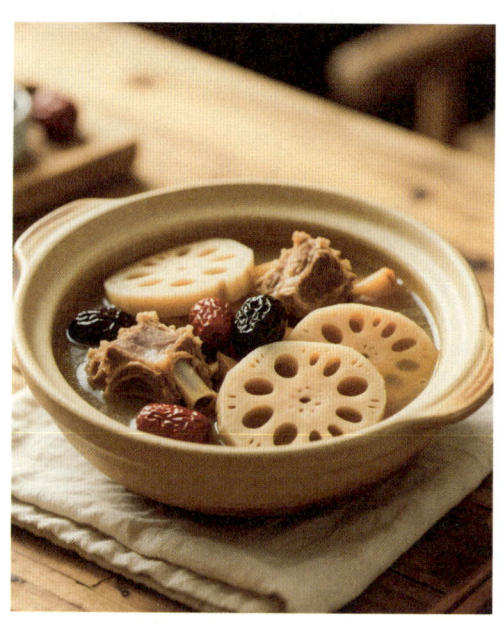

🛒 材料

【药材】红枣、黑枣各8颗。
【食材】莲藕500克，排骨250克，盐适量。

🍲 做法

1. 排骨洗净切块，焯水沥干；莲藕削皮洗净，切块；红枣、黑枣洗净去核。
2. 将所有材料放入煮锅中，加水至没过材料，大火煮沸后转小火，40分钟后熄火，加盐调味即可。

☕ 药膳功效全解析

莲藕能够清热凉血，开胃消食、健脾生肌；红枣也具有健胃整肠的功效。本药膳适用于脾虚腹泻、食欲不振等症。便秘者忌食。

谷芽麦芽汤 ● 谷芽、麦芽，开胃消食的佳品

🛒 材料

【药材】谷芽15克，麦芽、山楂各10克。
【食材】瘦肉200克，姜片、盐适量。

🍲 做法

1. 瘦肉洗净切片，焯水沥干；药材洗净。
2. 砂锅中加入5碗清水，煮沸后加入所有材料，大火再次煮沸后小火煮90分钟，加盐调味即可。

☕ 药膳功效全解析

此款药膳中的药材都具有消食健脾、开胃和中的功效，是开胃消滞，助消化祛湿热的佳品。

⚠ 品饮宜忌

孕妇、哺乳期女性忌食麦芽；胃下垂患者忌食谷芽。

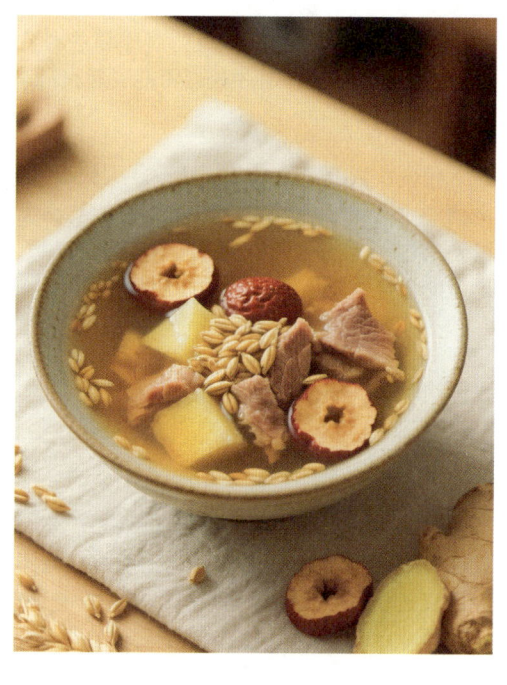

Chapter 5 补血养心 健脾和胃篇

百病食疗一本通

防治腹泻

腹泻是一种常见的病症，多由于摄入过多难消化的食物或生冷食物，以及食物搭配不当，饮食不洁引起。腹泻与饮食密切相关，因此通过合理的饮食调理可以极大地防治腹泻。

对症药材

①赤芍　②丁香　③车前草
④白术　⑤芡实　⑥土茯苓

对症食材

①紫米　②小米　③猪肚
④鳝鱼　⑤蘑菇　⑥生姜

本草药典详解

芡实

功效：调理肠胃，防治腹泻。
选购：以颗粒饱满，无异味者为佳。
服用禁忌：消化不良、便秘者不宜食用。
食用剂量：10克。

生姜

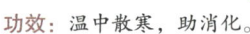

功效：温中散寒，助消化。
选购：以姜块完整，无腐烂、无损伤者为佳。
服用禁忌：阴虚内热和热盛者慎食。
食用剂量：5～15克。

养生专家诊断

疾病成因

引起腹泻的原因有很多，可能是由于食物食用不当引起的刺激、中毒反应；也可能是季节的变化、消化不良所引起的肠道细菌感染所导致的消化功能紊乱。对于那些对乳糖过敏的人来说，一杯牛奶也可能引起腹泻。

症状表现

排便次数明显超过正常频率，大便稀薄，大便中水分增加，甚至有未消化的食物、黏液，有时会伴有腹痛、呕吐、排气等症状，严重的会身体发热出汗，乏力虚脱。

饮食注意事项

宜
- 及时补充水分，适当喝一些糖水和淡盐水。
- 多吃易消化的食物，饮食以清淡为主，如粥类配之开胃小菜，少食多餐。

忌
- 忌吃寒凉的食物，如菠萝、柚子、柠檬、西瓜等。
- 少吃富含纤维素和辣味的食物，如菠菜、白菜、竹笋、洋葱、辣椒等。

医师小叮咛

预防腹泻最重要的就是要注意饮食卫生，尤其是夏天，坏掉的食物一定不能吃，吃不完的食物要及时放入冰箱。同时要按时吃饭，不暴饮暴食，少吃生冷的刺激肠胃的食物。

茴香粥 ●肚子胀不消化，喝点茴香粥就管用

材料
【药材】小茴香15克。
【食材】大米100克。

做法
1. 小茴香洗净，放入砂锅中，加入1碗半清水，煎汁备用。
2. 大米洗净放入锅中，加入4碗清水及药汁，熬成粥即可。

药膳功效全解析
小茴香能够促进消化液分泌，增进肠胃蠕动，排出积存的气体，尤其适合腹胀腹泻者食用。阴虚火旺者不宜食用。

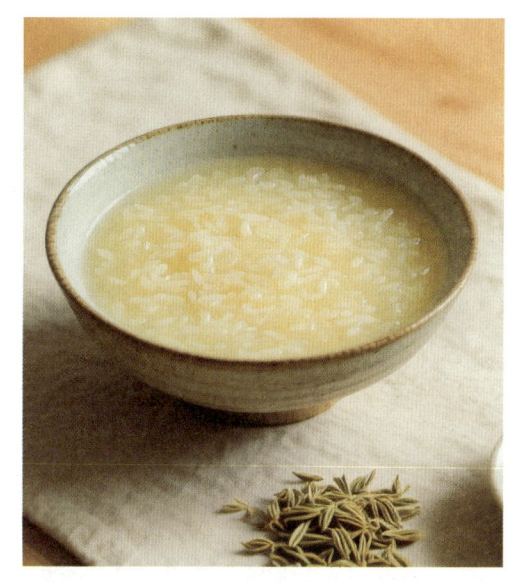

莲子紫米粥 ●适合新妈妈喝的滋补止泻粥

材料
【药材】莲子20克，桂圆25克，红枣6颗。
【食材】紫米60克，白糖适量。

做法
1. 莲子洗净去心泡发；紫米洗净，热水浸泡1小时；红枣洗净泡发。
2. 将紫米放入砂锅中，加入4碗水，中火煮开后转小火。
3. 放入莲子、红枣、桂圆熬煮50分钟至粥变黏稠，加入白糖调味即可。

药膳功效全解析
莲子能够养心补肾、安和五脏；紫米能够补血益气、健脾润肝、滋阴收宫，特别适合产妇食用。腹胀、便秘者不宜食用莲子。孕妇、阴虚内热者、高血压者不宜食用本药膳。

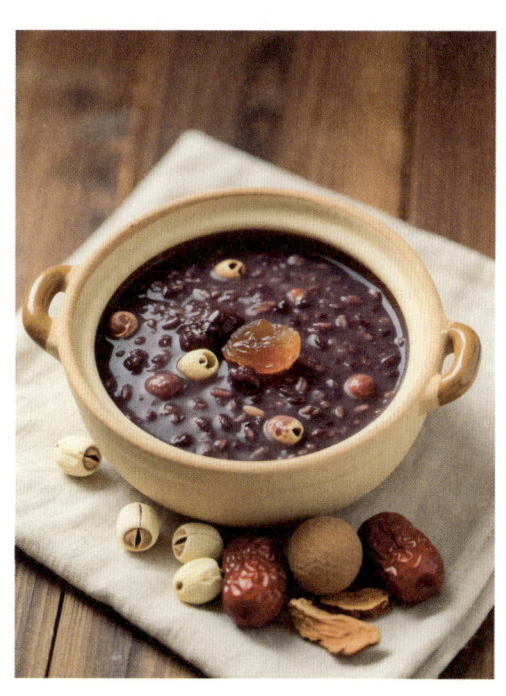

莲子红枣粥 ●莲子&红枣，专治着凉腹泻

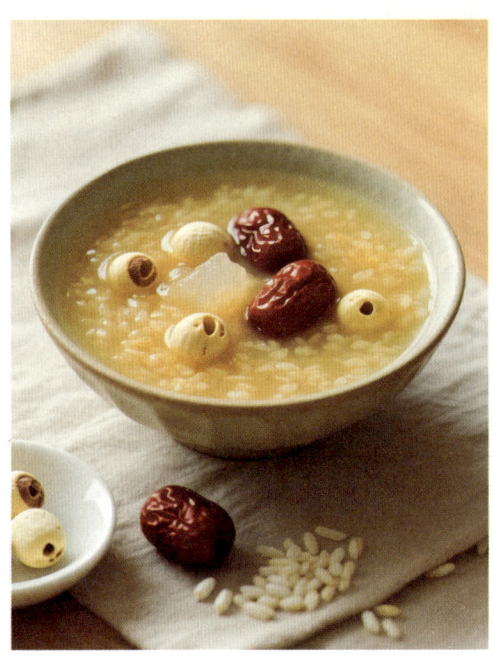

🛒 材料
【药材】红枣10颗，莲子20克。
【食材】糯米80克，冰糖适量。

🍲 做法
1. 莲子洗净去心泡发；糯米洗净；红枣洗净泡软。
2. 将糯米放入锅中，加入6碗清水，大火煮开后小火煮20分钟，加入莲子、红枣继续煮20分钟。
3. 莲子熟软后，加入冰糖调味即可。

☕ 药膳功效全解析
红枣具有很好的暖胃补血功效；莲子可以补中养神，补虚除寒，二者搭配具有滋养补血，健脾止泻的功效。

高粱红枣豆浆 ●高粱、红枣都能治腹泻

🛒 材料
【药材】红枣20克。
【食材】黄豆50克，高粱25克，冰糖适量。

🍲 做法
1. 将黄豆用清水浸泡10小时左右，洗净；高粱洗净，清水浸泡2小时；红枣洗净，去核，切碎。
2. 将上述食材倒入豆浆机中，加水至上、下水位之间，按动"豆浆"键。豆浆机提示豆浆做好后，过滤，加入冰糖搅拌均匀即可。

☕ 药膳功效全解析
高粱能够理气温中、助消化止泻，凉血解毒，对消化不良，脾虚腹泻有很好的疗效；红枣富含大枣多糖，能够增强免疫力。

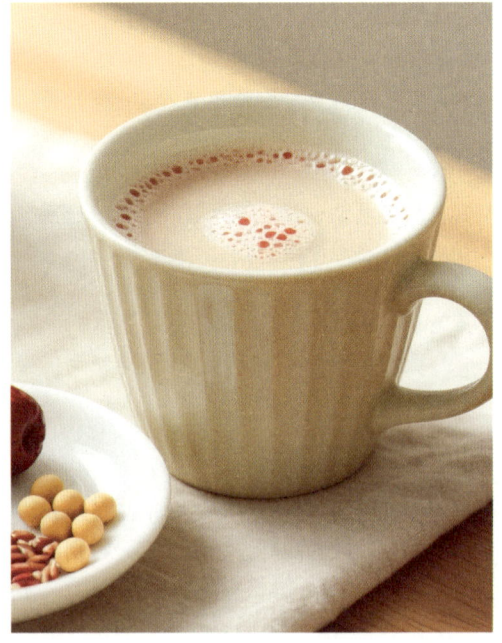

茯苓山药米糊 ●慢性肠炎，常吃茯苓

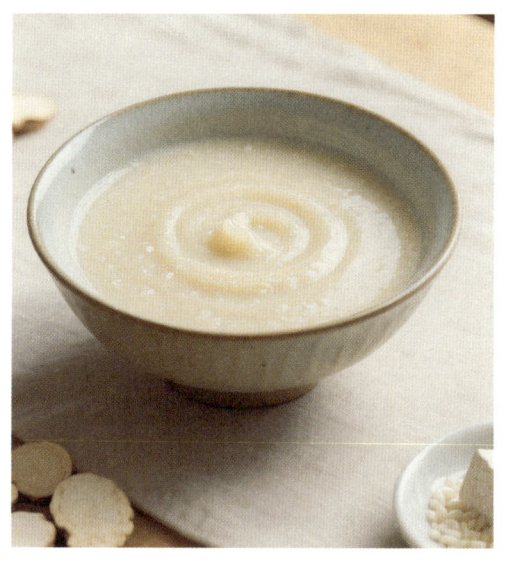

🛒 材料
【药材】干山药20克，茯苓5克。
【食材】粳米40克。

🍳 做法
1. 将粳米用清水浸泡2小时左右，洗净；山药洗净，去皮，切块；茯苓洗净。
2. 将上述食材倒入豆浆机中，加水至上、下水位之间，按动"米糊"键。豆浆机提示米糊做好后，搅拌均匀即可。

☕ 药膳功效全解析
山药能增加小肠的吸收功能，减缓肠道蠕动。茯苓是治疗慢性肠炎的常用中药。

车前草猪肚汤 ●猪肚就能健胃整肠止腹泻

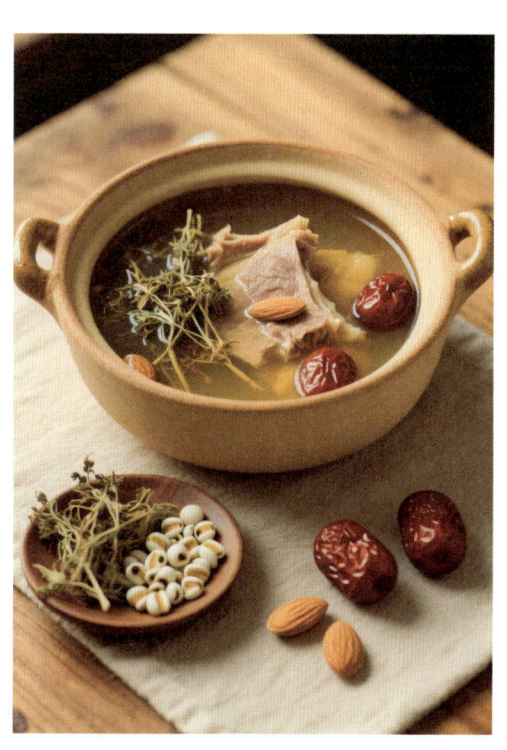

🛒 材料
【药材】车前草50克，薏仁30克，甜杏仁8克，红枣4颗。
【食材】猪肚2副，猪瘦肉250克，盐、花生油、淀粉适量。

🍳 做法
1. 猪肚用花生油、淀粉反复揉搓，除去黏液和异味，洗净焯水，切块。将药材洗净。
2. 将1500毫升清水放入砂锅中，煮沸后加入所有材料，大火煮开后小火煲2小时，加盐调味即可。

☕ 药膳功效全解析
车前草和薏仁都具有利尿除湿的功效；猪肚能健脾胃、补中气，脾虚带下者宜经常食用。孕妇、经期女性、便秘者及婴幼儿忌食薏仁。

慢性胃病

中医认为人体的气血是由脾胃将食物转化而来，脾胃主管人体对食物的消化和吸收，因此是人体后天之本。然而人们饮食不规律，暴饮暴食，偏食偏嗜，忧思过虑等原因经常会导致肠胃不适。这需要人们通过合理饮食，调脾养胃来根治。

对症药材

①山楂　②甘草　③红枣
④人参　⑤谷芽　⑥神曲

对症食材

①竹笋　②甜椒　③牛肉
④山药　⑤香菇　⑥荞麦

养生专家诊断

疾病成因

感染病菌；急性胃炎治疗不当导致长期未治愈；过度吸烟及饮食不规律，经常食用过冷、过烫、过辣等刺激性食物，刺激胃黏膜；长期服用药物从而损伤胃黏膜等都可能引起慢性胃病。

症状表现

慢性胃病大多无明显症状。部分患者会出现上腹饱胀等消化不良的表现，尤其是在餐后无规律的上腹隐痛、嗳气、泛酸、呕吐等症状明显。胃溃疡患者有明显的上腹疼痛表现，时常感觉饥饿。

医师小叮咛

吸烟不仅伤肺，而且伤胃。尼古丁能使胃黏膜中的血管收缩，导致胃黏膜缺血，抵抗外界感染的能力下降。同时尼古丁还会促进胃酸分泌增加，破坏胃黏膜，所以慢性胃炎患者最好戒烟。

本草药典详解

谷芽

功效：健胃消食，增强食欲。
选购：以颗粒饱满，色黄，无杂质者为佳。
服用禁忌：胃下垂者忌食。
食用剂量：15～20克。

荞麦

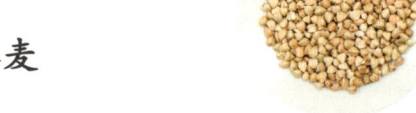

功效：清肠开胃，健脾益气。
选购：以颗粒饱满、质地均匀、有光泽者为佳。
服用禁忌：消化功能不佳、腹泻者慎食。
性味：性寒，味甘。

饮食注意事项

宜
√ 进餐有规律，细嚼慢咽。
√ 多吃易消化的食物，饮食以清淡为主，如粥类配以开胃小菜，少食多餐。

忌
× 不宜吃得太饱，餐前餐后半小时内不宜饮水。
× 少吃生冷、肥腻、辛辣等刺激性食物，少饮茶饮酒。

山楂牛肉菠萝盅 ●老胃病患者的日常调理餐

🛒 材料

【药材】山楂5克,甘草2克。
【食材】菠萝1个,牛肉70克,竹笋8克,青椒、香菇各4克,姜末、西红柿酱适量。

做法

1. 菠萝洗净切半,挖出果肉做成容器备用;山楂、甘草洗净,熬汤汁备用。
2. 将菠萝果肉榨汁加西红柿酱、汤汁,熬成醋汁;牛肉洗净切片炸熟。
3. 醋汁淋在牛肉上,热锅下油,将姜末、竹笋、青椒与牛肉一起翻炒,炒熟后装入菠萝盅即可。

药膳功效全解析

牛肉能够补脾胃、益气血、强筋骨;山楂具有健胃消食、活血化瘀的功效。

⚠ 品饮宜忌

脾胃功能弱者及孕妇慎食山楂。

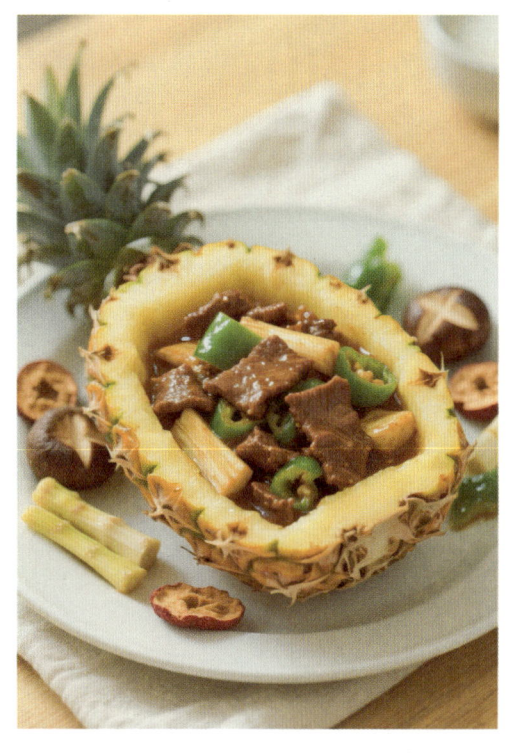

人参红枣粥 ●大补元气,健胃安神的首选

🛒 材料

【药材】人参2克,红枣8颗。
【食材】大米60克,冰糖适量。

做法

1. 将所有材料洗净,大米泡软,红枣泡发。
2. 人参放入砂锅中,加入5碗清水,大火煮沸后小火煎煮半小时后滤去残渣。
3. 将大米、红枣放入砂锅中继续煮,待汤汁变稠,加入冰糖调味即可。

药膳功效全解析

人参大补元气,此款粥品具有生津安神、补气健胃的功效,高血压患者及体热感冒者慎服。

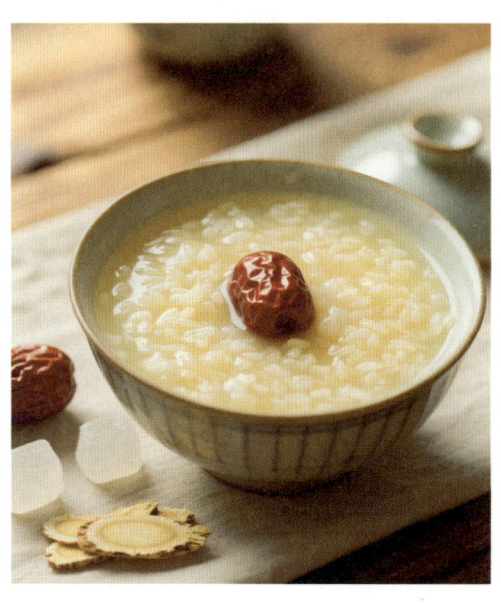

润肠通便

便秘的发生与日常饮食密切相关。饮食不合理，偏食，食物过于油腻，都会引起便秘。想要改善这种状况，平时应多吃蔬菜水果，用食疗来缓解便秘。

对症药材

①百合　②红枣　③无花果
④松仁　⑤蜂蜜　⑥柏子仁

对症食材

①雪梨　②玉米　③青椒
④韭菜　⑤红薯　⑥香蕉

本草药典详解

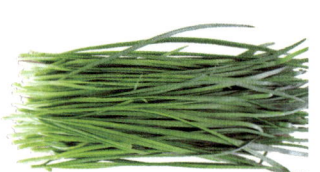

蜂蜜

- 功效：润肠通便，强身健体。
- 选购：以浓稠透明者为佳。
- 服用禁忌：不宜空腹喝蜂蜜水。
- 食用剂量：10～50克。

韭菜

- 功效：润肠通便，助消化。
- 选购：以叶肉肥厚、叶绿、有光泽者为佳。
- 服用禁忌：阴虚火旺者慎食。
- 性味：性温，味甘辛。

养生专家诊断

疾病成因

便秘与人们的饮食习惯有很大的关系。平时吃得过于油腻又缺乏锻炼，体态臃肿从而导致大便燥结形成便秘。老年人由于肠道蠕动减慢，容易便秘。孕妇大多肠道干燥，也常引起便秘。

症状表现

便秘常表现为大便次数减少，大便干燥，不好排出；还常伴有腹胀、腹痛、嗳气、反胃、食欲减退等症状，长期便秘还会引发便血、脱肛、痔疮等疾病。

医师小叮咛

按摩支沟穴和大肠腧穴能够刺激肠胃蠕动，对治疗便秘有很好的帮助。另外在排便后用温水坐浴15分钟，同时做提肛运动，能预防痔疮的发生。便秘者大多身体都有上火等症状，应多饮水再加上适量的运动来缓解上火的症状。

饮食注意事项

宜
- √ 便秘人群应少吃精粮，多吃一些粗粮，如糙米、玉米、小米、燕麦、红薯等。
- √ 应多吃一些富含膳食纤维的蔬菜水果等，例如芹菜、韭菜、香蕉等。

忌
- × 不宜吃得太饱，餐前餐后半小时内不宜饮水。
- × 由结肠痉挛引起的便秘应避免吃豆类、菜花、紫甘蓝等有助于排气的食物。

松仁炒玉米 ●不仅治便秘，还能防三高

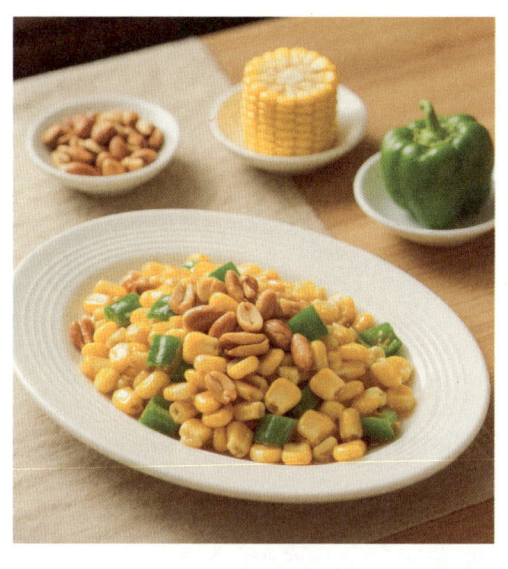

🛒 材料
【药材】松仁 18 克。
【食材】鲜玉米粒 180 克，青椒 20 克，盐、鸡精适量。

做法
1. 青椒洗净切丁；松仁热锅炒香后盛出；玉米粒洗净。
2. 热锅下油，油热后加入青椒，稍炒后加入玉米粒，炒熟后加入松仁、盐、鸡精调味即可。

药膳功效全解析
本药膳能够有效改善肺燥咳嗽、皮肤干燥、大便干结等症状，常食能有效预防三高。

雪梨豌豆炒百合 ●消积食，通宿便，身体好轻松

🛒 材料
【药材】鲜百合 30 克。
【食材】雪梨 1 个，豌豆角、南瓜各 10 克；油、盐、鸡精适量。

做法
1. 雪梨洗净，去核切块；豌豆角洗净切段，百合剥开洗净；南瓜切薄片。
2. 将上述材料焯水沥干。
3. 热锅下油，油热后放入上述材料，炒熟后加入调味料调味即可。

药膳功效全解析
雪梨能够润燥生津，清热通便；百合能够防治心痛腹胀、积食胀满等症。

⚠ 品饮宜忌
慢性肠炎、胃寒者及糖尿病患者忌食梨。

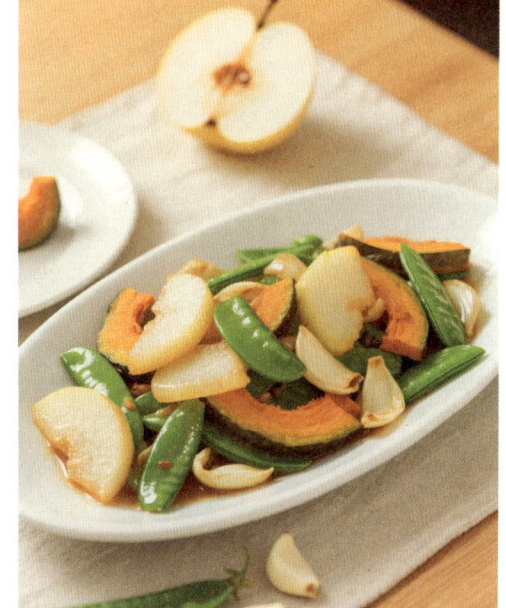

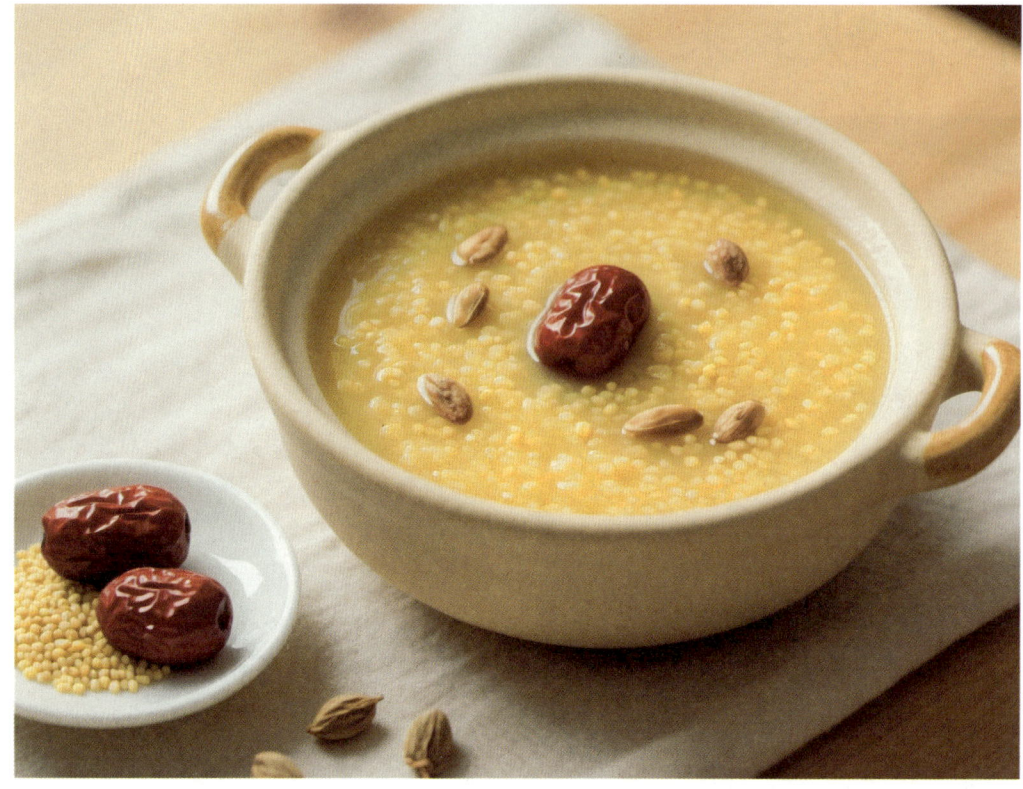

红枣柏子小米粥

● 治疗长期便秘、老便秘效果最显著

材料

【药材】柏子仁10克，红枣8颗。
【食材】小米80克，白糖少许。

做法

1. 将所有材料洗净，小米泡软，红枣泡发。
2. 将红枣、柏子仁放入砂锅中，加入5碗清水，大火煮开后转小火。
3. 加入小米，大火煮开后转小火，熬成粥状后加入白糖搅拌均匀即可。

药膳功效全解析

本药膳具有健脾胃、养心安神、润肠通便等功效，常用来治疗失眠盗汗、遗精便秘，特别适用于长期便秘和老年便秘患者。

品饮宜忌

柏子仁富含油脂，高血压、心脑血管疾病患者不宜多吃；便溏痰多者慎食。

本草小百科

红枣富含维生素等营养物质，《神农本草经》将其列为上品，其具有补中益气、养血安神的功效，对于治疗脾胃气虚、失眠多梦等有很好的效果。

食材小百科

小米具有很好的滋阴补血的作用，特别适合气血虚弱的人群食用，但小米缺乏赖氨酸，因此女性产后不能完全以小米为主食，应注意饮食搭配。

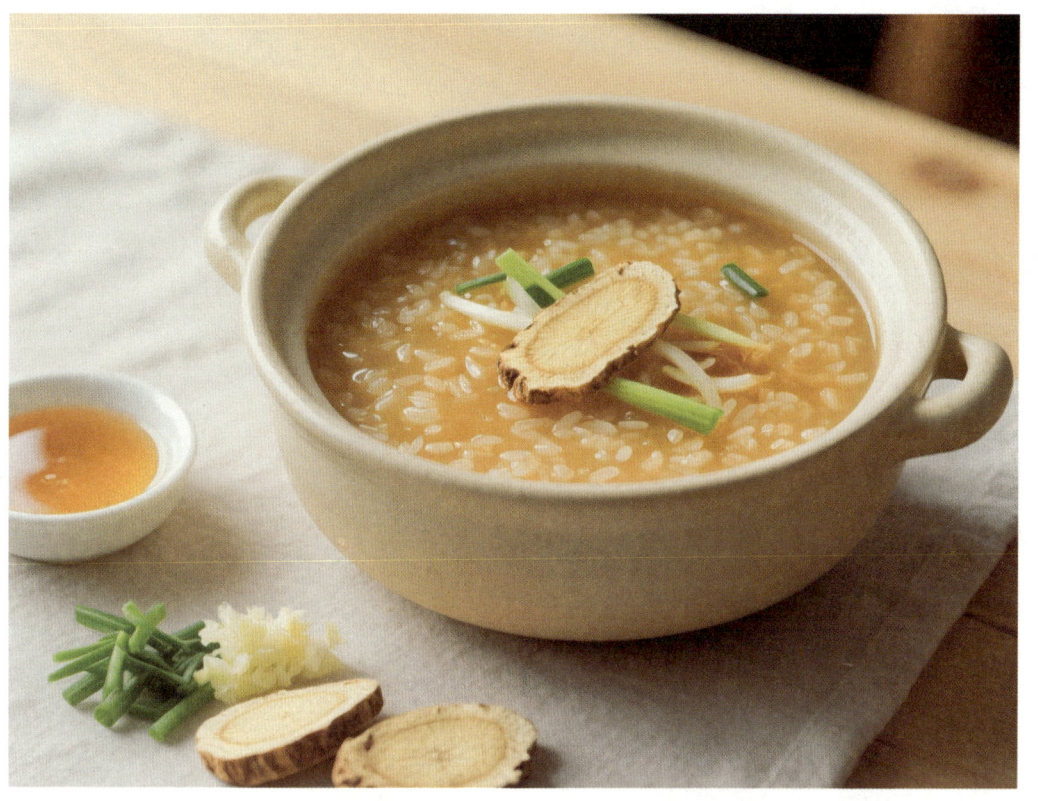

人参蜂蜜粥

● 气血两虚老便秘，人参蜂蜜粥解烦忧

🛒 材料

【药材】人参3克。
【食材】蜂蜜30克，大米100克，生姜、韭菜各5克。

🍲 做法

1. 人参洗净泡软；生姜、韭菜洗净切小段；大米洗净。
2. 将人参连同泡参水与大米一起放入砂锅中，加入5碗水，中火煨粥。
3. 粥熟时放入蜂蜜、生姜、韭菜，稍煮片刻即可。

☕ 药膳功效全解析

蜂蜜具有温中润燥、解毒润肠等功效，可治疗燥烦咳嗽、肠燥便秘等症，与人参、韭菜搭配具有很好的调中补气、清肠通便、润泽肌肤的功效，尤其适合气血两虚导致的面色苍白、大便秘结患者食用。

⚠ 品饮宜忌

人参不宜与茶叶、咖啡、萝卜同食；高血压患者、青少年、实证、热证者及高血压患者不宜食用。

食材小百科

韭菜含有丰富的膳食纤维，能促进肠道蠕动、缓解便秘、增进食欲。韭菜常用来包饺子，做馅最好选用紫根韭菜，青根韭菜茎粗、叶子宽，适合炒菜。

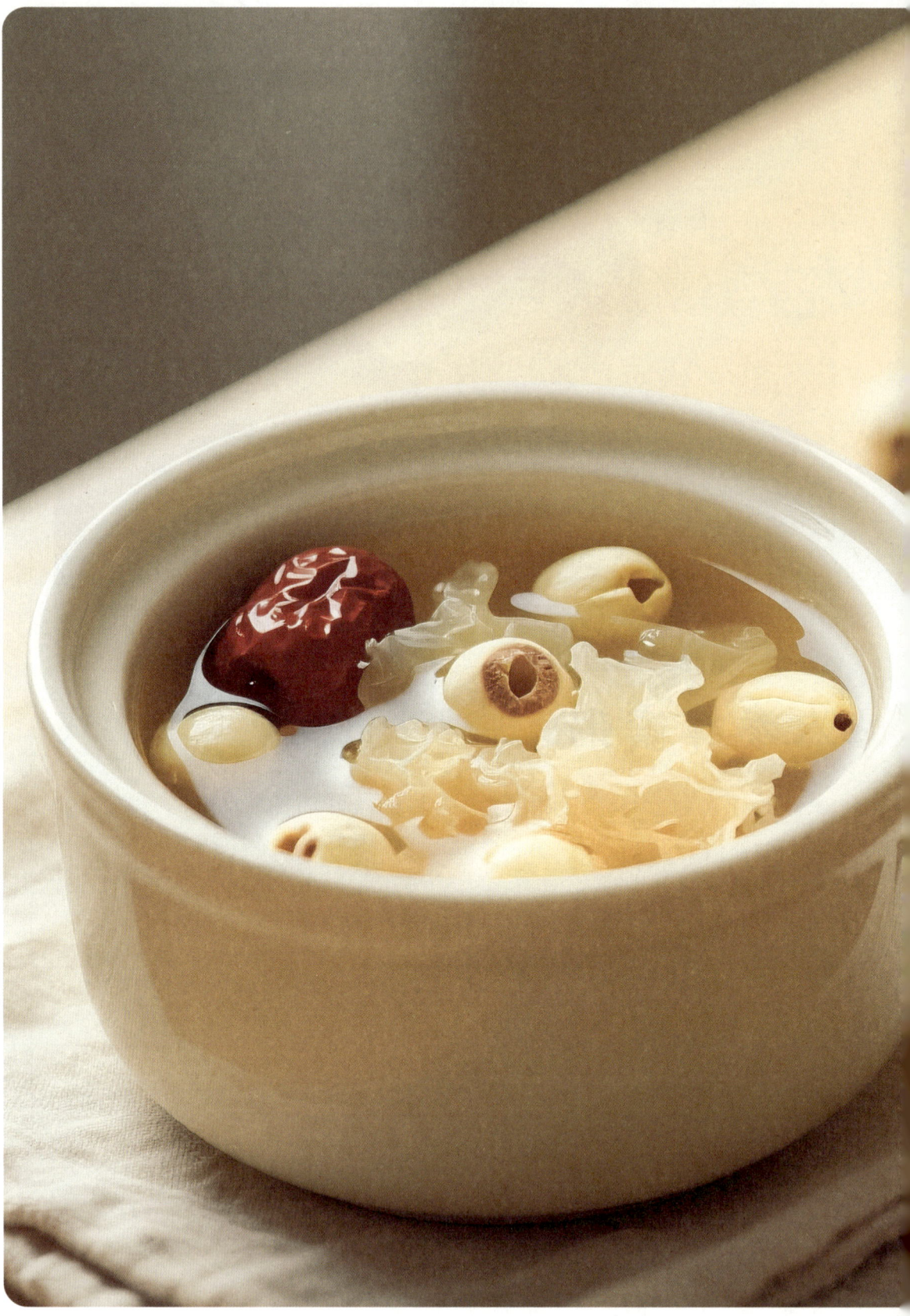

CHAPTER 6

润肺止咳 滋补养肾篇

女人养好肺气色佳,男人养肾就是养命,肾好才能生活好

- ◇ 滋阴润肺
- ◇ 化痰止咳
- ◇ 利咽平喘
- ◇ 慢性支气管炎
- ◇ 滋阴补肾
- ◇ 补阳护肾
- ◇ 补气养肾
- ◇ 骨质疏松
- ◇ 腰膝酸软

润肺止咳 常用药材

川贝
最佳功效
清热润肺,化痰止咳。
适用体质
一般人群皆可。
这些人不能吃
脾胃虚寒及有湿痰者不宜食用。
怎样挑选
以质地坚、颜色白、粉性足者为佳。

桔梗
最佳功效
宣肺利咽,化痰镇咳。
适用体质
痰湿体质人群。
这些人不能吃
胃溃疡及十二指肠溃疡者慎服。
怎样挑选
以条粗均匀、质地坚实、颜色洁白者为佳。

胖大海
最佳功效
清热利咽,止咳化痰。
适用体质
痰湿体质人群。
这些人不能吃
脾胃虚寒、便溏者忌食,不可久服、不可过量。
怎样挑选
以个大、棕色、表面皱纹细者为佳。

枇杷叶
最佳功效
抗菌,镇咳平喘。
适用体质
痰湿体质人群。
这些人不能吃
肺寒咳嗽及胃寒呕吐者忌服。
怎样挑选
以叶片完整干燥,无霉变者为佳。

白果
最佳功效
抗菌杀菌,止咳定喘。
适用体质
痰湿体质人群。
这些人不能吃
五岁以下儿童忌食,有小毒,不可生食多吃。
怎样挑选
以颗粒饱满、光亮、颜色白净者为佳。

紫苏子
最佳功效
润肺化痰,下气宽肠。
适用体质
痰湿体质人群。
这些人不能吃
脾胃气虚、大便稀溏者忌服。
怎样挑选
以表面呈黄褐色、质地坚实者为佳。

苦杏仁
最佳功效
止咳平喘,润肠通便。
适用体质
痰湿体质人群。
这些人不能吃
寒痰咳喘、胃寒、腹泻者忌食,有小毒,勿过量。
怎样挑选
以表面呈黄棕色至深棕色、肥厚者为佳。

竹茹
最佳功效
清热化痰,除烦止呕。
适用体质
痰湿体质人群。
这些人不能吃
阴虚内热、腹泻者,孕妇忌。
怎样挑选
以丝细均匀、干燥、柔软、有光泽者为佳。

Chapter 6 润肺止咳 常用食材

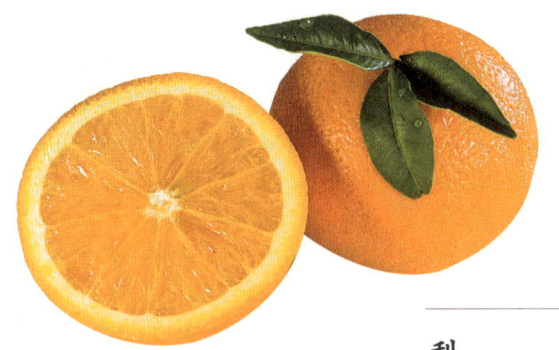

橘子

最佳功效
消渴开胃，降低胆固醇。

适用体质
一般人群皆可。

这些人不能吃
风寒咳嗽、痰喘咳嗽者不宜食用。

怎样挑选
以色泽金黄、黄中带红，皮薄好剥者为佳。

梨

最佳功效
祛痰止咳，助消化。

适用体质
一般人群皆可。

这些人不能吃
慢性肠炎、胃寒、糖尿病患者忌食。

怎样挑选
以个大皮薄，果形端正、梨脐深而圆者为佳。

紫菜

最佳功效
清热化痰，抗氧化辐射。

适用体质
一般人群皆可。

这些人不能吃
脾胃虚寒、腹痛便溏者忌食。

怎样挑选
以色泽紫红，无杂质、干燥者为佳。

鲤鱼

最佳功效
降血压，通乳。

适用体质
一般人群皆可。

这些人不能吃
哮喘、体弱、腹泻者不宜多吃。

怎样挑选
以鱼鳃鲜红，按之有弹性者为佳。

银耳

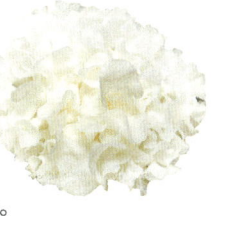

最佳功效
滋阴润肺，生津理肠。

适用体质
阴虚、血虚体质人群。

这些人不能吃
外感风寒，糖尿病患者忌食。

怎样挑选
干品以色白微黄，朵大体轻，有光泽者为佳。

鸭肉

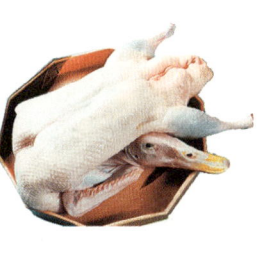

最佳功效
补虚除烦，调和五脏。

适用体质
一般人群皆可。

这些人不能吃
腹泻、感冒患者禁食。

怎样挑选
以鸭皮呈乳白色，鸭胸饱满者为佳。

滋补养肾 常用药材

鹿茸

最佳功效
补血壮阳，强壮筋骨。

适用体质
阳虚体质人群。

这些人不能吃
阴虚阳盛、伤风感冒、三高人群不宜食用，热病及出血性疾病者忌用，用量需严格遵照医嘱。

怎样挑选
以体轻，质硬而脆，外皮红棕色有光泽者为佳。

冬虫夏草

最佳功效
补肾益肺，补虚助阳。

适用体质
阳虚、气虚体质人群。

这些人不能吃
孕妇、儿童、感冒发烧、脑出血患者不宜食用。

怎样挑选
以虫体肥大，无虫蛀，质脆，黄白色者为佳。

蛤蚧

最佳功效
补肾壮阳，促进性欲。

适用体质
阳虚、气虚体质人群。

这些人不能吃
阴虚火旺、腹泻者、孕妇忌服。风寒、实热喘咳者均忌食。

怎样挑选
以体大、尾粗而长、干燥者为佳。

肉桂

最佳功效
消食顺气，散寒止痛。

适用体质
一般体质人群皆可。

这些人不能吃
阴虚火旺、癌症患者、糖尿病患者及上火人群忌服。

怎样挑选
以外表细致，皮厚体重，油性大者为佳。

干姜

最佳功效
温中祛寒，镇痛消炎。

适用体质
阳虚体质人群。

这些人不能吃
阴虚内热，血热妄行者慎服。

怎样挑选
以质地坚实，外皮呈灰黄色，粉性足者为佳。

海马

最佳功效
滋补温内，补肾壮阳。

适用体质
阳虚体质人群。

这些人不能吃
阴虚内热、高血压者、孕妇忌服。

怎样挑选
以个大饱满，坚硬，头尾齐全者为佳。

杜仲

最佳功效
补精血，强筋骨。

适用体质
阳虚、气虚体质人群。

这些人不能吃
阴虚火旺，低血压患者忌食。

怎样挑选
以皮厚而大、内表面呈暗紫色者为佳。

肉苁蓉

最佳功效
补肾阳，润肠通便。

适用体质
阳虚体质人群。

这些人不能吃
阴虚火旺及脾虚腹泻者不宜服用。

怎样挑选
以个大身肥、油性大者为佳。

Chapter 6 滋补养肾 常用食材

润肺止咳 滋补养肾篇

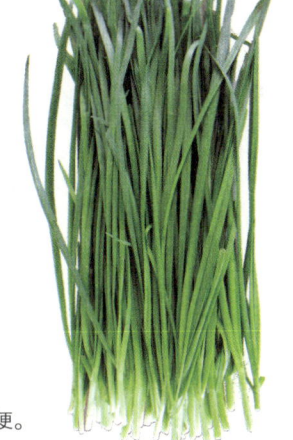

韭菜

最佳功效
补肾温阳，润肠通便。

适用体质
一般人群皆食用。

这些人不能吃
阴虚火旺、肠胃功能弱者不宜食用。

怎样挑选
以叶肉肥厚，叶绿有光泽者为佳。

葱

最佳功效
驱寒暖阳，降血压。

适用体质
一般人群皆可。

这些人不能吃
患有肠胃疾病者不宜食用。

怎样挑选
以葱白较白，并且肥厚者为佳。

虾

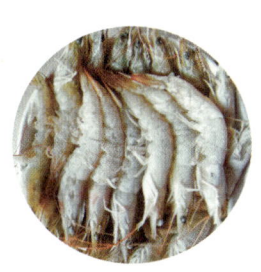

最佳功效
益气补精，预防贫血。

适用体质
体质虚弱，贫血者。

这些人不能吃
湿疹、皮炎、过敏性炎症患者忌食。

怎样挑选
以头尾完整，虾身较挺，肉质坚实者为佳。

狗肉

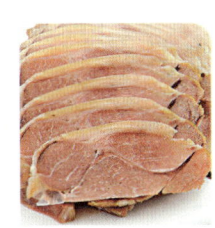

最佳功效
温肾助阳，强健体魄。

适用体质
脾胃虚热人群。

这些人不能吃
感冒咳嗽、心脏病患者、高血压患者不宜食用。

怎样挑选
以色泽鲜艳，呈深红色，有弹性者为佳。

牛肉

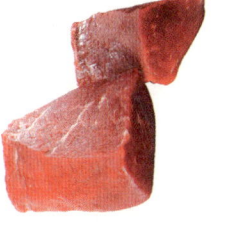

最佳功效
强健肌肉，提供能量。

适用体质
一般人群皆可。

这些人不能吃
消化力弱、高脂、高胆固醇患者不宜食用。

怎样挑选
以红色均匀有光泽，有弹性者为佳。

羊肉

最佳功效
壮胃健脾，温补防寒。

适用体质
虚寒体质人群。

这些人不能吃
发热、口舌生疮、有痰者不宜食用。

怎样挑选
以颜色鲜红均匀、有光泽，肉细、有弹性者为佳。

滋阴润肺

我们身体里的体液呈阴性，肺阴缺失即肺部水分不足，易引起肺燥，从而出现呼吸困难、干咳、发热等症状。在日常饮食中，我们应多吃具有润肺养肺功能的食物来保证肺部的健康。

对症药材

①白果　②百合　③玉竹
④枸杞　⑤菊花　⑥麦冬

对症食材

①雪梨　②山药　③银耳
④蛤蜊　⑤鸭子　⑥瘦肉

养生专家诊断

疾病成因

肺燥即肺部的阴液不足而不能润肺，常发生在秋天。秋季天气干燥，燥邪侵肺，容易造成津液不足，肺阴损耗，从而导致阴虚内热，咳嗽不止。

症状表现

常见病症有头痛鼻塞、恶寒发热、咽喉肿痛、干咳少痰等。严重的还会伤及肠胃，引发消化不良、食欲不振、形体消瘦等一系列并发症。还会经常出现午后潮热盗汗、心烦气躁等症状。

医师小叮咛

干燥的秋冬季节容易引发肺燥，进而引发喉咙干痛、瘙痒、干咳无痰等症，这时要注意调节办公及居住环境的湿度，可以用加湿器来增加室内的湿度；经常喝水，滋润喉咙，补充身体流失的水分。

本草药典详解

百合

功效：润肺止咳，养心安神。
选购：干百合以干燥、无杂质，肉厚剔透者为佳。
服用禁忌：风寒咳嗽、中寒便溏者不宜食用。
食用剂量：10～30克。

银耳

功效：生津润肺，减肥祛斑。
选购：干品以色白微黄，朵大体轻，有光泽者为佳。
服用禁忌：外感风寒、糖尿病患者忌食。
性味：性平，味甘淡。

饮食注意事项

 宜
- ✓ 适宜多吃清淡、容易消化的食物，如粥类、馄饨等。
- ✓ 适宜多吃一些海参、蛤蜊、蚌肉等海鲜以及鸭肉、梨、桑葚等。

 忌
- ✗ 少吃寒凉食物和一些非当季生产的食物，尽量不喝冷饮
- ✗ 少吃辛辣、油腻等刺激性食物。

洋参麦冬粥

● 一碗粥就能清肺热，宁心神

材料

【药材】西洋参、枸杞各5克，麦冬10克。
【食材】大米80克，冰糖适量，棉布袋1个。

做法

1. 西洋参、麦冬洗净放入棉布袋中扎紧；枸杞洗净泡软。
2. 大米洗净与枸杞、药材包一起放入锅中，加入6碗清水，大火煮沸后转为小火，直至黏稠加入冰糖搅拌均匀即可。

药膳功效全解析

西洋参具有滋阴补气、宁神益智、清热降火等功效；麦冬能够养阴清肺、清心除烦。二者搭配具有很好的润肺清火、生津养心的功效。

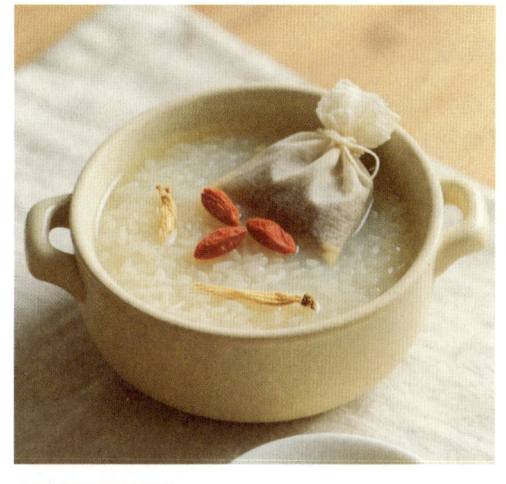

⚠ 品饮宜忌

脾胃虚寒、腹泻、风寒感冒者忌食麦冬；孕妇不宜多吃麦冬。

百合莲子豆浆

● 百合、莲子常相伴，养心安神精神足

材料

【药材】莲子20克。
【食材】黄豆45克，鲜百合15克，白糖适量。

做法

1. 将黄豆用清水浸泡10小时左右，洗净；百合洗净，切碎；莲子洗净，泡软。
2. 将上述材料倒入豆浆机中，加水至上、下水位之间，按动"豆浆"键。豆浆机提示豆浆做好后，过滤，加入白糖调味即可。

药膳功效全解析

百合能够滋阴养颜，清肺热，除肺燥；莲子能够健脾润肺、止咳化痰、养心安神。秋冬季节由于天气干燥引起的肺燥咳嗽尤其适合饮用此款豆浆。腹胀、便秘者不宜食用莲子。孕妇慎食。

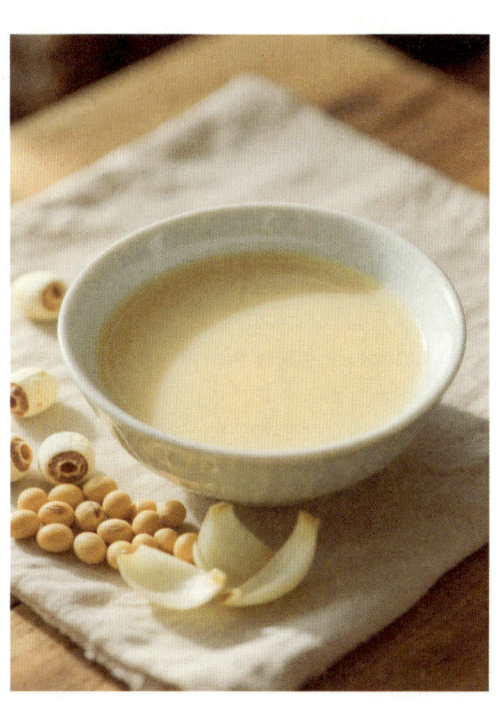

雪梨枇杷蜜 ● 老少皆宜的润肺化痰饮品

🛒 材料

【药材】枇杷叶6克,甜杏仁4克。
【食材】雪梨1个,蜜枣3颗。

🛒 做法

1. 枇杷叶、甜杏仁、蜜枣洗净;雪梨洗净切掉1/5并挖去梨肉做盖,剩下的梨去除梨核,将内部的梨肉挖出,切块。
2. 将枇杷叶、甜杏仁、蜜枣、梨肉放入雪梨盅内,盖上盖,放入炖盅内,加适量清水,小火蒸1小时即可。

🍲 药膳功效全解析

雪梨和枇杷叶都是生津润肺、止咳化痰的优选食物,此款饮品是一款老少皆宜的润肺解毒健康饮品。脾胃虚寒者及婴幼儿不宜多吃。

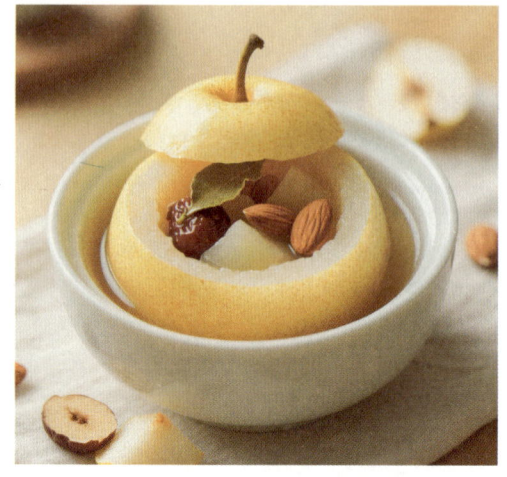

本草小百科

枇杷叶性微寒、味苦,是止咳的常用药,具有很好的清肺止咳、和胃降逆、止呕的功效,尤其适合肺热咳嗽患者食用。

莲子花生豆浆 ● 每天来一杯,胜过"静心口服液"

🛒 材料

【药材】莲子20克。
【食材】黄豆50克,花生仁20克,冰糖10克。

🛒 做法

1. 将黄豆用清水浸泡10小时左右,洗净;莲子、花生仁清水浸泡2小时,洗净。
2. 将上述食材倒入豆浆机中,加水至上、下水位之间,按动"豆浆"键。豆浆机提示豆浆做好后,过滤后加入冰糖搅拌均匀即可。

🍲 药膳功效全解析

花生具有益智补血的功效,莲子能够健脾止泻、静心宁神。二者搭配能够滋阴润肺、养心安神。

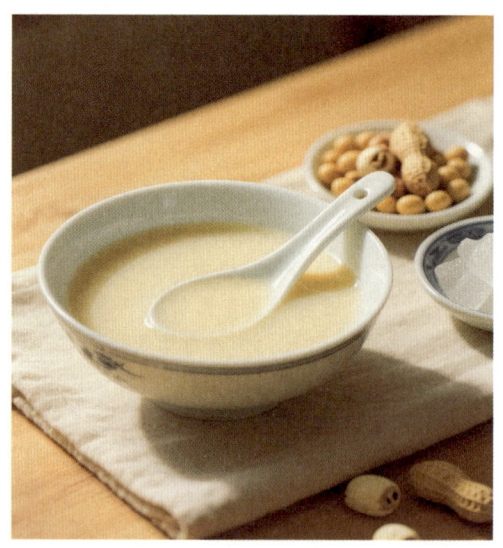

⚠ 品饮宜忌

大便燥结者不宜食用,孕妇慎食。

麦冬炖燕窝 ●燕窝是女人滋阴润肺的绝佳补品

材料
【药材】燕窝50克,麦冬10克。
【食材】冰糖适量。

做法
1. 将燕窝和麦冬放入炖锅中,加入冰糖和2碗清水,隔水蒸2小时。
2. 盛入碗中即可食用。

药膳功效全解析
麦冬和燕窝都具有很好的养阴润肺、益胃生津的功效,尤其适合糖尿病人肺燥干咳、咳血烦热等患者食用。

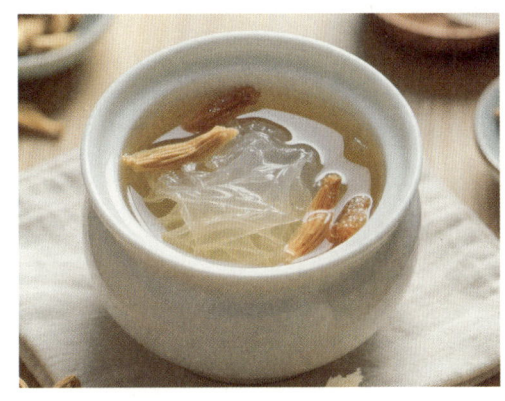

品饮宜忌
脾胃虚寒、腹泻、风寒感冒者忌食麦冬;孕妇不宜多吃麦冬。

银耳莲子羹 ●女人滋阴养颜的老配方

材料
【药材】去芯莲子20克,红枣5颗。
【食材】银耳30克,冰糖30克。

做法
1. 莲子、银耳、红枣分别洗净泡发,沥干。
2. 莲子、银耳放入炖盅中,加入3碗清水,炖煮半小时后加入冰糖、红枣,小火炖1小时即可。

药膳功效全解析
银耳被誉为滋阴润肺的不老良药;莲子能够宁心安神。二者搭配能够补肺益肾养颜。

食材小百科
银耳被誉为"食用菌之王",能够滋阴清热、润肺止咳、益气养胃,同时还能够祛斑、抗辐射,是药食两用的佳品。银耳不宜用开水泡发,因为这样会大量损失银耳的营养成分。

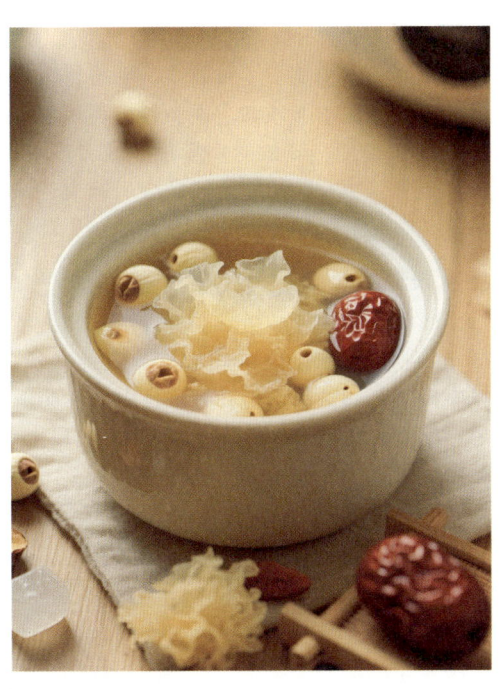

品饮宜忌
外感风寒者不宜食用银耳。

化痰止咳

咳嗽是呼吸系统最常见的疾病症状之一，通过咳嗽产生呼气性冲击动作，能将呼吸道内的异物或分泌物排出体外。在药物治疗之外，配以合理的饮食调理，能加快治愈咳嗽的速度。

对症药材

①川贝　②百合　③沙参
④桔梗　⑤胖大海　⑥枇杷叶

对症食材

①紫菜　②橘子　③鲤鱼
④雪梨　⑤银耳　⑥鸭肉

养生专家诊断

疾病成因

上呼吸道感染、支气管炎、肺炎、急性咽炎都有可能引起咳嗽。在急性咽炎或支气管炎发病初期，咳嗽的痰量很少或者没有；慢性支气管炎、肺结核等经常会引起慢性咳嗽，并经常伴有大量痰液。

症状表现

咳嗽分为急性咳嗽、亚急性咳嗽和慢性咳嗽。持续3周以内的咳嗽称为急性咳嗽；咳嗽时间超过3周，但在2个月内的称为亚急性咳嗽；慢性咳嗽则是咳嗽持续8周以上，甚至达到数年以上的。

医师小叮咛

咳嗽时可通过按摩丰隆穴来缓解。丰隆穴位于足外踝以上8寸，大约在外膝眼与外踝尖的连接中点处。按摩此穴能够化痰湿，宁神志，对头痛眩晕、下肢神经痉挛、便秘也有很好的疗效。

本草药典详解

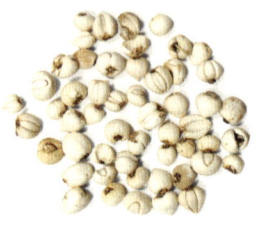

川贝

功效：清热润肺，化痰止咳。
选购：以质地坚、颜色白、粉性足者为佳。
服用禁忌：脾胃虚寒及湿痰者不宜食用。
食用剂量：1～2克。

梨

功效：祛痰止咳，助消化。
选购：以梨形端正，皮薄而细、汁液丰富者为佳。
服用禁忌：慢性肠炎，胃寒病患者忌食。
性味：性寒，味甘、微酸。

饮食注意事项

宜 饮食以清淡为主，多吃新鲜蔬菜及蒸煮的食物。

忌
- 忌一切甜食及冷饮。
- 苹果、香蕉、橘子等酸甜口味的水果也不宜多吃。
- 不宜吃油腻、油炸、煎烤的食物及辛辣的刺激性食物。

枇杷叶茶 ● 肺热咳嗽，来点枇杷叶

材料
【药材】枇杷叶、淡竹叶各10克。
【食材】冰糖适量。

做法
1. 将枇杷叶与淡竹叶洗净。
2. 放入茶壶中，加沸水冲泡，加盖焖15分钟即可。
3. 饮用时倒出加冰糖调味即可。

药膳功效全解析
枇杷叶是清肺止咳、和胃降逆、止呕止咳的常用药，此茶饮具有很好的清肺降气、化痰止咳的功效。

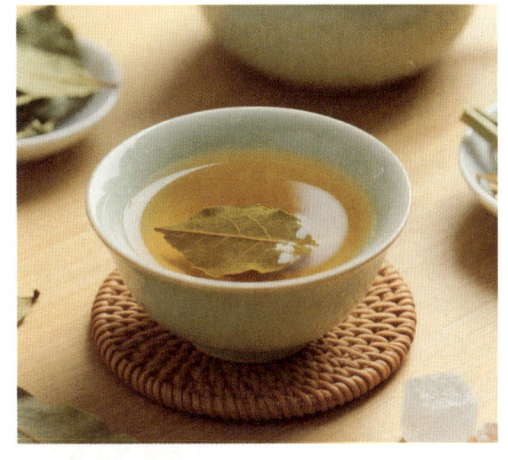

品饮宜忌
肺寒咳嗽及胃寒呕吐者忌食枇杷叶。

沙参百合汤 ● 气虚久咳患者的甜味汤

材料
【药材】沙参10克，鲜百合25克，红枣5颗。
【食材】冰糖8克。

做法
1. 百合剥瓣洗净；沙参、红枣分别洗净，浸泡半小时。
2. 沙参、红枣放入锅中加3碗水大火煮沸转小火直至汤汁变稠。
3. 放入百合煮5分钟，加入冰糖调味即可。

药膳功效全解析
本药膳能够润肺止咳、滋阴清热，适用于气虚久咳、体热少食、口干口渴等症。

品饮宜忌
百合不宜多吃，否则会损伤肺气。风寒咳嗽、中寒便溏者及脾胃不佳者不宜食用百合。

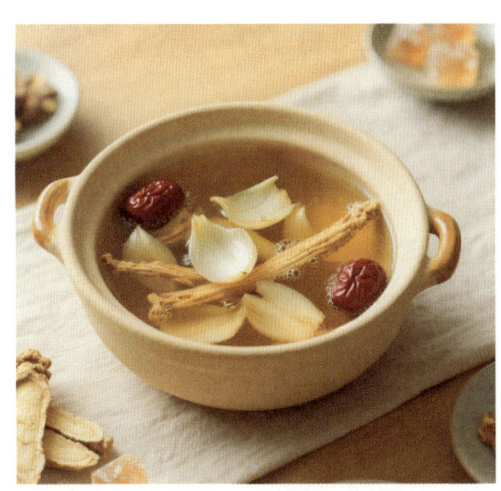

本草小百科
沙参性凉、味甘，能够滋阴清热、润肺止咳、可用来治疗肺结核、口干口渴等症。沙参分为南、北两种，南沙参功效较差，长于入肺；北沙参功效较好，长于入胃。

山药瘦肉粥 ● 经常饮此粥，强身健脾精神好

🛒 材料

【药材】白果8克，山药18克，红枣4颗。
【食材】大米80克，瘦肉25克，葱、姜各8克，盐、鸡精适量。

🍲 做法

1. 山药去皮切片；红枣洗净泡发；瘦肉剁碎；白果、大米洗净，浸泡1小时。
2. 姜切丝，葱切花。
3. 锅中放入5碗水，烧开后放入大米熬成粥状后加入山药、白果煮5分钟后加入红枣、姜、葱、瘦肉煮烂后加入调味料调味即可。

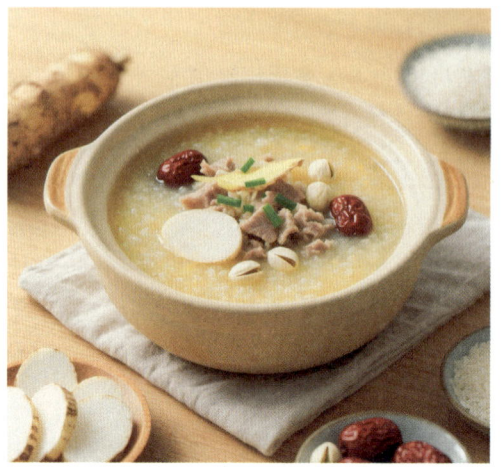

🍵 药膳功效全解析

本药膳能够健脾益胃、安神强心，尤其适于肺部虚寒、身体虚弱、少食体倦患者食用。

⚠ 品饮宜忌

山药不宜与菠萝、胡萝卜同吃，否则会破坏其中的维生素。白果有小毒，不宜生吃多吃。

白果猪肚煲 ● 咳嗽干呕的进补粥

🛒 材料

【药材】白果10克，玉竹10克。
【食材】猪肚1副，姜片10克，葱丝、盐、鸡精适量。

🍲 做法

1. 锅中加入2碗清水，放入姜片煮沸，加入洗净的猪肚煮10分钟，捞出洗净。
2. 猪肚切片；玉竹洗净，泡发切片；白果洗净。
3. 砂锅中加入4碗清水，待水煮开后放入所有材料，大火炖开后小火炖2小时，加入调味料调味即可。

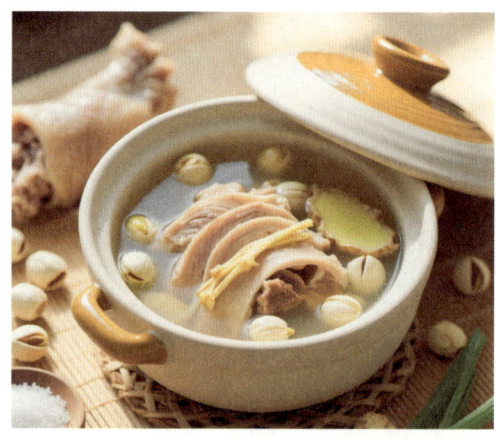

🍵 药膳功效全解析

猪肚是补脾健胃的优选食材；白果能够促进血液循环。本药膳具有很好的滋阴润燥、健胃清肺的功效。

本草小百科

姜具有化痰止呕的作用，在烹调过程中，加入姜还能够起到去腥的作用。生姜汁能够治疗恶心呕吐、咳嗽痰多等症；生姜皮，能利尿消肿，一般用量为5～15克。

川贝雪梨粥 ● 全家人的润肺止咳粥

🛒 材料
【药材】川贝10克。
【食材】大米100克,梨200克,冰糖50克。

做法
1. 川贝洗净,冷水浸泡1小时;大米洗净;雪梨洗净,削皮去核切片。
2. 锅内加入6碗清水,大火煮开后加入川贝、大米煮沸后,小火煮40分钟。
3. 加入梨片续煮20分钟,加入冰糖搅匀即可。

药膳功效全解析
川贝和雪梨都是清热润肺、化痰止咳的佳品,本粥是适合全家食用的润肺止咳粥品。

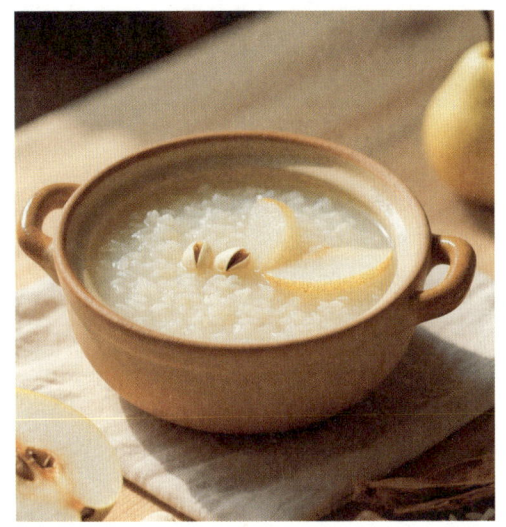

桔梗冬瓜汤 ● 咳嗽痰多,试试此汤

🛒 材料
【药材】甜杏仁、桔梗、甘草各10克。
【食材】冬瓜150克,盐、葱丝、酱油、鸡精适量。

做法
1. 冬瓜削皮去籽,切块,焯水后沥干;甜杏仁、桔梗、甘草洗净。
2. 热锅下油,放入冬瓜煸炒后加入没过材料的清水。
3. 加入上述药材一起煎煮,煮熟后加入调味料调味即可。

药膳功效全解析
桔梗能够宣肺利咽、祛痰排脓;冬瓜能够利尿祛湿。此汤适合痰多咳嗽的患者饮用。

⚠ 品饮宜忌
胃及十二指肠溃疡者慎食桔梗,桔梗不宜大量食用。

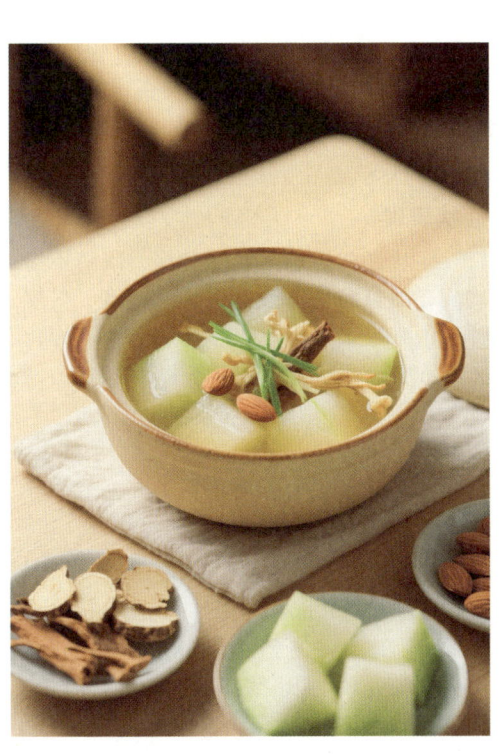

利咽平喘

气喘就是支气管受到刺激后引起收缩、黏膜水肿等症状,进而引起呼吸不畅。哮喘是一种慢性呼吸道疾病,多在夜间、凌晨发生。哮喘发作时,发作者会感到胸闷气短并伴有剧烈咳嗽。

对症药材

① 百合　② 白果　③ 桑叶
④ 菊花　⑤ 蜂蜜　⑥ 莲子

对症食材

① 酸笋　② 黄瓜　③ 香菇
④ 西芹　⑤ 萝卜　⑥ 干贝

养生专家诊断

疾病成因

引起气喘的原因很多,花粉及灰尘等异物被吸进气管中、感冒咳嗽和支气管炎等都可能引发气喘。此外,温度突变、压力大导致的支气管受到刺激后发生收缩、充血水肿,也会引起气喘。

症状表现

症状之初表现为喉咙肿痛,眼睛不适,胸闷;随着病情加重会出现哮喘音、气喘、呼吸困难等症状;严重时会持续咳嗽,甚至无法呼吸;症状缓和时,咳嗽逐渐减轻,各种不适症状逐渐消失。

医师小叮咛

按摩神封穴能起到很好的缓解咳嗽气喘的效果。神封穴位于人体胸部第4根肋骨的前正中线旁2寸处。经常按摩此穴,对胸胁胀满、呕吐、食欲不振等也有很好的效果。

本草药典详解

桑叶

功效:疏风清热,清肺润燥。
选购:干品以叶大而肥,色黄橙者为佳。
服用禁忌:风寒感冒、流清涕者不宜服用。
食用剂量:1～2克。

黄瓜

功效:清热利尿,解渴排毒。
选购:以瓜体带刺,顺直,无折断损伤者为佳。
服用禁忌:胃寒者不宜食用。
性味:性凉,味甘、苦。

饮食注意事项

宜
- 饮食以清淡为主,可以多喝一些粥类,以清淡爽口为宜。
- 多吃一些易消化的食物。如汤类、粥类、蛋羹、牛奶等。
- 多吃富含维生素C和维生素E的红色食物,如西红柿、苹果、葡萄、橘子、西瓜等。

忌
- 忌一切甜食及冷饮。
- 不宜吃油腻、油炸、煎烤的食物及辛辣的刺激性食物。

白果炒木耳 ●咳嗽咽喉痛，来个白果炒木耳

🛒 材料
【药材】白果 10 克。
【食材】木耳 300 克，红椒、葱丝、姜片、盐、鸡精、食用油适量。

🍳 做法
1. 白果、木耳分别洗净泡发，木耳撕成小片；红椒洗净切片。
2. 热锅下油，油热后加入葱、姜爆香，再放入木耳、白果、红椒片翻炒，最后加入盐、鸡精即可。

☕ 药膳功效全解析
白果具有很好的敛肺定喘、止带缩尿的功效，木耳能够有效吸尘排毒，常吃此菜能够起到很好的润肺定喘功效。白果有小毒，不宜生吃多吃。

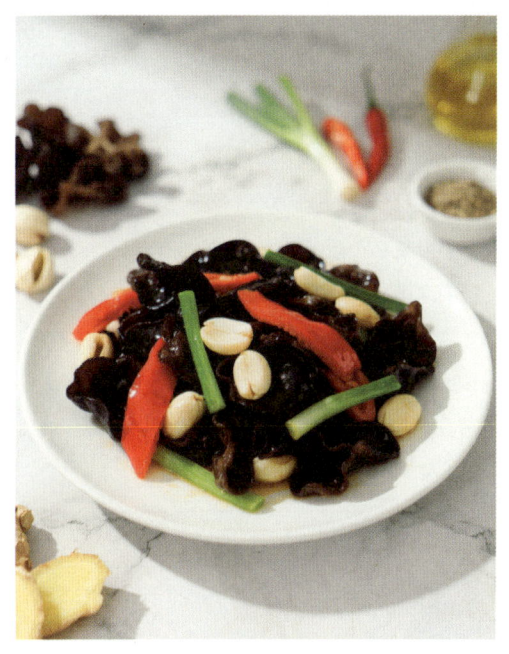

玄参萝卜汤 ●每天吃点萝卜，咽喉不发炎

🛒 材料
【药材】玄参 12 克。
【食材】白萝卜 250 克，蜂蜜 40 克，绍兴酒 10 毫升。

🍳 做法
1. 玄参、萝卜洗净切片。
2. 大碗中放入 2 层萝卜，再放 1 层玄参，淋上蜂蜜 8 克，绍兴酒 2.5 毫升，依次放置 4 层。
3. 将剩余的蜂蜜加 10 毫升清水倒入大碗中，大火隔水蒸 2 小时即可。

☕ 药膳功效全解析
白萝卜具有很好的下气消食、除痰润肺的功效，常喝此汤能够滋阴凉血，清热利咽。

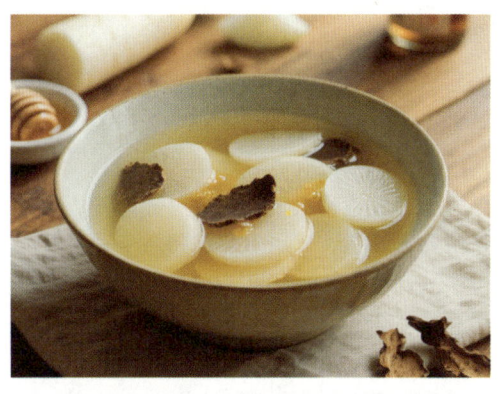

本草小百科
优质绍兴酒酒色橙黄、清澈透明、醇香浓郁无异味，口感爽口醇厚、纯和，具有典型的黄酒风味。绍兴酒除了可以作为佐料，还可以直接饮用，但需要慢饮细品。

慢性支气管炎

慢性支气管炎是气管、支气管黏膜及其周围组织的长期慢性炎症，咳嗽、咳痰为其主要症状。慢性支气管炎多发生于老人身上，一旦患病，不仅不易治愈，而且会反复发作，应以预防为主。

对症药材

① 白果　② 杏仁　③ 西洋参
④ 淮山　⑤ 枸杞　⑥ 核桃仁

对症食材

① 梨子　② 生姜　③ 胡萝卜
④ 紫菜　⑤ 香菇　⑥ 花生仁

养生专家诊断

疾病成因

有害气体和有害颗粒的刺激，如香烟、烟雾、粉尘、其他有害物质等被吸入气管中，从而引起的气管不适；以及病毒、支原体、细菌等感染都是慢性支气管炎发生发展的重要原因之一。

症状表现

病症早期，咳嗽等症状并不明显，多在冬季发作，春天天气回暖后有所缓解；病症严重时，咳嗽、咳痰等症状将常年存在，不分季节，并且会诱发肺气肿、心脏病等疾病，严重影响健康。

医师小叮咛

慢性支气管炎不易治愈而且会反复发作，因此生活中一定要注意预防感冒和呼吸道疾病。平时积极锻炼身体，合理休息，增强身体抵抗力。远离油烟重的地方，以免油烟刺激呼吸道。

本草药典详解

淮山药

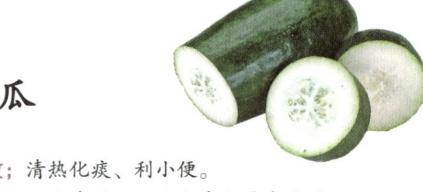

功效：益肺气，治疗肺虚久咳。
选购：以粉性足，横断面洁白者为佳。
服用禁忌：有积滞者忌服。
适用剂量：10～20克。

冬瓜

功效：清热化痰、利小便。
选购：以瓜身周正，瓜皮有白霜者为佳。
服用禁忌：脾胃虚寒、肾脏虚寒者不宜食用。
性味：性凉，味甘。

饮食注意事项

宜
- 饮食以清淡为主，多吃具有去火清痰功效的蔬菜，如油菜、白菜、黄瓜、冬瓜等。
- 多吃一些理气益肺、化痰止咳的食物，如百合、梨、莲子、蜂蜜等。

忌
- 少吃辛辣的刺激性食物，如辣椒、葱、蒜、韭菜等。
- 不宜吃油腻、油炸、煎烤的食物及过甜、过咸的食物。

四仁鸡蛋粥 ● 慢性支气管炎，此粥来调养

🛒 材料

【药材】白果仁、甜杏仁各18克。
【食材】核桃仁、花生仁各35克，鸡蛋2个。

做法

1. 白果去壳去皮。
2. 将鸡蛋之外的材料一起磨成粉末，用干净、干燥的容器储藏，置于阴凉处。
3. 每次取20克加水煮沸，冲入鸡蛋搅拌均匀即可。

药膳功效全解析

此款粥品能够补肾润肺、纳气平喘，主要适用于慢性支气管炎等症。白果有小毒，不宜生吃多吃。

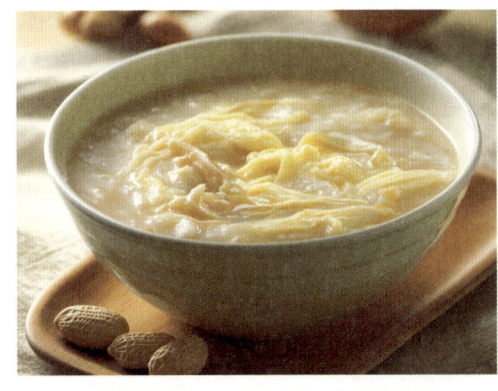

本草小百科

杏仁分为甜杏仁、苦杏仁两种。甜杏仁毒性较小，可以直接食用，能够润肺宽胃、化痰止咳，治疗肺燥、阴虚久咳效果极佳。应选择颗粒饱满、无异味的购买。

润肺乌龙面 ● 咽干喉痛，吃点面就能治好

🛒 材料

【药材】西洋参2克、淮山药、甜杏仁、枸杞各8克，棉布袋1个。
【食材】乌龙面50克，海带20克，胡萝卜30克，油菜、香菇各5克，盐适量。

做法

1. 将药材洗净用棉布袋包起来扎紧；海带洗净切丝；将药材包放入锅中，加水煮沸后加入海带，略煮后取汁备用。
2. 将剩下的材料洗净，胡萝卜切块；油菜、香菇切段。
3. 将汤汁及所有材料放入锅中加水煮沸后续煮8分钟后，加盐调味即可。

药膳功效全解析

本药膳具有很好的益气润肺、止咳散寒的功效，尤其适于慢性支气管炎，咽干喉痛等患者食用。

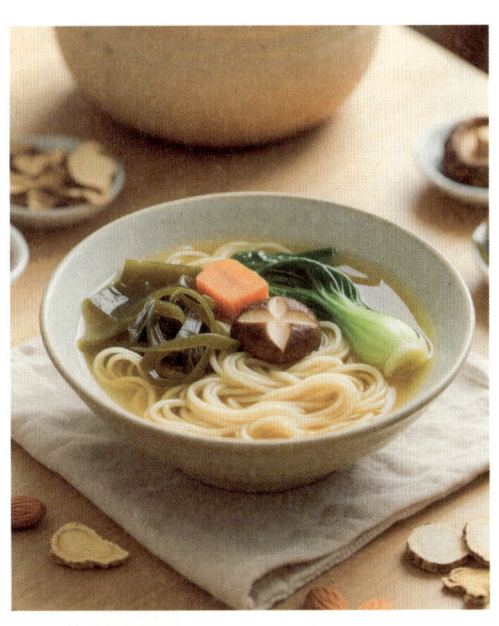

⚠ 品饮宜忌

感冒发热、发炎腹泻患者及高血压患者、气滞痰多者不宜食用枸杞。

滋阴补肾

肾脏是人体的重要器官，它的基本功能是生成尿液，从而排除体内因新陈代谢而产生的废物、毒素。肾部受损，容易引起机体脏腑功能的失调。平时多吃一些补肾食物，尤其是黑色食物对补肾具有明显的效果。

对症药材

①玄参　②甘草　③鱼腥草
④枸杞　⑤麦冬　⑥何首乌

对症食材

①乌鸡　②牛肉　③虾
④黑豆　⑤香菇　⑥鱼

养生专家诊断

疾病成因

肾阴虚就是由于肾脏阴液不足而表现出来的各种症状，现代西医的说法就是供给中枢神经和泌尿生殖系统的营养物质不足。肾阴虚可能是由于久病服药伤肾引起，也可能由于房事过度、先天不足引起。

症状表现

主要表现为失眠多梦、头晕耳鸣、腰膝酸软，男子阳强易举、遗精，女子经少闭经或者崩漏。肾阴虚还表现为形体消瘦、心情烦躁、潮热盗汗、舌红少津等症状。

医师小叮咛

肾阴虚的人一定要节制自己的性生活，切不可纵欲，否则会严重伤肾。同时平时还应该多进行体育锻炼，保证充足的睡眠，不抽烟、不喝酒、不熬夜，保持规律的作息时间。另外一定要加强体育锻炼，平时多进行跑步、打球等体育活动来增强体质。

本草药典详解

枸杞

功效：治肾虚，补精血。
选购：以颗粒饱满，色泽鲜红，肉头厚者为佳。
服用禁忌：气滞痰多，高血压患者不宜食用。
食用剂量：5～15克。

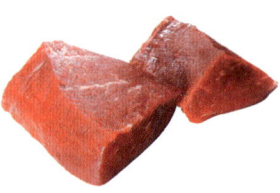

牛肉

功效：健脾益肾，强健筋骨。
选购：以肉有光泽，红色均匀，弹性好者为佳。
服用禁忌：消化力弱，高胆固醇者不宜食用。
性味：性平，味甘。

饮食注意事项

宜
- 饮食以清爽食品为主，少吃热性伤肾的食物。
- 经常用银耳、莲子、绿豆、金银花、鱼汤、蛤蜊来进行滋补。
- 多吃粗粮，玉米、大麦、燕麦等来缓解肾阴虚引起的手脚发热、无力等症。

忌
- 不要吃过于精细的食物。

百合地黄粥　●比"六味地黄丸"更美味的补肾粥

🛒 材料

【药材】干百合 15 克,生地黄 15 克,枸杞、枣仁各 10 克。

【食材】大米 100 克。

🍳 做法

1. 将所有药材洗净沥干;大米洗净。
2. 将药材煎煮取汁待用。
3. 将药汁与大米一起煮粥,至粥黏稠即可。

药膳功效全解析

地黄具有降压降糖、滋补肝肾的功效;百合能够润肺止咳,养心安神。孕妇忌食。

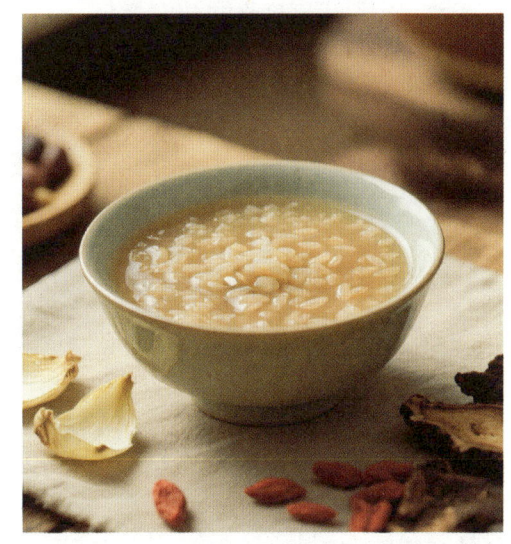

板栗焖鸡翅　●肾虚腹泻,常吃板栗

🛒 材料

【食材】板栗 280 克,香菇 6 朵,鸡翅 50 克,料酒、淀粉各 2 小勺,油、姜片、香菜、盐适量。

🍳 做法

1. 板栗剥壳备用;香菇去蒂泡发;鸡翅洗净焯水剁块后加入淀粉、料酒、盐腌渍半小时。
2. 热锅下油,油热后加入板栗翻炒,加入香菇、鸡翅、姜片一起炒熟。
3. 加入 1 小碗开水、盐焖 10 分钟加入香菜、盐即可。

药膳功效全解析

香菇具有补气血、降血脂的功效;板栗能够滋阴补肾,对于治疗腹泻有很好的疗效。

⚠ 品饮宜忌

急性肠胃炎及胃十二指肠溃疡患者不宜食用板栗。

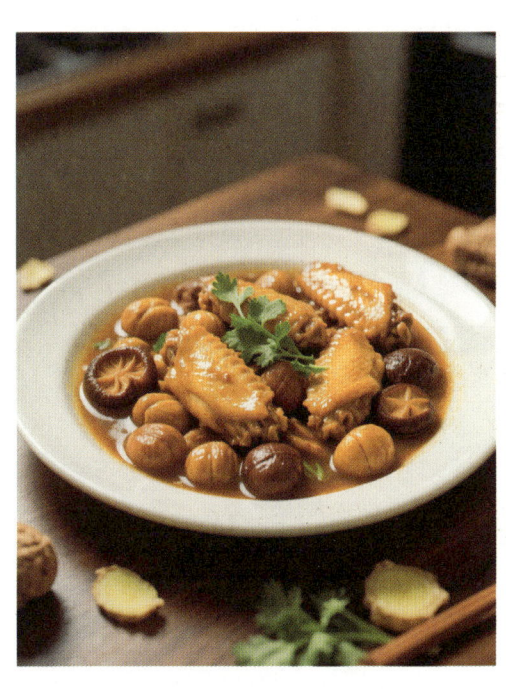

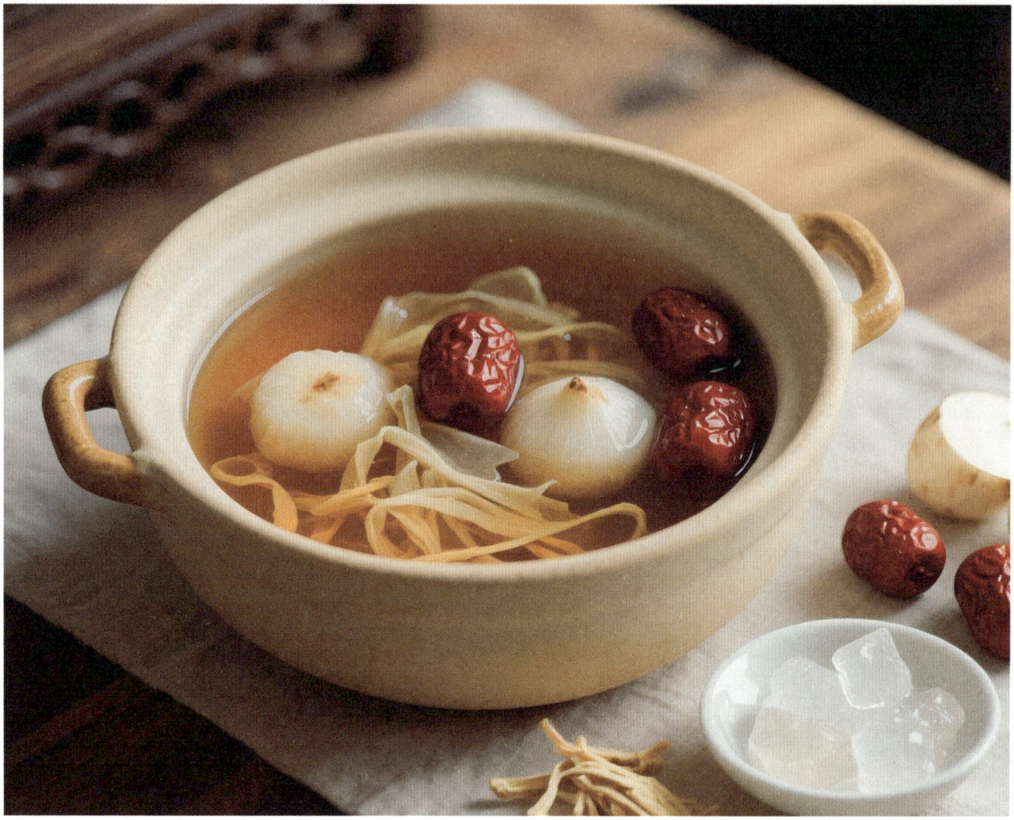

红枣荸荠汤

● 荸荠 & 红枣，既清热又滋补

材料

【药材】红枣、荸荠各6颗。
【食材】豆皮15克，冰糖10克。

做法

1. 红枣洗净泡软；豆皮洗净泡软，沥干切丝；荸荠洗净削皮。
2. 将红枣、荸荠放入锅中加入6碗清水，大火煮开后小火煮20分钟。
3. 放入豆皮煮5分钟后，放入冰糖搅拌均匀即可。

药膳功效全解析

荸荠能够凉血解毒、利尿通便、消食去湿；红枣具有补中益气、养心安神的功效。二者搭配能够起到很好的滋补肝肾、壮阳润肠、清热解毒的功效。

品饮宜忌

牙痛便秘、体质燥热者不宜食用红枣。

食材小百科

荸荠富含磷，对牙齿和骨骼的发育有很大的好处，尤其适合老人和儿童食用。荸荠能够清热生津、补充营养，尤其适合热症病人食用，对治疗热病消渴、目赤黄疸、外感风寒、小便赤短有很好的疗效。

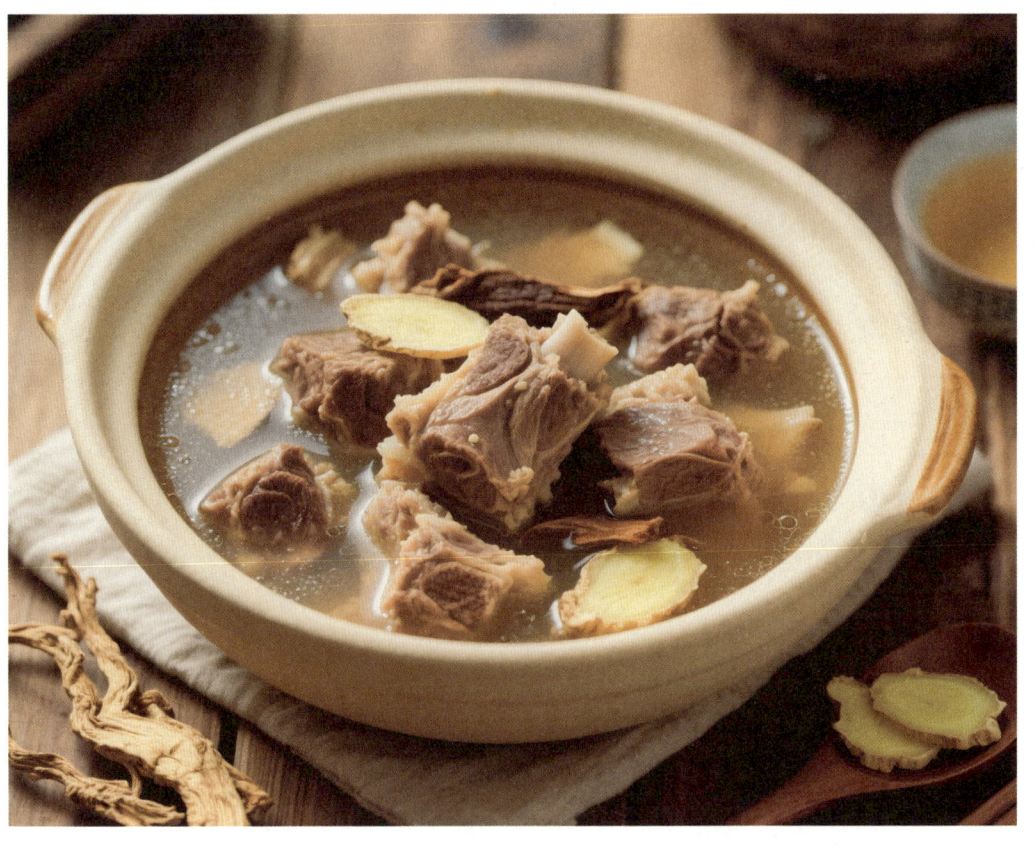

当归羊肉汤 ● 男女通用的滋阴补肾大补汤

🛒 材料

【药材】当归6克。
【食材】羊肉500克，姜片、米酒、盐适量。

做法

1. 羊肉洗净焯水，沥干后切片；当归洗净。
2. 将羊肉、姜片、当归放入锅中，加水至没过材料，大火煮沸后小火炖40分钟。
3. 加入盐、米酒调味即可。

药膳功效全解析

当归具有很好的补血活血、调经止痛功效；羊肉是温补防寒、健脾益肾的优选；本药膳能够起到显著的补血驱寒，活血镇痛的效果。

⚠ 品饮宜忌

孕妇忌食当归，牙痛便秘、体质燥热者不宜食用本药膳。

本草小百科

当归除了能补血活血、祛瘀调经外还可以养颜美容、护发抗衰老，被推崇为妇科之要药。月经过多、阴虚内热、腹泻者及孕妇不宜食用。当归以外皮棕色，主根粗长、油润、肉质饱满，断面黄白，气味浓香者为佳。

补阳护肾

中医认为,肾主水,肾阳对水液有气化蒸腾作用,如果肾阳不足,就会出现小便清长等症状。肾虚多为长期积累成疾,切不可急于求成而用大补之药进补,或者用成分不明的补肾壮阳药物,而应慢慢调理。

对症药材
①人参　②党参　③菟丝子
④丁香　⑤黄芪　⑥肉苁蓉

对症食材
①鸡肉　②鳝鱼　③甲鱼
④鸽蛋　⑤韭菜　⑥干姜

本草药典详解

人参

功效: 大补元气,补脾益肾。
选购: 以参根较大、参形完整、有光泽者为佳。
服用禁忌: 感冒发烧、上火、高血压患者不宜食用。
食用剂量: 1~3克。

干姜

功效: 温中助阳,温肺化痰。
选购: 以气味芳香、味道辛辣、质地坚实者为佳。
服用禁忌: 阴虚内热、血热妄行者及孕妇忌用。
食用剂量: 3~10克。

养生专家诊断

疾病成因
下丘脑的调节功能紊乱是肾阳虚的主要发病原因。随着年龄的增长,身体的阳气会慢慢被消耗掉,因此老年人多为肾阳虚。如果年轻人也出现肾阳虚的症状,那么在一定程度上意味着未老先衰。

症状表现
男性一般表现为神疲乏力、畏寒怕冷、腰膝酸痛、阳痿早泄、前列腺炎、小便清长、尿频尿急等症;女性一般表现为神疲乏力、畏寒怕冷、腰膝酸痛、宫冷不孕、白带清稀、月经失调、虚喘气短等症。

医师小叮咛
按摩穴位对治疗肾阳虚有很好的效果。临睡前坐好,提缩肛门十次左右,然后双手掌贴于肾俞穴上,中指正对命门穴,做环形按摩150次左右即可,长期坚持能很好地缓解因肾阳虚产生的各种症状。

饮食注意事项

适宜多吃一些温热性质的食物和能够温阳散寒的食物,以及一些富含热量和营养的食物。

不要吃各种生冷的食物,包括冷饮、生冷水果等,同时要少吃不易消化的食物。

尽量不要吃核桃、芝麻、萝卜等能够润肠通便的食物。

便秘者应少吃石榴、芡实、乌梅等食物。

杜仲羊肉汤 ● 男性体寒，多吃羊肉

🛒 材料

【药材】杜仲5克，熟地3克。
【食材】羊肉240克，葱段、姜片、盐适量。

🍴 做法

1. 羊肉洗净焯水，沥干后切片；将全部药材洗净装入棉布袋中扎紧。
2. 将上述材料放入锅中，加水没过材料。
3. 大火煮沸后小火慢炖至羊肉烂熟，熄火捡去药材包，加入葱、姜、盐即可。

☕ 药膳功效全解析

本药膳中的中药都具有益肾固精的功效，羊肉具有很好的温补防寒、健脾益肾功效，此汤尤其适于肾虚体寒的男性食用。

⚠ 品饮宜忌

发热、口腔溃疡、有痰者不宜食用羊肉。

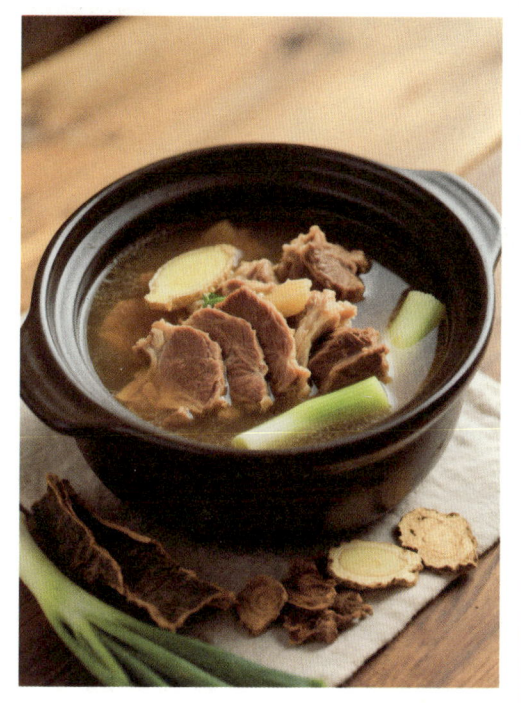

干姜大枣汤 ● 温中助阳，男不可百日无姜

🛒 材料

【药材】干姜10克，大枣10颗。
【食材】红糖20克。

🍴 做法

1. 干姜洗净切片；大枣洗净泡软。
2. 将干姜、大枣、红糖一起放入砂锅中，加水煮沸后煎煮半小时即可。

☕ 药膳功效全解析

干姜具有温中散寒、回阳通脉、燥湿消痰等功效，是治疗腹部受寒、呕吐腹泻、温中助阳的良药。孕妇慎服。

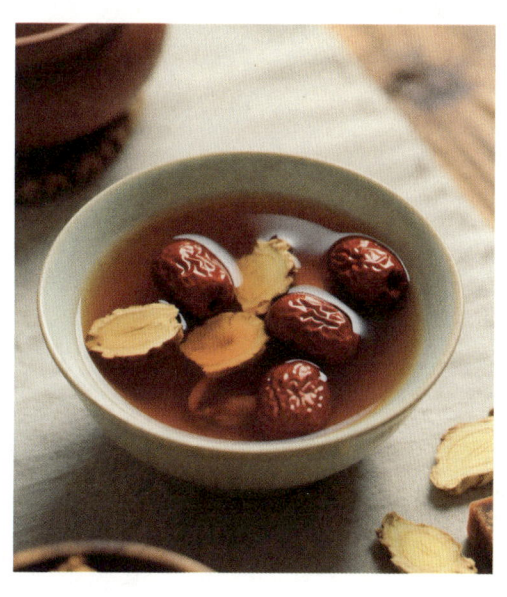

鹿茸酒醉蛋

● 男人养肾，每次只需一点点

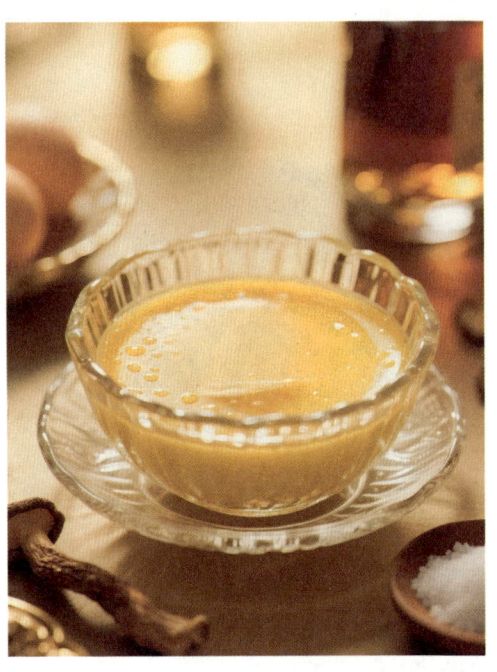

🛒 材料

【药材】鹿茸酒1小勺。
【食材】鸡蛋2个，盐适量。

做法

1. 鸡蛋打入碗中，加入鹿茸酒、盐搅拌均匀。
3. 碗中加入少许温水调匀，放入蒸锅中蒸煮10分钟即可。

药膳功效全解析

鹿茸是补肾壮阳、生精益血的圣药，与鸡蛋搭配更易于人体的吸收。阴虚阳盛胃火旺，血分有热或口中有痰热及外感热病者，脑血管硬化及高血压者忌食鹿茸。服用鹿茸宜从小剂量开始，不宜骤用大量，在食疗中多用来泡酒，原则上应在医生指导下服用。

韭菜炒虾仁

● 韭菜是男人归心利肾的"起阳草"

🛒 材料

【食材】鲜虾200克，韭菜150克，食用油、盐、鸡精适量。

做法

1. 韭菜洗净，切段备用；鲜虾剥壳去虾线，洗净备用。
2. 热锅下油，油热后放入韭菜、鲜虾翻炒，炒熟后加入盐、鸡精调味即可。

药膳功效全解析

韭菜能够补肾益阳，提高人体免疫力，尤其适合肾虚遗精、性欲低下的男性食用。

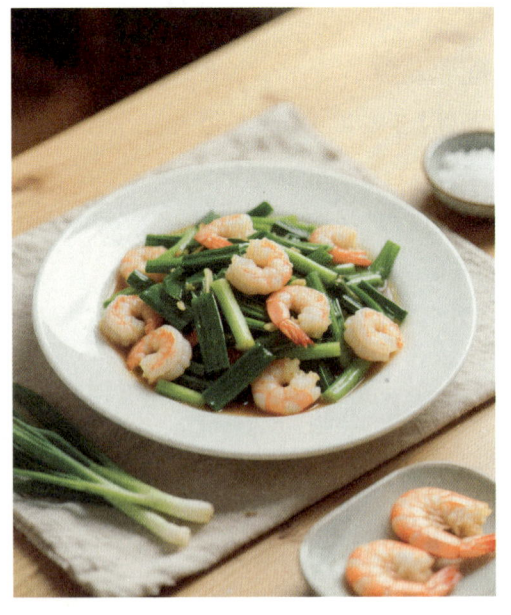

山茱萸蒸羊肉

● 附子＆羊肉，让男人更自信

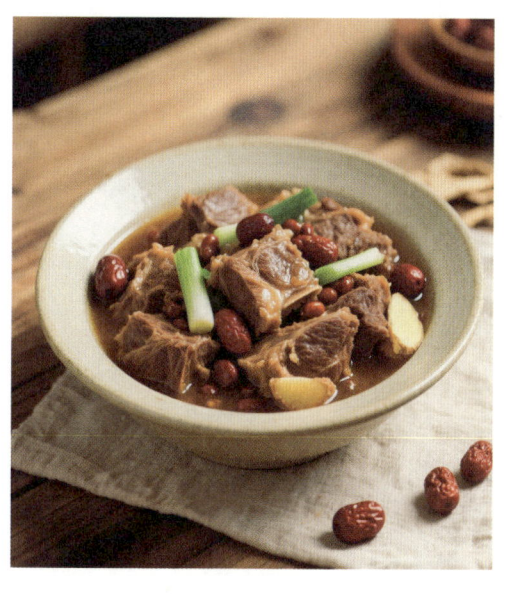

🛒 材料
【药材】山茱萸6克。
【食材】羊肉600克，葱段、姜片、盐、鸡精适量。

🍲 做法
1. 羊肉洗净，焯水切块；山茱萸洗净。
2. 羊肉煮至7成熟捞出。
3. 将羊肉及其他材料放入1个大碗中搅拌均匀。蒸锅中适量清水煮沸后，放入大碗，隔水蒸熟即可。

☕ 药膳功效全解析
本药膳能够补肾壮阳，适用于肾阳不足、阳痿滑精、尿少水肿的患者食用。

冬虫夏草鸡

● 阳痿苦难言，虫草帮你消烦忧

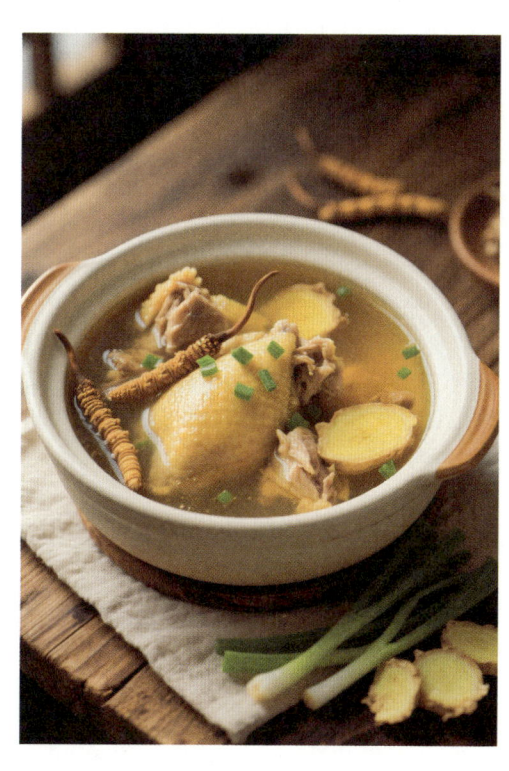

🛒 材料
【药材】冬虫夏草3克。
【食材】公鸡1只，葱段、姜片、盐、鸡精适量。

🍲 做法
1. 公鸡洗净去内脏，剁块；冬虫夏草洗净。
2. 将鸡块焯水沥干，放入锅中加入6碗清水，大火煮开。
3. 水开后加入冬虫夏草及各种调味料，添加少量水，小火直至鸡肉熟透。

☕ 药膳功效全解析
本药膳的补肾益阳功效显著，可以改善身体虚冷、困乏失眠等症，尤其适用于男性阳痿患者食用。

⚠ 品饮宜忌
前列腺炎患者、儿童、孕妇、哺乳期女性、感冒发烧者及脑出血者不宜食用虫草。

补气养肾

人身体中的气包括胃气、肺气、脾气、肝气、肾气等，它们存在于五脏六腑之中。其中肾气主管人的生长发育和生殖机能。肾气不足，会对人的生殖能力产生很大的影响，当明显感受到生殖能力下降时就需要益气养肾了。

对症药材

①虫草　②党参　③肉桂
④干姜　⑤山茱萸　⑥五味子

对症食材

①韭菜　②葱　③虾
④狗肉　⑤牛肉　⑥羊肉

养生专家诊断

疾病成因

肾气虚与肾阳虚有一定的关系，主要是由年老体衰、先天不足、久病不愈或房事过度引起，只是程度有所不同。肾气虚严重者可以发展为肾阳虚，肾阳虚也可以好转为肾气虚。

症状表现

男性常会出现滑精早泄、小便淋漓不尽、小便频繁且尿液清白等症，还会出现乏力气短、听力减退、腰膝酸软、手脚冰凉等症状。女性一般表现为神疲乏力、畏寒怕冷、腰膝酸痛、宫冷不孕、白带清稀、月经失调、虚喘气短等症。

医师小叮咛

肾气虚也可以由穴位按摩来调养。每天早晚用拇指稍用力垂直点按太渊、内关、肾俞穴，以及关元、照海、血海穴，每个穴位每次点按150下即可。

本草药典详解

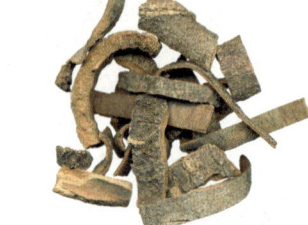

肉桂

功效：补心肾阳气，散寒止痛。
选购：以外表细致、皮厚体重，香气浓者为佳。
服用禁忌：阴虚火旺、内有湿热、血热妄行者、糖尿病、结核病患者及孕妇忌食。
食用剂量：1～5克。

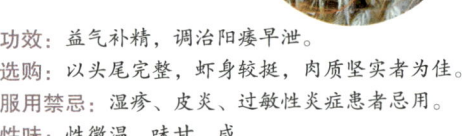

虾

功效：益气补精，调治阳痿早泄。
选购：以头尾完整，虾身较挺，肉质坚实者为佳。
服用禁忌：湿疹、皮炎、过敏性炎症患者忌用。
性味：性微温，味甘、咸。

饮食注意事项

 宜　适宜多吃一些温热性质的食物和能够温阳散寒的食物，如核桃、灵芝、韭菜、羊肉、狗肉、猪腰、牛肉、板栗、鸡肉等。

 忌　尽量不要吃寒凉的食物，如冷饮、香蕉、火龙果等。

参茸酒鸡肉汤 ● 人参&鹿茸,大补身体

🛒 材料
【药材】人参12克,鹿茸酒1勺。
【食材】鸡肉120克,姜片、盐适量。

做法
1. 人参洗净切片;鸡肉洗净,焯水后切小粒。
2. 将所有材料放入炖盅中,加入4碗清水,大火煮开后慢炖3小时加盐调味即可。

药膳功效全解析
人参能够大补元气、补脾益肾;鹿茸具有补血壮阳、强健筋骨的功效。阴虚阳盛胃火旺,血分有热或口中有痰热及外感热病者,脑血管硬化及高血压者忌食鹿茸。服用鹿茸宜从小剂量开始,不宜骤用大量,在食疗中多用来泡酒,原则上应在医生指导下服用。

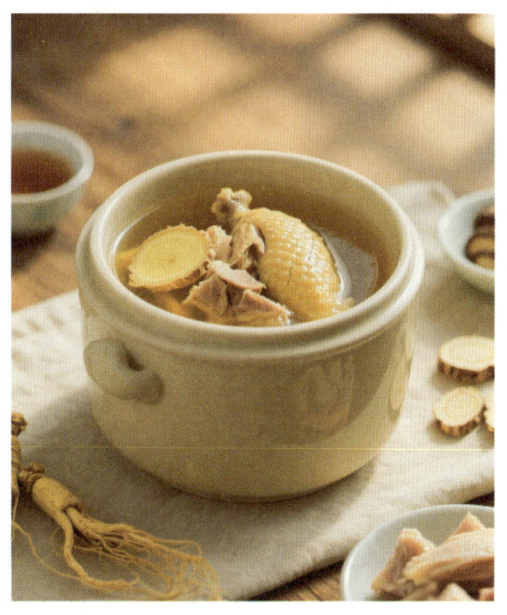

海鲜山药饼 ● 气虚则肾虚,补肾先补气

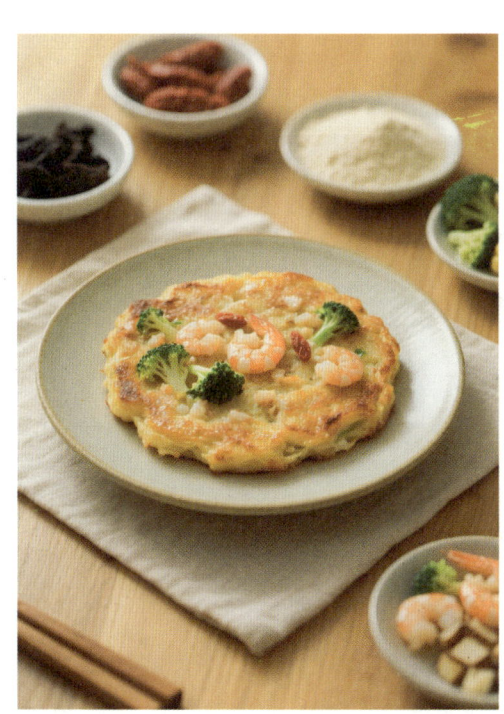

🛒 材料
【药材】黄精10克,枸杞8克。
【食材】虾仁40克,鲜干贝50克,西蓝花10克,玉米粉2茶匙,山药粉1小碗,油2茶匙。

做法
1. 枸杞洗净泡软;黄精洗净清水煮开后转小火熬汁备用。
2. 虾仁洗净去虾线,剁成泥;枸杞、干贝、西蓝花洗净切成小丁。
3. 将汤汁及切好的虾泥、菜丁及玉米粉、山药粉、食用油一起搅拌均匀,做成面糊,煎成金黄色即可。

药膳功效全解析
山药能够补脾养肾、止泻敛汗;海鲜有很好的滋补功效。二者搭配更能发挥其补肾益阳的功效。痰湿、湿热体质慎食。

板栗枸杞粥 ● 补肾气，腰膝有力精神足

🛒 材料

【药材】枸杞10克。
【食材】大米100克，板栗50克，盐适量。

做法

1. 大米洗净；板栗焯水剥壳；枸杞洗净泡软。
2. 砂锅中放入6碗清水，水开后加入板栗、大米，再次沸腾后转小火煮成粥状。
3. 最后撒上枸杞，加入盐煮6分钟即可。

药膳功效全解析

本粥能够滋补肾气，明显改善体虚气短、腰膝酸软等症，有助于提高生育能力。

⚠ 品饮宜忌

急性胃肠炎患者、胃十二指肠溃疡患者不宜食用板栗。

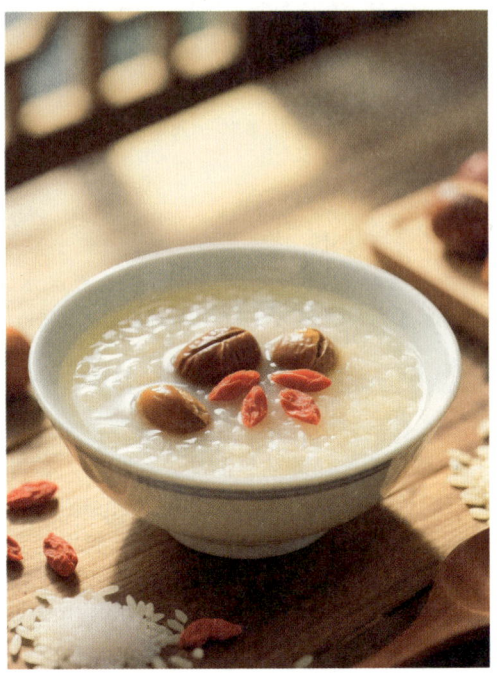

枸杞鱼片粥 ● 天天吃枸杞，肾好精神好

🛒 材料

【药材】枸杞4克。
【食材】草鱼30克，大米80克，香菇、笋丝各10克，盐适量。

做法

1. 草鱼剖开去内脏，洗净切薄片；枸杞洗净泡发；大米洗净；香菇洗净泡发，切片。
2. 将香菇、笋丝、大米放入锅中加入6碗清水熬成粥状。
3. 加入枸杞、鱼片煮熟，加盐调味即可。

药膳功效全解析

枸杞具有降低胆固醇、提高免疫力、补肾益精、消除疲劳等功效。

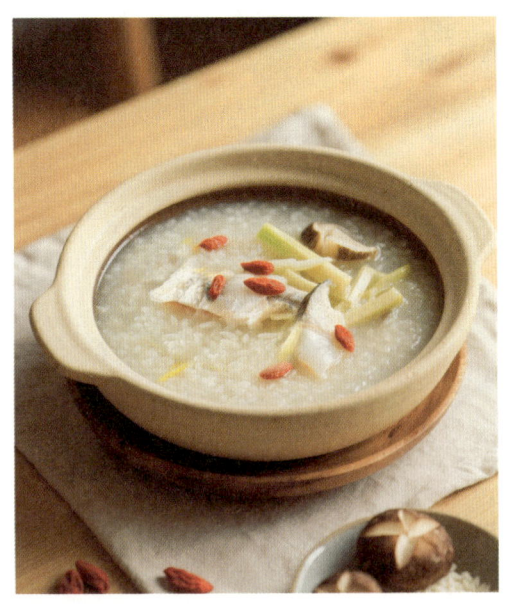

骨质疏松

骨质疏松症是近年来常见的一种全身性骨骼疾病。蛋白质和钙等营养素的缺乏是导致骨质疏松的一个重要原因。通过合理饮食来补充流失的钙质，可以有效防治骨质疏松。

对症药材

①人参　②杜仲　③五加皮
④牛膝　⑤肉桂　⑥山茱萸

对症食材

①牛奶　②乌鸡　③虾
④鱼丸　⑤木耳　⑥苜蓿

本草药典详解

五加皮

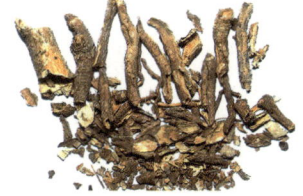

功效：强筋健骨，防治骨质疏松。
选购：以表皮呈灰棕色，折断面平坦者为佳。
服用禁忌：阴虚火旺者慎服。
性味：性温，味甘、苦。

木耳

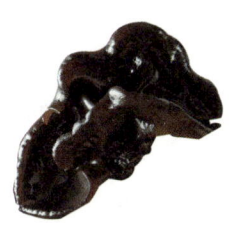

功效：益气强身，软化血管。
选购：以正面为灰黑色，有光泽，肉厚朵大者为佳。
服用禁忌：消化不良、有出血性疾病患者、孕妇忌用。
性味：性平，味甘。

养生专家诊断

疾病成因

骨质疏松症是骨头的主要构成成分钙质和蛋白质的不断流失减少，骨质变薄、骨头脆性增加，从而导致的骨头代谢缓慢疾病。患有骨质疏松后极易发生骨折、骨裂等情况。

症状表现

原发性骨质疏松症引起的疼痛主要沿脊柱向两侧扩散，直立时向后伸展胳膊或久立、久坐后疼痛都会加剧；弯腰、大幅度肌肉运动、咳嗽、大便时疼痛也会加重。年老后易驼背、发生骨折。

医师小叮咛

药食同补才能达到很好的补钙目的。服用钙片的同时，补充一些富含维生素D和蛋白质的食物，如胡萝卜、白薯、绿叶蔬菜、栗子、鸡蛋、鱼卵、奶制品等，来促进钙的吸收。

饮食注意事项

宜
- ✓ 适宜多吃一些富含钙质的食品，如虾皮、海带、肉类、蛋类等。
- ✓ 多吃富含蛋白质的有助于钙质吸收的食物，如牛奶、奶制品、大豆、鱼类等。

忌
- ✗ 尽量不要吃得过咸或过甜。
- ✗ 不宜多吃富含草酸的蔬菜，如菠菜、苋菜等。

芝麻牛奶豆浆 ● 芝麻&牛奶，促进钙吸收

🛒 材料

【食材】黄豆50克，黑芝麻15克，牛奶90毫升。

做法

1. 将黄豆用清水浸泡10小时左右，洗净；黑芝麻碾碎。
2. 将上述食材倒入豆浆机中，加水至上、下水位之间，按动"豆浆"键。豆浆机提示豆浆做好后，过滤后加入牛奶搅拌均匀即可。

药膳功效全解析

黑芝麻含有丰富的钙、磷、铁等元素，牛奶能够促进钙质的吸收，二者结合，补钙效果更强。

⚠ 品饮宜忌

慢性肠炎、便溏腹泻者不宜饮用此款豆浆。

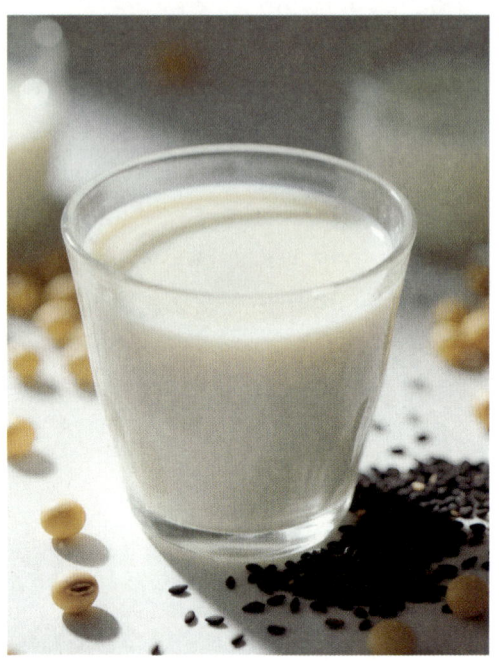

木耳炒芹菜 ● 老年骨质疏松，就吃这道家常菜

🛒 材料

【食材】木耳、银耳各15克，芹菜60克，胡萝卜1根，芝麻8克，姜、盐、芝麻油适量。

做法

1. 木耳、银耳温水泡开洗净，撕成小片；芹菜洗净切段；胡萝卜洗净切丝。
2. 将芝麻用芝麻油爆香，加入所有材料炒熟后，加盐调味即可。

药膳功效全解析

木耳、银耳具有益气养胃、滋阴活血、补脑强心的作用；与这道菜的食材搭配，富含胶质，对骨质疏松症有很好的预防效果，特别适合老年人食用。

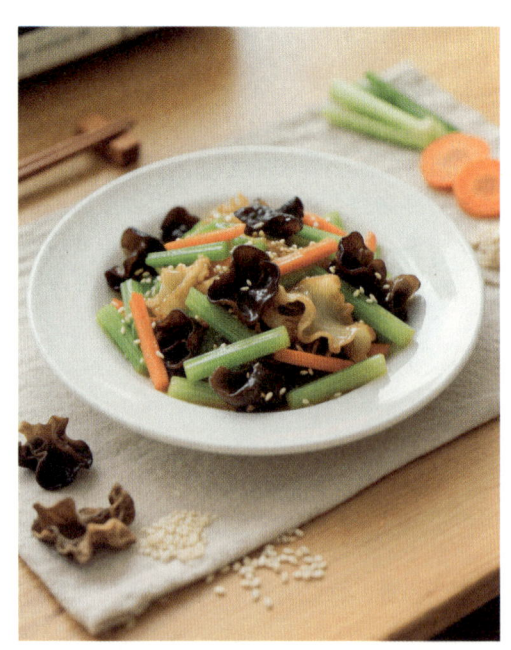

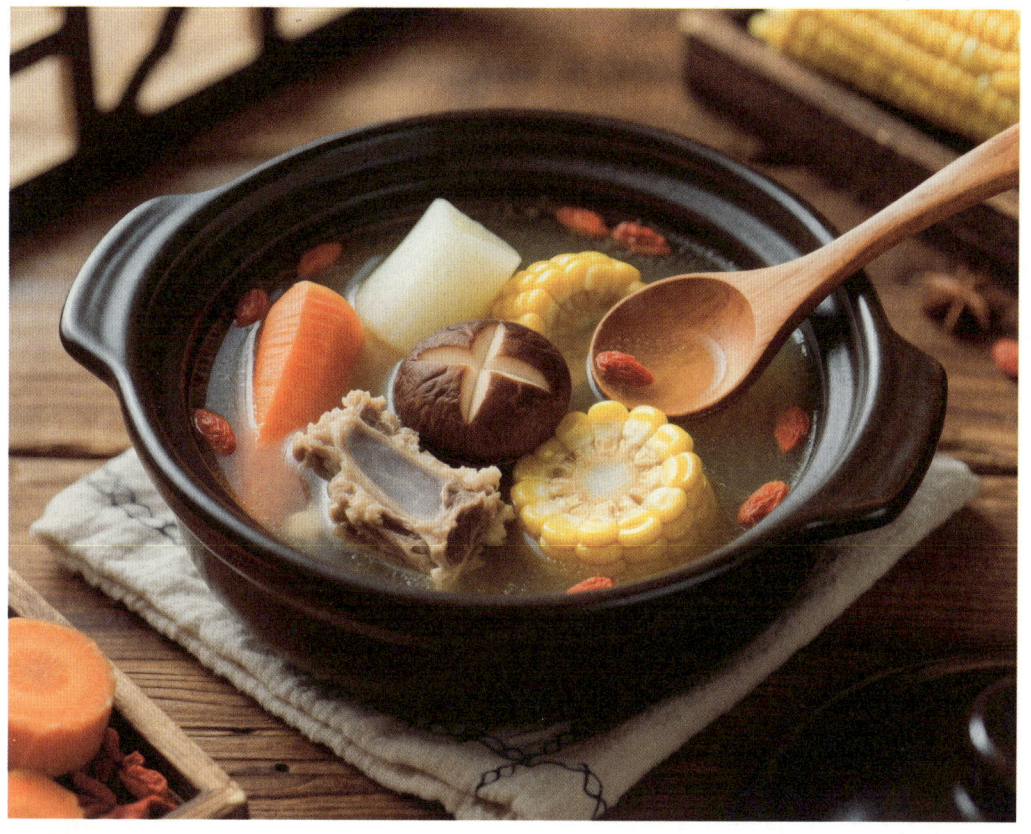

大骨高汤 ●吃骨头补骨头

🛒 材料

【药材】枸杞5克。
【食材】猪骨头800克,香菇30克,胡萝卜、白萝卜、玉米各180克,盐、醋适量。

做法

1. 骨头洗净,焯水沥干。
2. 香菇、胡萝卜、白萝卜、玉米分别洗净切块;枸杞洗净。
3. 锅中倒入6碗水,煮开后加入所有材料,大火煮开后转小火煮3小时,加盐、醋调味即可。

药膳功效全解析

猪骨富含钙质,能够补钙壮骨;枸杞、白萝卜都具有益气养肾健脾的功效。

⚠ 品饮宜忌

慢性胃炎、先兆流产及胃溃疡患者不宜食用白萝卜。高血压患者及感冒发烧、身体有炎症、腹泻、气滞痰多者不宜食用枸杞。

食材小百科

胡萝卜富含胡萝卜素,能够健脾消食、补肝明目、清热解毒。胡萝卜不宜生吃,最好油炒肉炖,这样有助于胡萝卜素转化为维生素A,同时烹调胡萝卜时不要加醋,否则会降低胡萝卜的营养价值。

腰膝酸软

当人们出现肾虚的时候，影响的不只是人的生殖发育系统，人的体力和精神都会发生明显的变化。其中最明显的就是会出现精力不济和腰膝酸软的症状。

对症药材

①当归　②锁阳　③党参
④山药　⑤鹿茸　⑥枸杞

对症食材

①牛肉　②猪腰　③排骨
④羊肉　⑤板栗　⑥香菇

养生专家诊断

疾病成因

腰膝酸软从中医方面讲是肝肾亏损所引起的一种症状。引起肝肾亏虚主要有两方面的原因：一是外邪侵入后，滞留于体内，其损伤程度日渐加深，最后伤及肝肾；二是劳累过度，包括精神和身体两方面，损耗了肾精。

症状表现

精神方面主要表现为情绪不佳、头晕易怒、焦虑烦躁，甚至抑郁等；身体方面主要表现为面色发白、怕冷喜温、腰腿疼痛等。

医师小叮咛

通过下面两种按摩方法可以在一定程度上改善腰膝酸软的症状。揉腿肚：以双手掌夹紧一侧的小腿肚，边转动边揉搓，揉搓20次后换另一侧。扳足：坐直后两腿伸直，以手扳一侧足踝关节30次后换另一侧。

本草药典详解

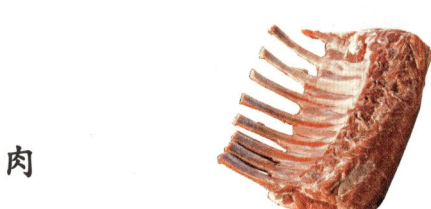

鹿茸

功效：强筋健骨，延年益寿。
选购：以体轻，质硬而脆，外皮红棕色者为佳。
服用禁忌：伤风感冒、头晕咳嗽、高血压患者慎服。
食用剂量：0.1～0.5克（食用），药用剂量可稍大。

羊肉

功效：温补防寒，滋补佳品。
选购：以颜色鲜艳均匀有光泽，肉细有弹性者为佳。
服用禁忌：发热、口舌生疮、有痰者忌用。
性味：性温，味甘。

饮食注意事项

宜
- 适宜多吃一些富含铁和钙的食物，防止发生骨质疏松。
- 多吃富含蛋白质和各种人体所需营养的芝麻、核桃仁等。
- 适当吃一些具有御寒功效的食物进行温补，如牛羊肉等。

忌
- 少吃凉性食物。

板栗排骨汤 ● 排骨汤中加板栗，益气补肾挺有效

🛒 材料

【食材】排骨500克，板栗250克，胡萝卜1根，姜片、盐、鸡精适量。

做法

1. 板栗剥壳煮熟备用；胡萝卜洗净切块。
2. 排骨洗净剁块，焯水沥干。
3. 将所有材料放入锅中，加水至没过材料，大火煮开后小火煮半小时左右加入调味料调味即可。

药膳功效全解析

排骨可以补血益气；板栗具有维持正常心跳、润肠通便的功效；本药膳能够益气补肾，治疗腰腿酸软等症。

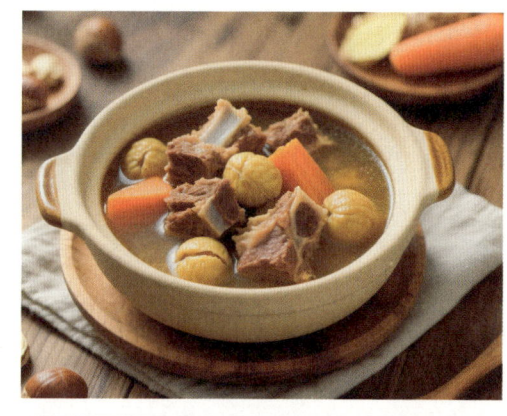

食材小百科

栗子具有补脾健胃、补肾强筋、活血止血的功效，对肾虚有很好的疗效，尤其适合老年肾虚、大便溏泻者食用。栗子不易消化，最好在两餐之间食用。

三仙烩猪腰 ● 猪腰补肾挺有效，常吃增力气

🛒 材料

【药材】当归、山药、党参各6克。
【食材】猪腰500克，酱油、葱丝、蒜末、姜丝、香油、盐适量。

做法

1. 猪腰切开去除筋膜和臊线，切花刀，洗净焯水；全部药材洗净。
2. 将猪腰及全部药材放入锅中，加水至没过材料。
3. 将猪腰炖煮至熟透，捞出冷却后切片摆盘，加上各种调味料调味即可。

药膳功效全解析

本药膳中的中药都具有益气养肾补血的功效，加上猪腰的滋补作用，对治疗腰膝酸软有明显的功效。

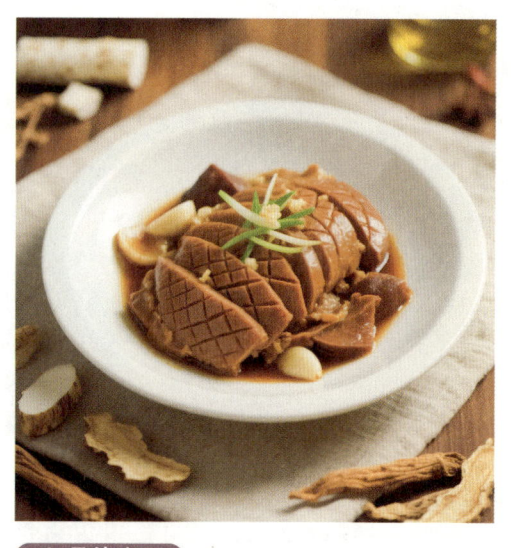

⚠ 品饮宜忌

当归能够活血化瘀，阴虚火旺、气盛痰喘及月经过多者、孕妇忌食。

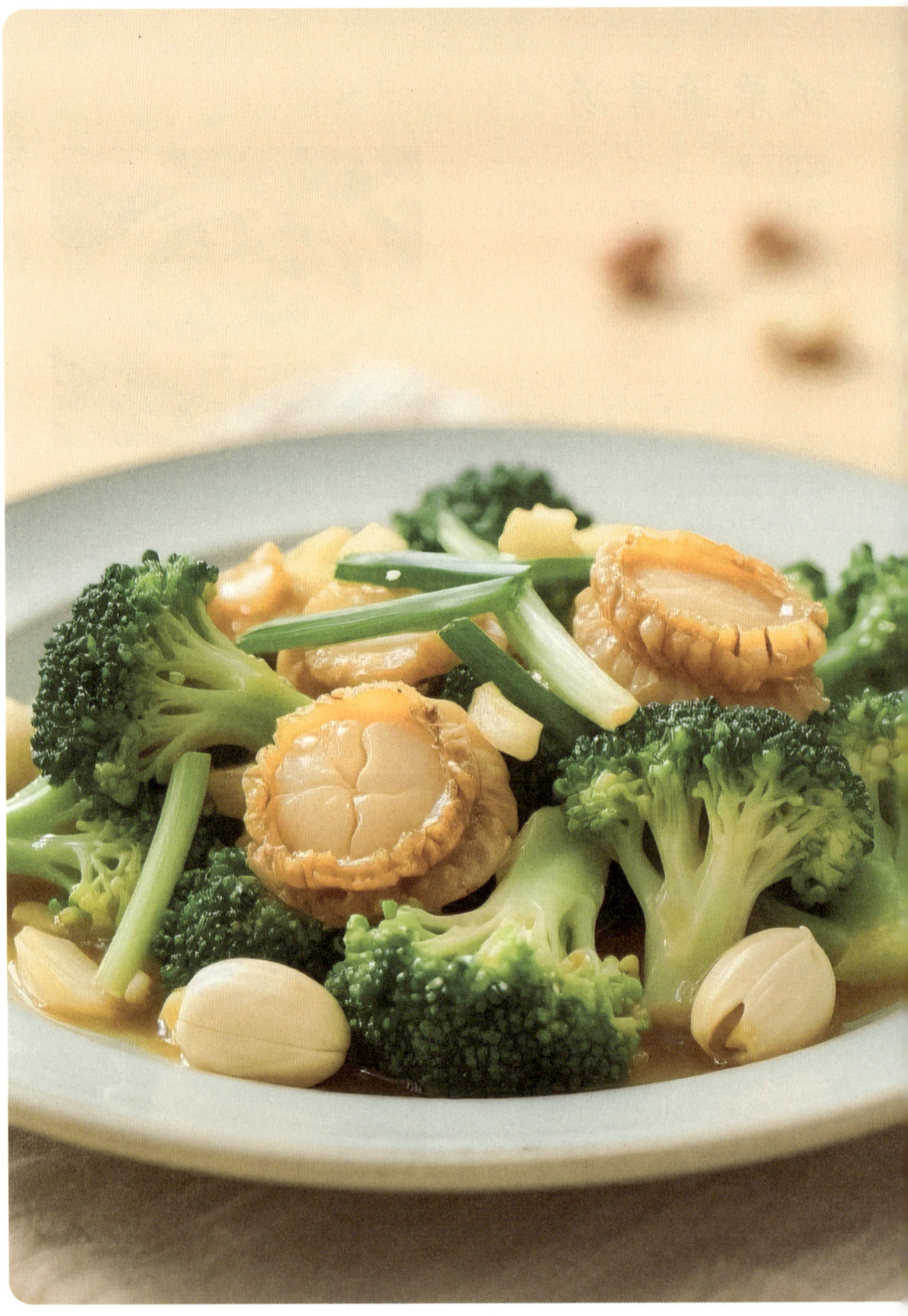

CHAPTER 7

女性调理养颜篇

常吃这些养颜调理餐,让你做女人精彩不停

- 经期护理
- 调经补血
- 保湿润肤
- 消斑祛痘
- 除皱抗衰
- 减肥瘦身
- 乌发生发

调理养颜 常用药材

丹参

最佳功效
活血散瘀，赶走经期不适。

适用体质
血瘀体质人群。

这些人不能吃
无血瘀者、出血性疾病患者、孕妇慎服。

怎样挑选
以根条粗壮、干燥、颜色紫红者为佳。

阿胶

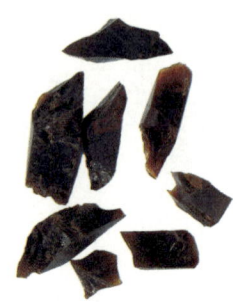

最佳功效
滋阴补血，养颜抗衰老。

适用体质
血虚体质人群。

这些人不能吃
感冒、腹泻、呕吐者忌食。

怎样挑选
以颜色呈棕褐色、块形平整、有光泽者为佳。

益母草

最佳功效
调经止痛，治疗月经不调。

适用体质
血瘀体质人群。

这些人不能吃
胃下垂、子宫下垂、腹泻者、孕妇忌服。

怎样挑选
以表面呈灰绿色或黄绿色，有韧性者为佳。

何首乌

最佳功效
补血养颜，保护肝脏。

适用体质
一般人群皆可。

这些人不能吃
大便溏泻及湿痰较重者不宜服用。

怎样挑选
以颗粒饱满、皱纹少、皮薄核小者为佳。

红花

最佳功效
活血通经，降血脂。

适用体质
血瘀体质人群。

这些人不能吃
孕妇及月经过多者忌服。

怎样挑选
以呈红黄色、花冠细长、干燥者为佳。

百合

最佳功效
润肺止咳，美容养颜。

适用体质
阴湿体质人群。

这些人不能吃
风寒咳嗽、体虚腹泻者忌食。

怎样挑选
干品以干燥、无杂质、肉厚剔透者为佳。

月季花

最佳功效
活血调经，增强免疫力。

适用体质
血瘀体质人群。

这些人不能吃
脾胃虚寒者及孕妇忌服。

怎样挑选
以颜色鲜艳、干燥、气味清香者为佳。

玫瑰花

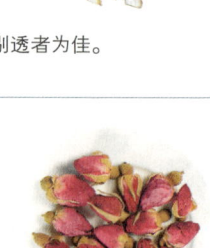

最佳功效
防治妇科病，美容养颜。

适用体质
气郁体质人群。

这些人不能吃
阴虚内热者忌服。

怎样挑选
以花朵干燥、轻而质脆、芳香浓郁为佳。

Chapter 7 调理养颜常用食材

女性调理养颜篇

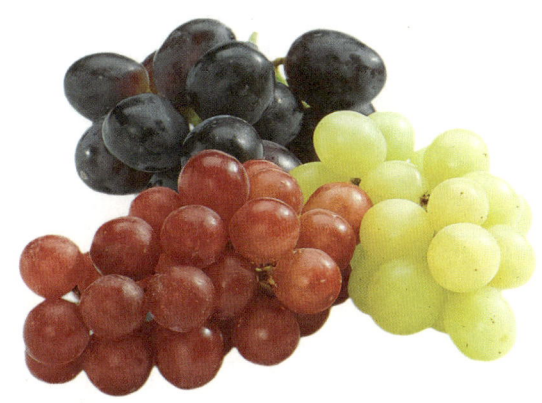

葡萄

最佳功效
紧致肌肤，延缓衰老。
适用体质
一般人群皆可。
这些人不能吃
糖尿病、便秘者忌食。
怎样挑选
以颗粒均匀饱满、新鲜牢固为佳。

红豆

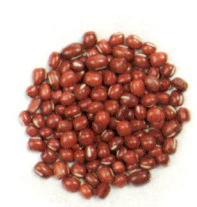

最佳功效
补血利尿，排毒减肥。
适用体质
痰湿体质人群。
这些人不能吃
肠胃较弱者不宜多吃。
怎样挑选
以颗粒饱满均匀，表面光洁，无虫眼霉变者为佳。

燕麦

最佳功效
抗氧化，降糖减肥。
适用体质
一般人群皆可。
这些人不能吃
肠胃湿滑，消化不良者忌食。
怎样挑选
以外观完整、大小均匀、饱满坚实者为佳。

银耳

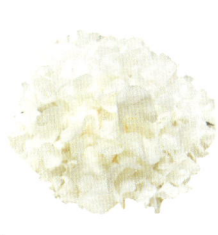

最佳功效
祛斑减肥，抗辐射。
适用体质
阴虚、血虚体质人群。
这些人不能吃
外感风寒，糖尿病患者忌食。
怎样挑选
干品以色白微黄，朵大体轻，有光泽者为佳。

猕猴桃

最佳功效
清热润燥，静心安神。
适用体质
一般人群皆可。
这些人不能吃
风寒咳嗽、脾虚腹泻、痛经者不宜食用。
怎样挑选
以个头较大，外形匀称，没有伤痕者为佳。

樱桃

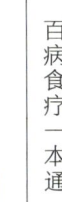

最佳功效
健脑益智，嫩肤祛斑。
适用体质
一般人群皆可。
这些人不能吃
溃疡、上火、糖尿病患者不宜食用。
怎样挑选
以颗粒饱满、颜色深、有光泽者为佳。

百病食疗一本通

经期护理

每隔一个月左右，育龄女性都会来一次月经，这一期间称为女性生理期。女性在生理期期间，常常因为身体受寒或宫寒而引起痛经，这需要一定的保养和护理，这些保养和护理就称之为经期护理。

对症药材
①三七　②黄芪　③艾叶
④当归　⑤阿胶　⑥玫瑰花

对症食材
①乌鸡　②鸡蛋　③牛肉
④燕麦　⑤油菜　⑥红腰豆

养生专家诊断

疾病成因

月经对女性会产生很多影响，其中最主要的影响就是失血，失血过多就会造成贫血。同时月经会影响身体内代谢的变化，从而引起身体浮肿、疲劳困乏、精神不济小腹坠痛等症。

症状表现

女性月经期常表现为脸色苍白暗黄、唇色淡白、头晕眼花、失眠健忘、忧思易怒等，严重的会下腹坠痛，甚至腹痛难忍。女性只有在月经规律正常的情况下，气血充足才会显得健康和美丽。

医师小叮咛

女性经期会抵抗力下降，容易受寒。身体受寒后就会导致月经失调甚至痛经。因此女性月经期间一定不能吹风受寒、淋雨蹚水、洗冷水浴，同时也不能吃生冷和辛辣刺激食物，注意休息和保暖。

本草药典详解

玫瑰花

功效：利气行血，散瘀止痛。
选购：以花朵干燥、轻而质脆、气味芳香者为佳。
服用禁忌：阴虚火旺者忌服。
食用剂量：1～5克。

乌鸡

功效：补血活血，提高免疫力。
选购：以骨黑冠乌者为佳。
服用禁忌：患严重皮肤病者少吃。
性味：性温，味甘。

饮食注意事项

宜
- √ 应多补充乌鸡、牛肉、猪肉、蛋类、牛奶等具有生血养血作用，富含营养的食物。
- √ 可以适当吃些甜食来补充糖分，缓解经期紧张和疼痛。

忌
- × 忌吃性寒的冷饮和食物。
- × 不宜食用性凉的蔬菜和水果，如冬瓜、苦瓜、木耳、荸荠、梨等。

花旗参炖乌鸡

● 经期量少，花旗参乌鸡来补血

材料

【药材】花旗参 10 克。
【食材】乌鸡 1 只，姜片、葱段、盐、鸡精适量。

做法

1. 花旗参洗净；乌鸡洗净剁块，焯水沥干。
2. 将乌鸡、花旗参、姜片放入砂锅中，加 6 碗清水，大火煮开后转小火炖 3 小时。
3. 加入盐、鸡精调味即可。

药膳功效全解析

乌鸡、花旗参都是上好的滋阴药材，能够滋阴益肺、养血补虚，去虚火。此药膳滋阴养血、生津清火，尤其适合女性经期食用。

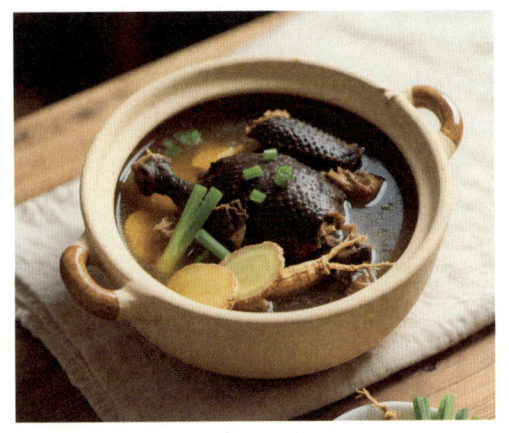

品饮宜忌

乌鸡不能多吃，否则容易生痰上火、身体燥热。

艾叶煮鸡蛋

● 赶走经期体寒腹痛

材料

【药材】艾叶 8 克。
【食材】鸡蛋 2 个。

做法

1. 艾叶洗净，放入锅中加 3 碗清水，大火煮开后转小火熬煮出颜色。
2. 稍微冷却后加入鸡蛋一起煮，大火煮开后转小火煮 10 分钟即可。

药膳功效全解析

艾叶能够驱寒理气、活血安胎，蛋黄能够增强记忆力，二者搭配对女性经期失眠、体寒腹痛有很好的功效。

品饮宜忌

阴虚血热者慎用艾叶。

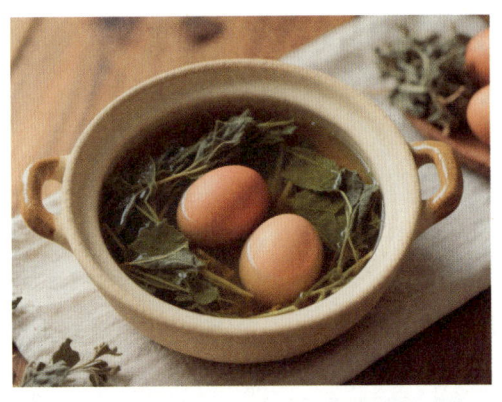

本草小百科

艾叶是由艾蒿的叶子干燥而成的，能够理气血、祛湿寒、安胎，能够治疗心腹冷痛、久病下血、月经不调等症。应挑选绒毛多、背面灰白色、香气浓郁的购买。

玉米排骨汤 ●平衡你飞扬的激素

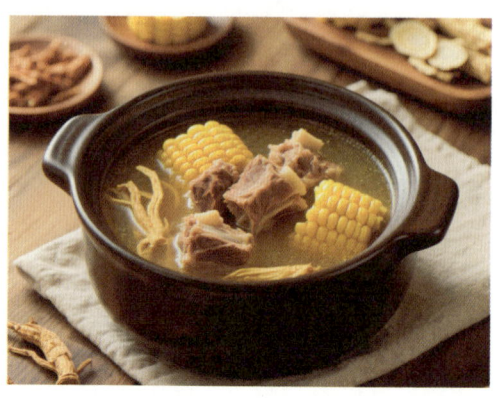

🛒 材料
【药材】党参、黄芪各8克。
【食材】排骨250克,玉米100克,姜片、盐、鸡精适量。

做法
1. 玉米洗净,剁成小块;排骨洗净剁块,焯水沥干。
2. 将盐、鸡精外的所有材料放入锅中,加入4碗清水,大火煮开后转小火煮45分钟,加盐、鸡精调味即可。

药膳功效全解析
党参、黄芪都具有补气的功效,与玉米、排骨搭配能够促进血液循环和调节激素正常分泌。气滞火盛、感冒发烧及孕妇不宜食用。

食材小百科
玉米是调中开胃、清湿热、利肝胆的佳品,含有丰富的不饱和脂肪酸,对冠心病、动脉粥样硬化高脂血症等有很好的防治作用,同时玉米还能润肠通便。

熟地当归鸡汤 ●让自己更舒服,让男人更爱你

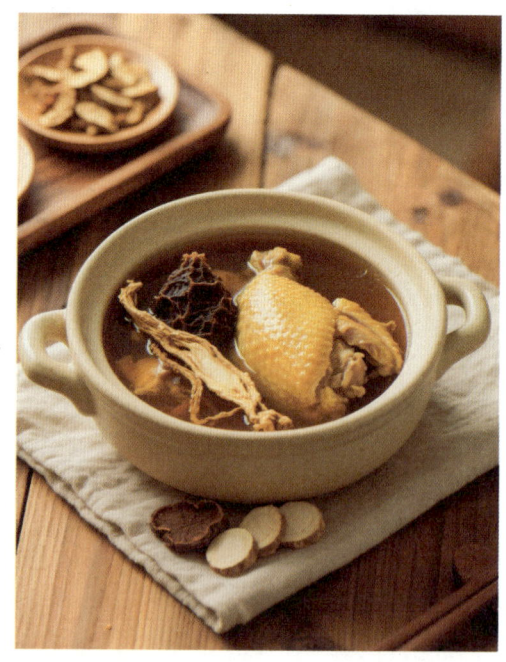

🛒 材料
【药材】熟地10克,当归6克,炒白芍10克。
【食材】鸡腿1个,盐适量。

做法
1. 鸡腿洗净剁块,焯水沥干;药材洗净。
2. 将鸡腿和药材放入砂锅中,加入5碗清水,大火烧开后,转小火炖2小时,加盐调味即可。

药膳功效全解析
本药膳对防治女性月经失调、血虚症、带下等诸症有明显的疗效,同时还能调理女性性冷淡、性交疼痛等症。熟地、当归、白芍都具有活血补血的功效,月经过多者及孕妇忌食。

百合炒红腰豆 ●补血抗衰老，容颜逆生长

🛒 材料

【药材】鲜百合150克。
【食材】西芹200克，红腰豆80克，油、葱丝、姜丝、盐、鸡精适量。

🍲 做法

1. 所有调味料做好备用；百合剥开洗净；西芹择叶洗净切段；红腰豆洗净。
2. 西芹、百合、红腰豆焯水沥干；热锅下油，油热后放入葱、姜，爆炒后放入西芹、百合、红腰豆翻炒。
3. 炒熟后加入调味料调味即可。

☕ 药膳功效全解析

红腰豆具有极好的补血生血、增强免疫力抗衰老的功效；百合能够养心安神、美容养颜。本药膳尤其适合女性补血养颜食用。

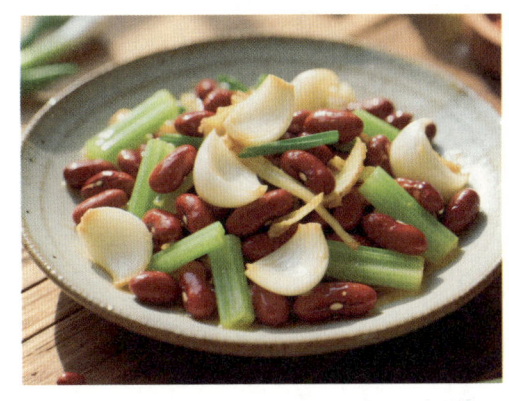

食材小百科

红腰豆富含维生素及铁、钾等矿物质，能够补血生血、增强免疫力、抗衰老，需要注意的是红腰豆在焯水过程中不要太久，否则影响口感。

补气人参面 ●经常吃碗面，就能预防宫颈癌

🛒 材料

【药材】人参2克，麦冬10克，五味子2克。
【食材】面条100克，西红柿100克，秋葵100克，火腿60克，盐、香油适量。

🍲 做法

1. 药材洗净，加入4碗清水煎煮成汁备用；西红柿、火腿切片。
2. 面条放入开水中煮熟，盛入碗中加入调味料。
3. 药汁中加入西红柿、火腿煮熟后倒入面碗中搅拌均匀即可。

☕ 药膳功效全解析

西红柿加热后能够预防宫颈癌；秋葵富含各种微量元素，能够促进消化，与本药膳中的药材搭配，可以增强免疫力，保护子宫。

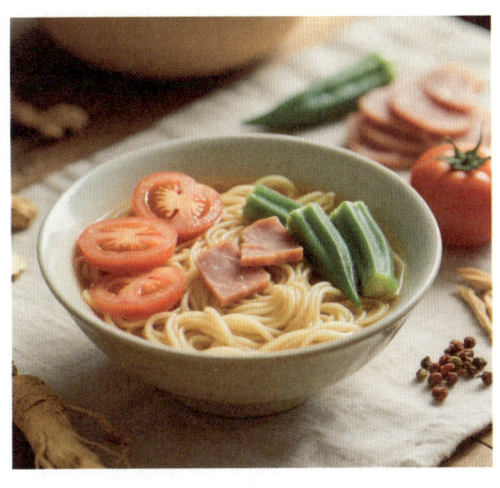

⚠ 品饮宜忌

西红柿不能跟黄瓜一起吃，否则会破坏其中的维生素C。孕妇及高血压患者慎食。

调经补血

痛经、月经不调是困扰很多女性的难言之隐。这多与人的内分泌失调有关,通过药膳食疗,选择能减轻痛经的药材、食材进行食疗,能有效地缓解这一症状。

对症药材

① 玫瑰 ② 川芎 ③ 红花
④ 红枣 ⑤ 当归 ⑥ 益母草

对症食材

① 花生 ② 鱼头 ③ 萝卜
④ 牛奶 ⑤ 油菜 ⑥ 樱桃

养生专家诊断

疾病成因

月经不调往往是由多种原因引起的。下丘脑等内分泌器官功能紊乱是其中的一个主要原因;同时卵巢黄体功能不好也会引发月经失调;还有生殖器官有炎症、肿瘤等也会导致月经失调。过度节食、营养不良、心理过度紧张抑郁也会引发月经失调。

症状表现

经期提前,就是月经周期短于21天;月经延迟,即月经比正常周期延迟7天以上。月经过多,就是每次月经出血量过大或时间过长,出血量严重超过平时的量;月经量少即每次月经排血量少于10毫升。

医师小叮咛

按摩中极穴对治疗月经不调有很好的作用。中极穴位于肚脐中下方4寸的地方。每天用中指按摩中极穴,早晚各一次,每次3分钟,能够很好地缓解月经不调、痛经等症状。

本草药典详解

红花

功效:活血通经,降血脂。
选购:以花冠呈红黄色或红色,干燥质柔者为佳。
服用禁忌:孕妇及月经过多者忌服。
食用剂量:3～10克。

樱桃

功效:益气补血,养颜美容。
选购:以颗粒饱满、颜色深红、有光泽者为佳。
服用禁忌:溃疡、上火、糖尿病患者少吃。
性味:性温,味甘。

饮食注意事项

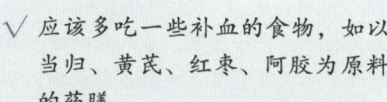
√ 应该多吃一些补血的食物,如以当归、黄芪、红枣、阿胶为原料的药膳。

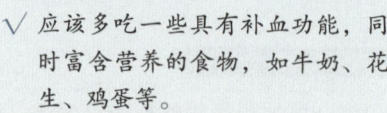
√ 应该多吃一些具有补血功能,同时富含营养的食物,如牛奶、花生、鸡蛋等。

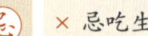
× 忌吃生冷、辛辣等刺激性食物。

桂圆肉煮鸡蛋 ●脸色苍白气血虚，桂圆最滋补

材料
【药材】桂圆肉15克。
【食材】鸡蛋2个，冰糖适量。

做法
1. 桂圆剥皮洗净、去核。
2. 将鸡蛋与桂圆肉放入砂锅中，加入3碗清水。文火炖煮，鸡蛋煮熟后去壳再煮，1小时后加入冰糖搅拌均匀即可。

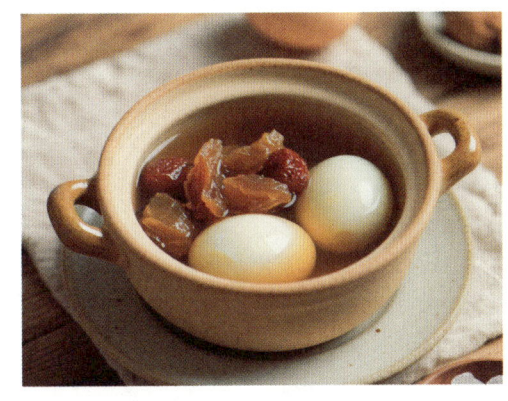

药膳功效全解析
桂圆具有补血养心的功效，还能够安神健脑、补养心脾。本药膳能够滋阴养血，宁心安神。

品饮宜忌
孕妇食用桂圆会引起流产或早产，孕妇忌食。热症及高血压患者忌食。

红枣鸡肉汤 ●红枣是女性必备的养血美颜丸

材料
【药材】夜来香10克，红枣各30克。
【食材】土鸡腿2个，姜片、盐、鸡精适量。

做法
1. 将夜来香、红枣洗净，红枣泡发；鸡腿洗净剁块，焯水沥干。
2. 锅中加水，放入姜片、鸡腿、红枣，大火煮沸后小火煮20分钟，加入夜来香、盐、鸡精调味即可。

药膳功效全解析
红枣具有极好的益气补血功效，本药膳能够安神养脾，通窍生津。

品饮宜忌
红枣一次食用不宜超过20颗，否则容易引起胃酸过多和腹胀，导致便秘。

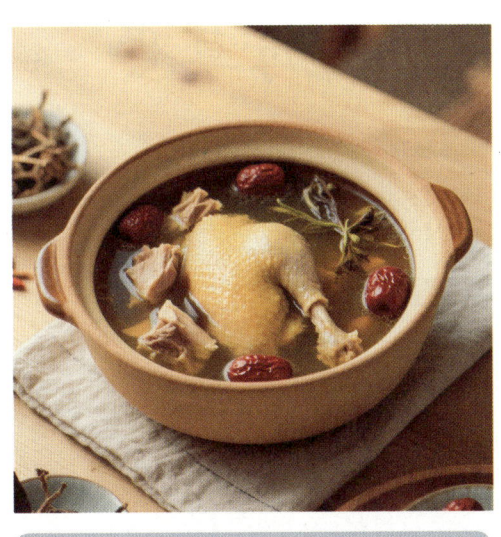

食材小百科
鸡肉富含蛋白质，其蛋白质含量高于猪肉、羊肉，脂肪含量却低于猪肉、羊肉，且多为不饱和脂肪酸。值得注意的是鸡屁股是存储病菌、致癌物最多的地方，不宜食用。

三七炖鸡 ● 通血气，止疼痛的美味补品

🛒 材料

【药材】三七6克。
【食材】鸡肉100克，盐、鸡精、姜片适量。

🍲 做法

1. 鸡肉洗净切块，焯水沥干；三七洗净切片。
2. 将鸡肉、三七、姜片放入砂锅中，加入6碗清水，大火烧开后，小火煮3小时，待鸡肉烂熟，加入调味料调味即可。

☕ 药膳功效全解析

三七具有很好的活血止血、消肿止痛等功效；鸡肉能够温中益气。本药膳对补脾益气、调经止痛有很好的功效。

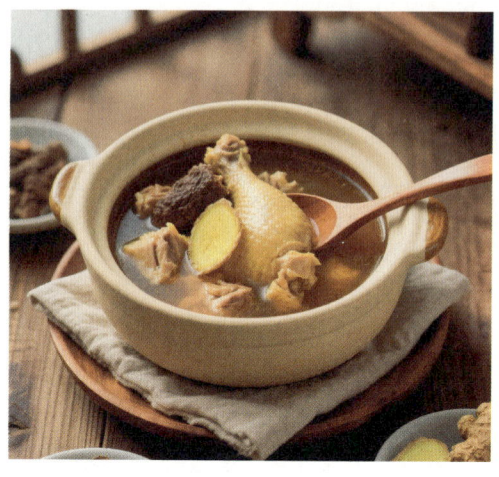

⚠ 品饮宜忌

三七具有很好的活血散瘀功效，经期女性及孕妇、出血性疾病患者忌食。

当归益母草蛋 ● 女性活血调经挺管用

🛒 材料

【药材】益母草20克，当归6克。
【食材】鸡蛋3个。

🍲 做法

1. 当归、益母草洗净沥干。
2. 将所有材料放入锅中，加水至没过材料，煮至鸡蛋熟后，鸡蛋剥壳再煮片刻即可。

☕ 药膳功效全解析

益母草是调经止痛，治疗妇女月经不调的良药；当归具有益气补血的功效。此药膳尤其适合经期女性活血调经食用。

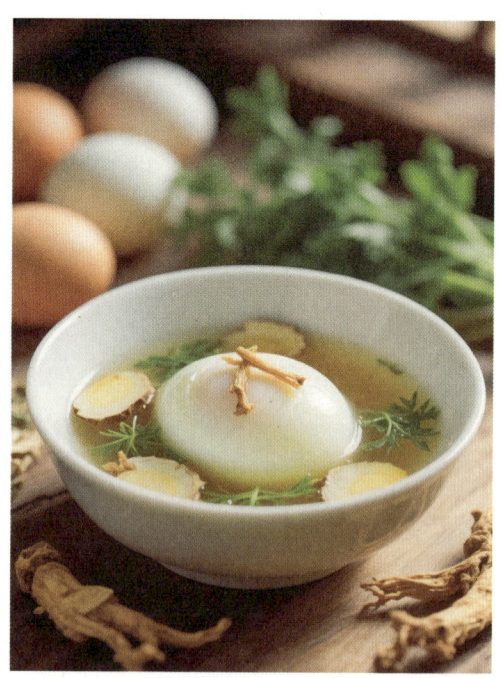

⚠ 品饮宜忌

胃下垂、子宫下垂、慢性泄泻患者及孕妇忌食益母草。

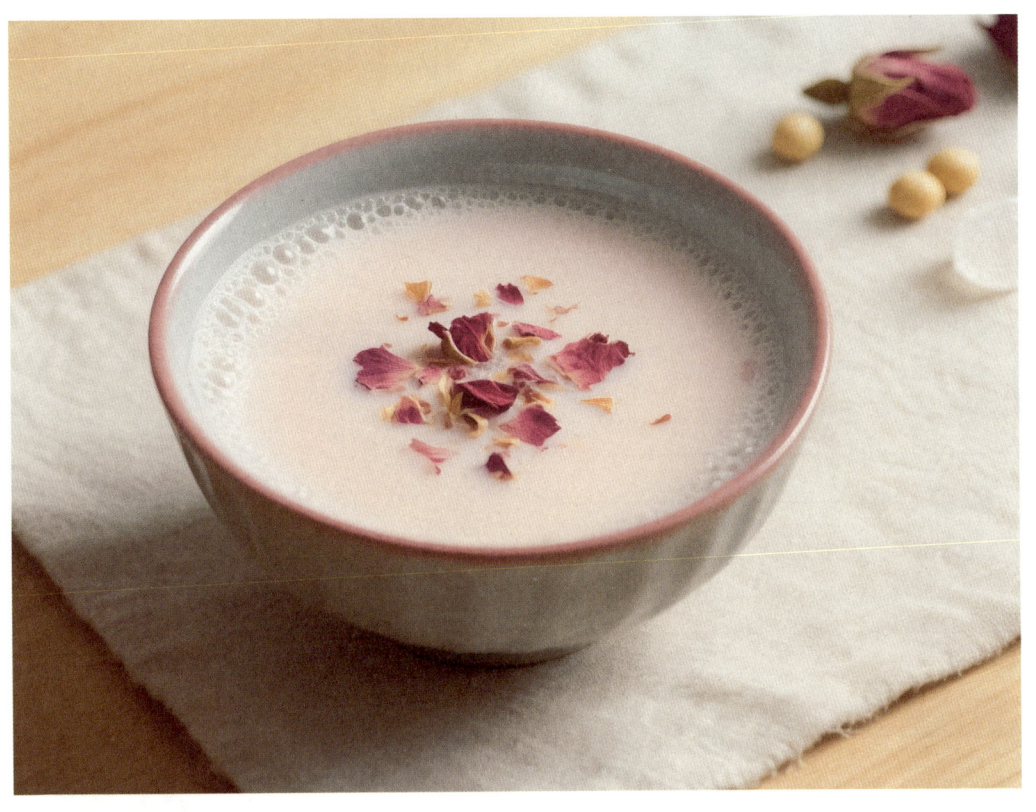

玫瑰豆浆

● 疏肝解郁,调节激素

🛒 材料

【药材】干玫瑰花 5 克。
【食材】黄豆 50 克,冰糖 10 克。

做法

1. 将黄豆用清水浸泡 10 小时左右,洗净;玫瑰花洗净。
2. 将上述材料倒入豆浆机中,加水至上、下水位之间,按动"豆浆"键。豆浆机提示豆浆做好后,过滤后加入白糖搅拌均匀即可。

药膳功效全解析

此茶能够调节激素分泌,改善月经失调、痛经等症状,可以缓解更年期女性郁躁、情绪不稳等状况。

本草小百科

玫瑰花不仅具有很高的观赏价值,同时也具有极高的药用价值,能够理气和血、排毒养颜、平衡内分泌、缓和情绪,对调理月经综合征有很好的效果,以花朵干燥、轻而质脆、气味芳香者为佳。

食材小百科

黄豆富含蛋白质和人体必需的氨基酸,能够宽中下气、提高免疫力,被誉为"豆中之王"。好的黄豆颗粒饱满,质地均匀,色泽光亮,无破损霉变的现象。

保湿润肤

保湿指的是皮肤的保湿。当空气特别干燥时,皮肤角质层不能及时补充足够的保湿因子,油脂腺活跃度下降,脸上油脂、水分下降,皮肤会出现紧绷现象,甚至在眼下及鼻旁出现细纹,这时应该多吃一些滋阴的食物。

对症药材

①芦荟　②玉竹　③当归
④芍药　⑤熟地　⑥百合

对症食材

①豌豆　②干贝　③猴头菇
④木瓜　⑤西红柿　⑥西蓝花

养生专家诊断

疾病成因

皮肤干燥是由于皮肤缺乏水分而出现的一种皮肤不适现象。年龄的增长、气候的变化、睡眠不足、劳累过度等都会导致皮肤干燥。同时血虚、营养不良、脂肪摄入过少也会导致皮肤缺水干燥。

症状表现

皮肤干燥多发生于春秋季节大风导致的干燥天气时。多表现为皮肤变得粗糙无光,手背、脚跟出现干裂、发痒甚至起皮的现象,面部起红斑,皮肤紧绷,口鼻周围皮肤脱落、发痒。

医师小叮咛

在春秋季节空气干燥的时候,可以随身携带一支保湿喷雾,在脸部感到干燥时喷一喷,保持面部水润。同时每周可以做1～2次保湿面膜,可以自制芦荟、牛奶等保湿面膜。最重要的要减少熬夜,注意休息。

本草药典详解

芦荟

功效:润肤保湿,抗衰老。
选购:鲜芦荟以叶子粉绿、有白色斑点者为佳。
服用禁忌:孕妇、经期女性、脾胃虚弱者忌服。
食用剂量:3～10克。

木瓜

功效:润滑肌肤,健脾消食。
选购:以表皮光滑、颜色青亮、无色斑者为佳。
服用禁忌:孕妇不宜食用。
性味:性温,味酸。

饮食注意事项

宜
- √ 平时多喝水,补充身体水分。
- √ 多吃富含维生素C的新鲜蔬菜和水果,如西红柿、苹果、猕猴桃等。
- √ 多吃富含胶原蛋白和维生素E的食物,促进受损皮肤的再生,如茭白、猪蹄等。

忌
× 尽量少吃辛辣上火的食物,如辣椒、胡椒等。

牛奶杏仁豆浆 ●皮肤水润不显老

🛒 材料
【药材】甜杏仁 10 克。
【食材】黄豆 50 克，牛奶 230 毫升，白糖 10 克。

🍲 做法
1. 黄豆用清水浸泡 10 小时左右，洗净；杏仁洗净。
2. 将上述材料倒入豆浆机中，加水至上、下水位之间，按动"豆浆"键。豆浆机提示豆浆做好后，过滤后加入白糖调味，豆浆晾至温热后，倒入牛奶搅拌均匀即可。

☕ 药膳功效全解析
黄豆能够软化血管，预防高血压、冠心病，滋润皮肤，牛奶能够抗衰老，增强记忆力。本饮品能够滋润肌肤，延缓衰老。

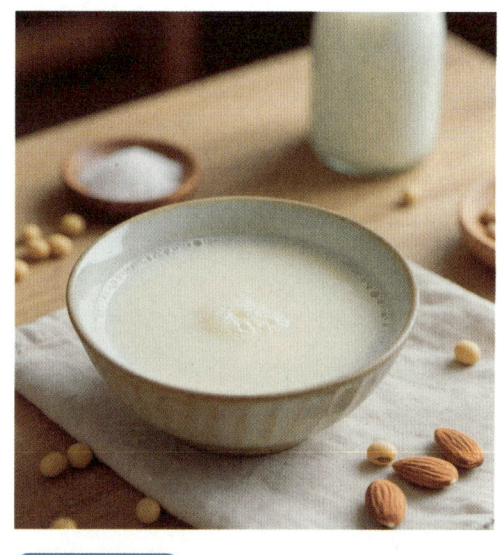

⚠ 品饮宜忌
婴儿、阴虚咳嗽及泻痢便溏者不宜饮用。

干贝西蓝花 ●告别肌肤暗哑，重现光晰肌肤

🛒 材料
【药材】白果 6 克。
【食材】西蓝花 300 克，鲜干贝 6 两，葱丝、姜丝、蒜末少许，盐、鸡精适量。

🍲 做法
1. 白果去壳洗净；干贝洗净；西蓝花洗净切块，入水余烫。
2. 热锅下油，油热后爆香葱丝、姜丝、蒜末，加入干贝、白果翻炒，熟后加西蓝花点缀，调味料调味即可。

☕ 药膳功效全解析
经常食用这道菜能有效改善因疲劳造成的皮肤黯淡无光等症，还能有效调节视力，尤其适合白领一族。白果有小毒，不宜生吃多吃。

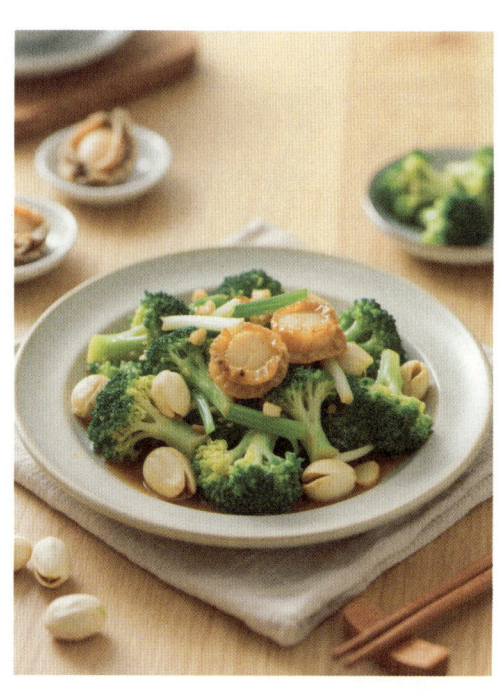

芦荟西红柿汤 ● 消除黑色素，皮肤水润光滑

🛒 材料

【药材】鲜芦荟50克。
【食材】西红柿2个，鸡蛋1个，油、香菜、淀粉、葱丝、姜丝、盐、鸡精适量。

做法

1. 西红柿洗净切片；芦荟洗净切丝；鸡蛋搅匀；香菜洗净切段，加入盐、鸡精备用。
2. 热锅上火，加入食用油，加入葱丝、姜丝爆香，加入芦荟、鸡蛋翻炒。
3. 倒入4碗清水，水开后加入所有材料煮开即可。

药膳功效全解析

此汤能够清热降火，去除油脂，调理肠胃，减少皮肤黑色素堆积，令皮肤光滑白嫩。

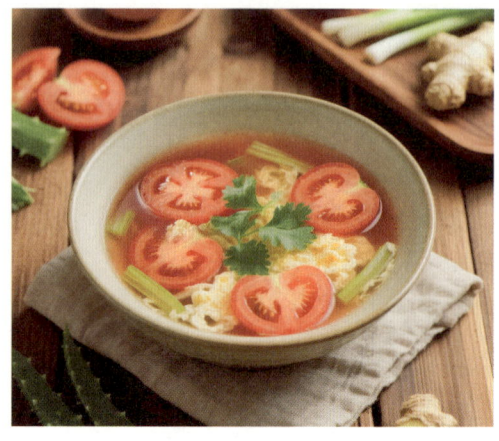

食材小百科

西红柿生吃补充维生素C，熟吃能够补充具有抗癌功效的番茄红素。西红柿应选择表面略呈淡粉色，有细密小白点的购买，亮红色的并不是最好的；另外平顶的比带尖的更加细腻甜爽。

猴头菇鸡汤 ● 跟毛孔粗大说拜拜

🛒 材料

【药材】黄芪15克。
【食材】鸡1只，猴头菇200克，姜片、盐、鸡精、香油适量。

做法

1. 鸡洗净剁块，焯水沥干；猴头菇去根泡发，洗净切片。
2. 锅中放入鸡肉、黄芪、姜片，加入6碗清水，煮沸后捞去浮沫，小火煮1小时后加入猴头菇炖半小时。
3. 加入盐、鸡精、香油调味即可。

药膳功效全解析

此汤能够滋润皮肤，极大缓解皮肤粗糙状况，令肌肤细嫩光滑。高血压患者慎食。

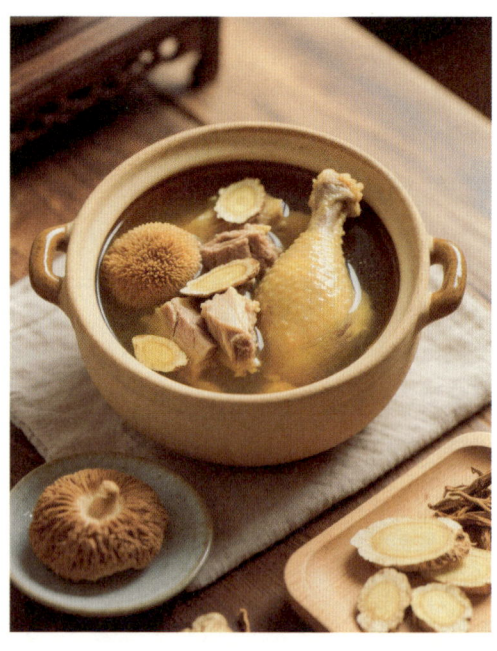

消斑祛痘

女性爱美，"脸面"问题是女性一生都在关注的问题。然而，由于种种原因，斑点、痘痘却会时不时地在我们的脸上冒出来，让我们美丽的心情瞬间阴暗下来，要想安全除斑祛痘，可以试试药膳。

Chapter 7 女性调理养颜篇

对症药材

①杏仁　②玫瑰　③绿豆
④人参　⑤枸杞　⑥薏仁

对症食材

①木瓜　②茄子　③白萝卜
④柠檬　⑤菠菜　⑥西红柿

养生专家诊断

疾病成因

我们的身体之所以会长斑长痘，主要是由于身体内部新陈代谢紊乱和内分泌失调，使身体处于不平衡的状态。另外如果平时不注意皮肤卫生，使毛孔感染细菌就会长痘；瘀血体质容易长斑。

症状表现

长痘的时候，长痘的皮肤周围会有发红、肿痛的反应，用手按之会有肿硬的感觉；严重时，甚至会化脓感染，皮肤严重发炎。色斑可分为颜色较浅的雀斑或者是色素沉着形成的大片斑点等多种。

医师小叮咛

痘痘挤破后容易引起发炎感染，所以一定不能用手乱挤，否则极易引起细菌感染扩散。尤其是鼻子周围的三角区域，乱挤的话可能引起蜂窝织炎。可以用含有薄荷成分的爽肤水点涂在患处消炎。

本草药典详解

绿豆

功效：清热排毒，抗过敏。
选购：颗粒饱满，颜色鲜艳者为佳。
服用禁忌：阳虚、脾胃虚寒腹泻者忌服。
食用剂量：15～30克。

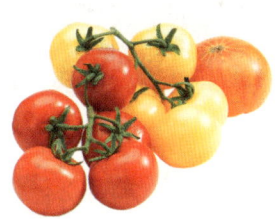

西红柿

功效：美容护肤，生津止渴。
选购：以颜色粉红中带有细微小白点，有光泽者为佳。
服用禁忌：白癜风患者不宜食用。
性味：性平，味甘，微酸。

饮食注意事项

宜
- √ 常吃西红柿对预防色斑有很好的作用。
- √ 多吃富含维生素C的新鲜蔬菜和水果，如西红柿、苹果、猕猴桃、绿豆、燕麦等可有效改善肌肤不良现象。
- √ 多吃比较清淡的食品，经常饮用绿茶、金银花茶等。

忌
- × 尽量少吃辛辣上火和油腻的食物，如辣椒、胡椒等。

百病食疗一本通　171

抗敏关东煮 ● 皮肤过敏的女性要常吃

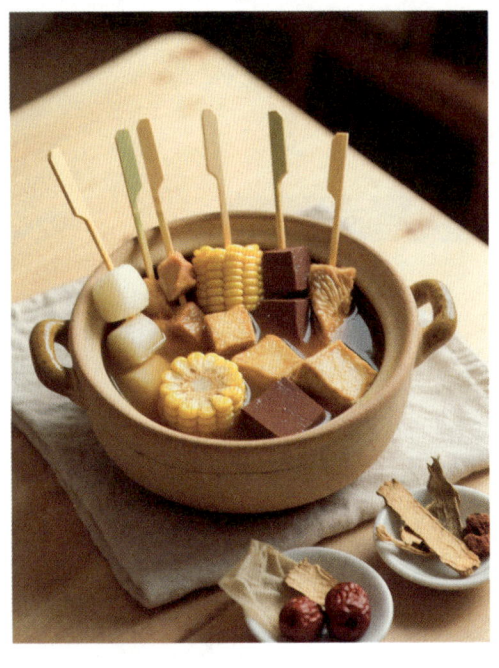

🛒 材料
【药材】白术、麦冬各10克，黄芪、红枣各12克，棉布袋1个。
【食材】玉米、白萝卜各100克，鱼豆腐45克，鸭血80克，盐适量。

做法
1. 药材洗净，放入棉布袋中扎紧，放入砂锅中加4碗水煎煮，煮沸后小火熬煮半小时后取出药包，汤汁待用。其他材料洗净切块。
2. 将切好的材料放入砂锅中与汤汁同煮，大火煮沸后小火熬煮至萝卜烂熟，加盐调味即可。

药膳功效全解析
本药膳具有降压降脂、抗过敏的功效，有效预防皮肤过敏，增强抵抗力。孕妇及高血压患者不宜食用。

玫瑰枸杞养颜羹 ● 气血足，皮肤红润赛苹果

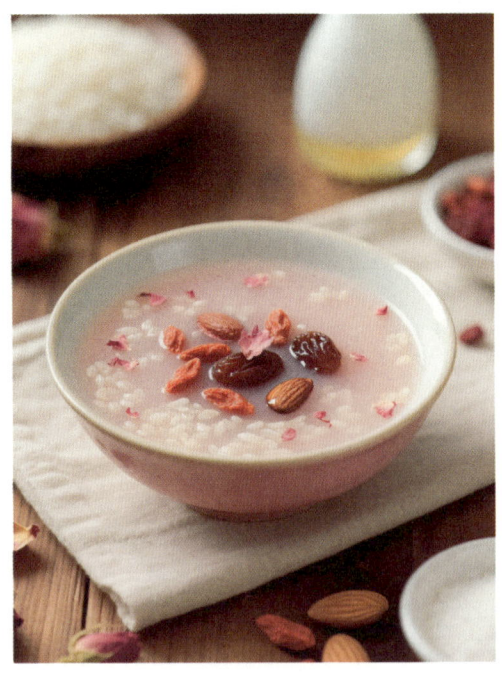

🛒 材料
【药材】玫瑰花15克，枸杞、甜杏仁、葡萄干各5克。
【食材】酒酿50克，玫瑰露酒40克，淀粉、白糖各15克。

做法
1. 玫瑰花洗净切碎。
2. 蒸锅中将水烧开，蒸屉上放碗，加入白糖、酒酿、枸杞、杏仁、葡萄干，倒入玫瑰露酒，煮开后转为小火。
3. 倒入淀粉勾芡，搅拌均匀撒上玫瑰花碎即可。

药膳功效全解析
枸杞能够益肾补血、养肝明目、润肺生津；玫瑰花能够益气解郁、活血、调节内分泌。二者结合能够起到美容补血的作用。

燕麦花生糊 ●排除毒素，肌肤好呼吸

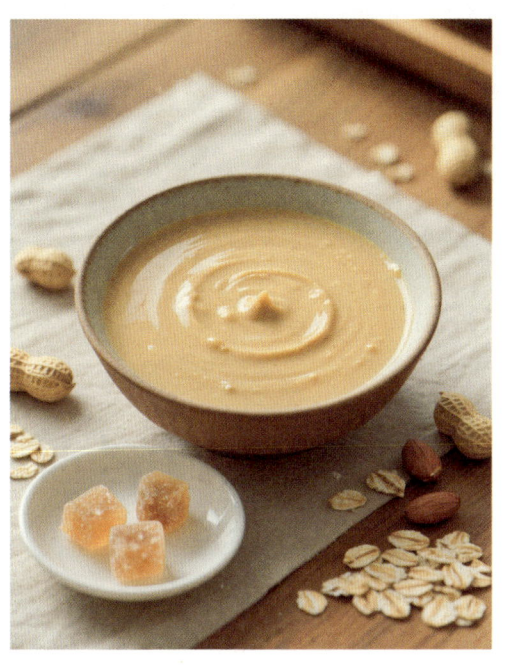

材料
【食材】燕麦50克，花生30克，冰糖适量。

做法
1. 将燕麦洗净；熟花生碾碎。
2. 将上述食材倒入豆浆机中，加水至上、下水位之间，按动"米糊"键。豆浆机提示米糊做好后，加入冰糖搅拌均匀即可。

药膳功效全解析
燕麦含有丰富的膳食纤维，能够有效地排除毒素，滋润肌肤；花生含有大量的维生素E，可以润肤抗皱，减缓衰老。

品饮宜忌
花生富含油脂，高血脂患者不宜食用。

芦荟西瓜汁 ●皮肤长痘，吃芦荟，用芦荟

材料
【药材】鲜芦荟50克。
【食材】西瓜200克。

做法
1. 将西瓜洗净，去皮、去籽，切成小块；芦荟洗净，去皮，切块。
2. 将上述材料倒入豆浆机中，加入适量清水，按动"果蔬汁"键。豆浆机提示果蔬汁做好后，倒入杯中即可饮用。

药膳功效全解析
芦荟具有很强的淡斑祛痘、滋润肌肤的功效，能够有效提高皮肤的弹性和亮度。

品饮宜忌
孕妇以及经期妇女不宜食用芦荟。

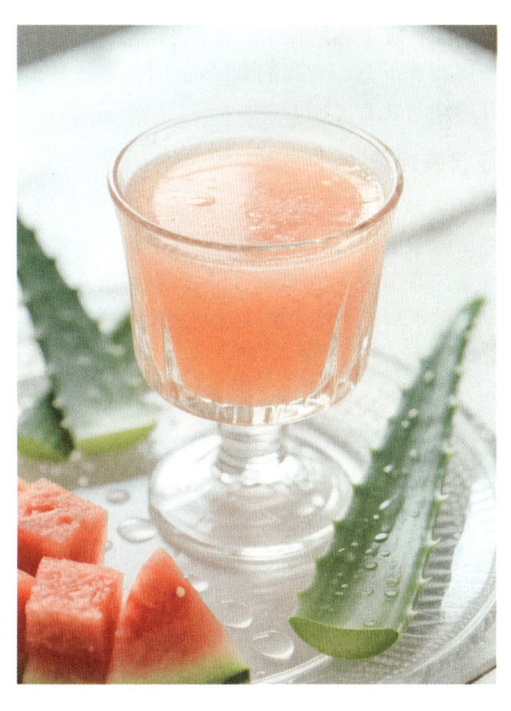

除皱抗衰

衰老是身体的自然规律，尤其对于女人来说衰老最先体现在脸上。随着年龄的增长，我们的皮肤逐渐松弛，不经意间就长出了皱纹，这是自然规律，无法避免。然而我们可以通过合理的饮食来让皱纹来得迟一些，少一些。

对症药材

①黑枣 ②薏仁 ③燕窝
④灵芝 ⑤黄芪 ⑥核桃仁

对症食材

①红豆 ②木瓜 ③香菇
④猪蹄 ⑤鸭子 ⑥胡萝卜

养生专家诊断

疾病成因

随着年龄的增长，肌肤细胞与细胞间的纤维也逐渐退化，我们皮肤中的胶原蛋白逐渐减少，皮下脂肪流失，令肌肤失去了弹性，变得暗黄下垂。到我们25岁的时候，皮肤就开始逐渐衰老。

症状表现

皱纹一般是从眼角、眼袋开始出现的，之后脖子上开始出现，随后额头、鬓角、嘴角都会出现皱纹。面部在过了25岁后也开始逐渐松弛下垂，一些表情纹开始慢慢变成皱纹。

医师小叮咛

通过按摩可以有效减轻眼下的皱纹，在皱纹刚刚开始长时就每天进行按摩甚至可以令皱纹消失。方法是：闭眼，双手手指轻按在双眼两侧，接着把皮肤轻轻向太阳穴方向拉伸，直到眼睛有紧绷的感觉，重复数次。

本草药典详解

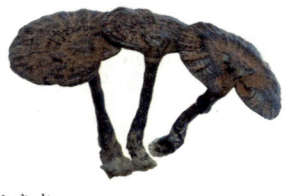

灵芝

功效：补气养血，抗衰老。
选购：以质地坚实，光泽如漆者为佳。
服用禁忌：手术前后一周及大量出血者忌服。
食用剂量：6～12克。

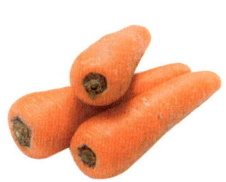

胡萝卜

功效：明目美容，促进细胞增长。
选购：以橙红色、色泽鲜嫩、根茎粗大者为佳。
服用禁忌：肠胃不好的人不宜生吃。
性味：性平，味甘。

饮食注意事项

宜
- 平时应多吃猪蹄、猪皮、肉汤、鱼皮等富含胶原蛋白的食物。
- 适宜多吃一些富含蛋白质和抗氧化的食物，如豆腐、鱼类、西蓝花、卷心菜、海带等。

忌
- 尽量少吃腌制食品，烧烤，忌抽烟喝酒。

木瓜冰糖炖燕窝

● 常食燕窝保年轻

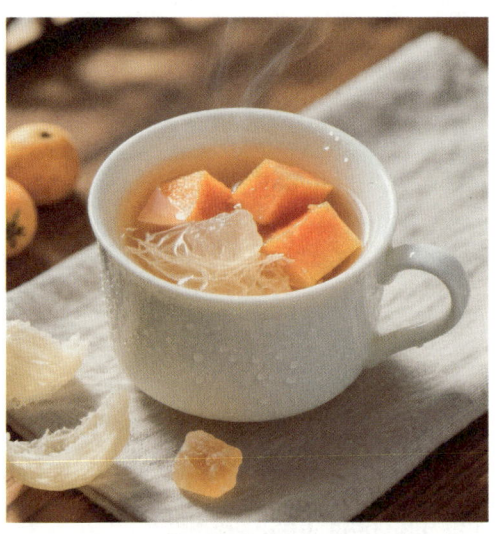

🛒 材料

【药材】燕窝80克。
【食材】木瓜1个,冰糖适量。

做法

1. 木瓜洗净、削皮去籽切块;燕窝泡发。
2. 炖盅中加入3碗水,加入木瓜、燕窝,大火烧开后小火炖30分钟,加入冰糖搅拌均匀即可。

药膳功效全解析

此汤能够清火排毒、促进代谢,是减肥塑身、滋阴润肤的优选食品。

冰冻红豆薏仁

● 平滑肌肤小细纹

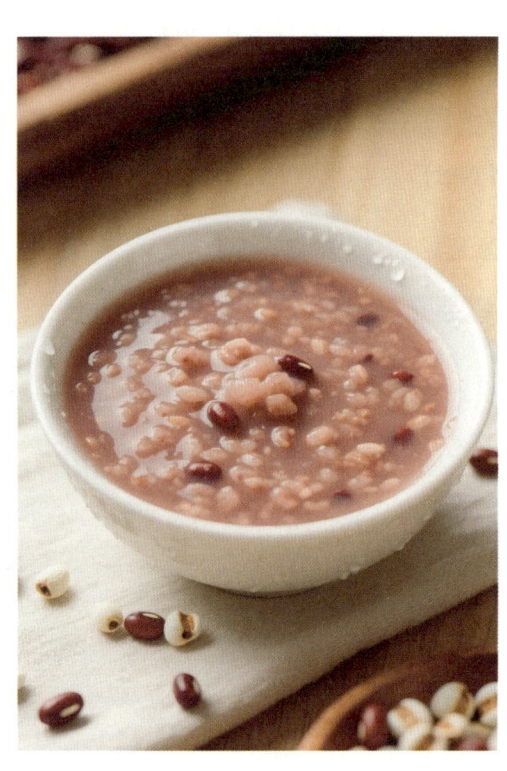

🛒 材料

【药材】薏仁30克。
【食材】红豆50克,白糖适量。

做法

1. 红豆、薏仁洗净,开水浸泡半小时。
2. 将红豆、薏仁加2碗水煮软。
3. 将煮软的红豆、薏仁连同煮水倒入果汁机中打匀,加入白糖搅拌均匀倒入容器中冷藏后食用。

药膳功效全解析

薏仁能够祛湿消肿、消除粉刺、色斑;红豆能够利水解毒、补血、润肤去皱。此饮品能有效改善肌肤细纹。

⚠ 品饮宜忌

虚寒体质、孕妇、经期女性、婴幼儿及便秘者忌食。

银耳山药羹 ●排出毒素，消除色斑没烦恼

🛒 **材料**

【食材】山药180克，银耳80克，白糖10克，淀粉15克。

📋 **做法**

1. 山药去皮，洗净切丁；银耳洗净泡软，去蒂撕片。
2. 上述材料放入锅中，加3碗水大火煮沸后小火煮20分钟至熟透。
3. 加入白糖调味，淀粉勾芡搅拌均匀即可。

☕ **药膳功效全解析**

银耳具有很好的滋阴润肺、润肤祛斑的效果；山药能够益气补肾，促进排毒。

⚠ **品饮宜忌**

外感风寒者不宜食用银耳。

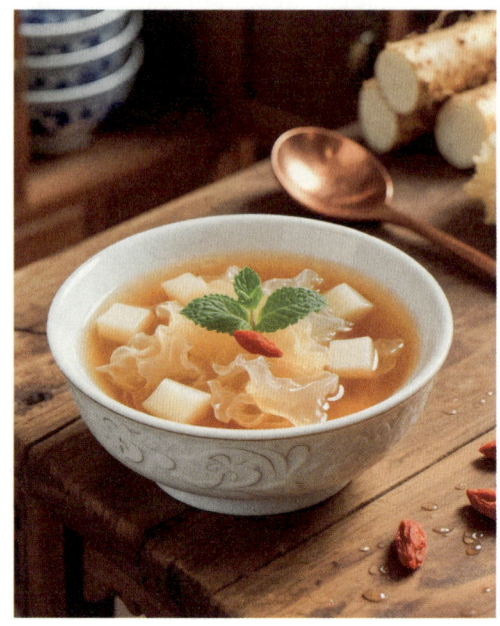

美肤猪脚汤 ●富含胶原蛋白的美味汤

🛒 **材料**

【药材】人参须、黄芪、麦冬各5克，薏仁40克。

【食材】猪脚180克，胡萝卜90克，姜片、盐适量。

📋 **做法**

1. 将人参须、黄芪、麦门冬洗净放入棉布袋中扎紧；薏仁洗净，浸泡半小时；猪脚洗净焯水；胡萝卜洗净切块。
2. 将所有材料放入锅中，加入4碗清水，大火煮沸后小火煮半小时后捞出药材包，继续煮至猪脚熟透即可。

☕ **药膳功效全解析**

本药膳富含胶原蛋白，能促进皮肤胶原蛋白的合成，令皮肤有弹性，减少皱纹；同时还能益气补血、清火排毒。孕妇不宜食用。

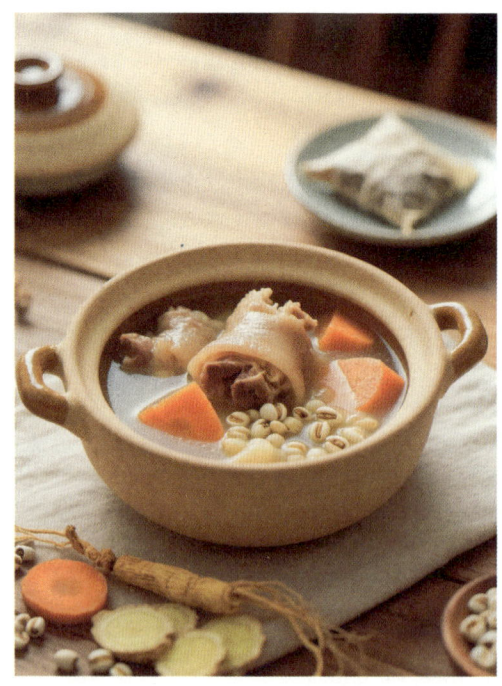

减肥瘦身

减肥是现代人，尤其是很多女性的一大追求。减肥的方法很多，但能够顺利减肥不反弹的方法却很少见。其实最健康的减肥方法就是通过药膳食疗，进行最健康、最不伤害身体的减肥。

对症药材
① 瞿麦　② 紫苏　③ 甘草
④ 莲子　⑤ 防风　⑥ 决明子

对症食材
① 玉米　② 豆腐　③ 蘑菇
④ 南瓜　⑤ 西红柿　⑥ 萝卜

养生专家诊断

疾病成因
肥胖可能是由遗传因素引起的，也可能是由代谢功能紊乱引起的。饮食过盛、缺乏运动从而导致能量消耗少也是诱发肥胖的一个重要原因。另外痰湿体质的人由于代谢功能较差更容易发胖。

症状表现
常见症状为身体中的脂肪含量增加，从而导致高血压、高血脂、头昏嗜睡、身体沉重、心悸气短等症，严重的还会出现冠心病、关节劳损、肝脏和胰腺疾病等。

医师小叮咛
减肥切不可急于求成，又切不要过度节食，否则会伤害肠胃，引起代谢紊乱，导致厌食症或者脂肪肝。减肥应该合理的饮食搭配慢跑、游泳、瑜伽等运动来增加身体脂肪的消耗量，让身体自然地瘦下来。

本草药典详解

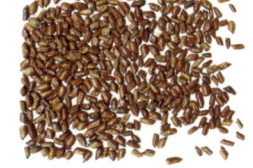

决明子
功效：清热明目，通便。
选购：真品决明子外观呈棕褐色有光泽的棱方形。
服用禁忌：脾胃虚寒、低血压者不宜服用，孕妇忌服。
食用剂量：5～15克。

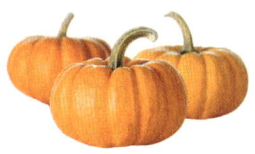

南瓜
功效：明目美容，促进细胞增长。
选购：以橙红色、色泽鲜嫩、根茎粗大者为佳。
服用禁忌：肠胃不好的人不宜生吃。
性味：性平，味甘。

饮食注意事项

宜
- √ 多喝水，保持体内水分充足，促进代谢。
- √ 多吃富含维生素的蔬菜水果，促进新陈代谢。
- √ 适当增加鸡蛋、鱼、肉等高蛋白食物的摄入，可以促进代谢，减肥瘦身。

忌
- × 尽量少吃甜食，白糖可用红糖、蜂蜜代替。
- × 控制馒头、面包等淀粉类食物的摄入。

纤瘦蔬菜汤 ● 身体毒素一扫光，化身窈窕美人

材料
【药材】紫苏、苍术各8克。
【食材】白萝卜180克，西红柿220克，青笋100克。

做法
1. 将全部药材与5碗水放入锅中，小火煮沸后取汁备用。
2. 白萝卜洗净刨丝；西红柿洗净切片；青笋洗净切片。
3. 将药汁倒入锅中，放入全部蔬菜煮沸即可。

药膳功效全解析
此款蔬菜汤富含维生素和矿物质，能有效排除体内毒素、减肥瘦身、凉血清热。

品饮宜忌
气虚爱出虚汗者应少吃紫苏。

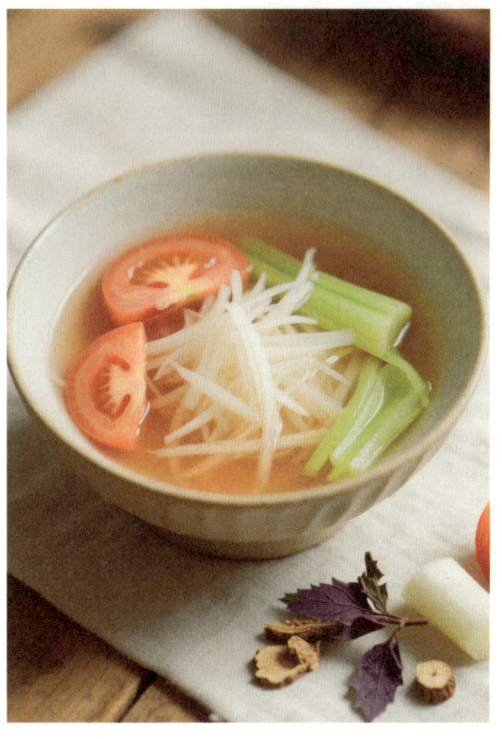

牛奶燕麦粥 ● 减肥排宿便，首推燕麦

材料
【食材】燕麦100克，牛奶800毫升，香蕉2根。

做法
1. 燕麦洗净沥干；香蕉剥皮切片。
2. 牛奶中加入燕麦，大火煮开后小火煮至燕麦软糯，加入香蕉片，稍煮片刻即可。

药膳功效全解析
燕麦、香蕉都富含膳食纤维，能够促进肠胃蠕动，具有很好的降糖、减肥功效。

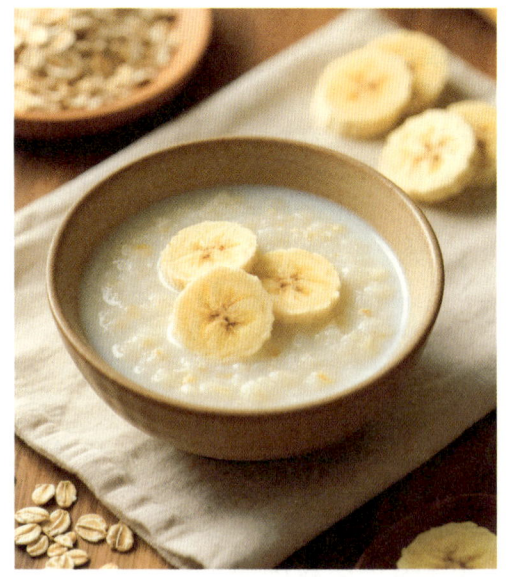

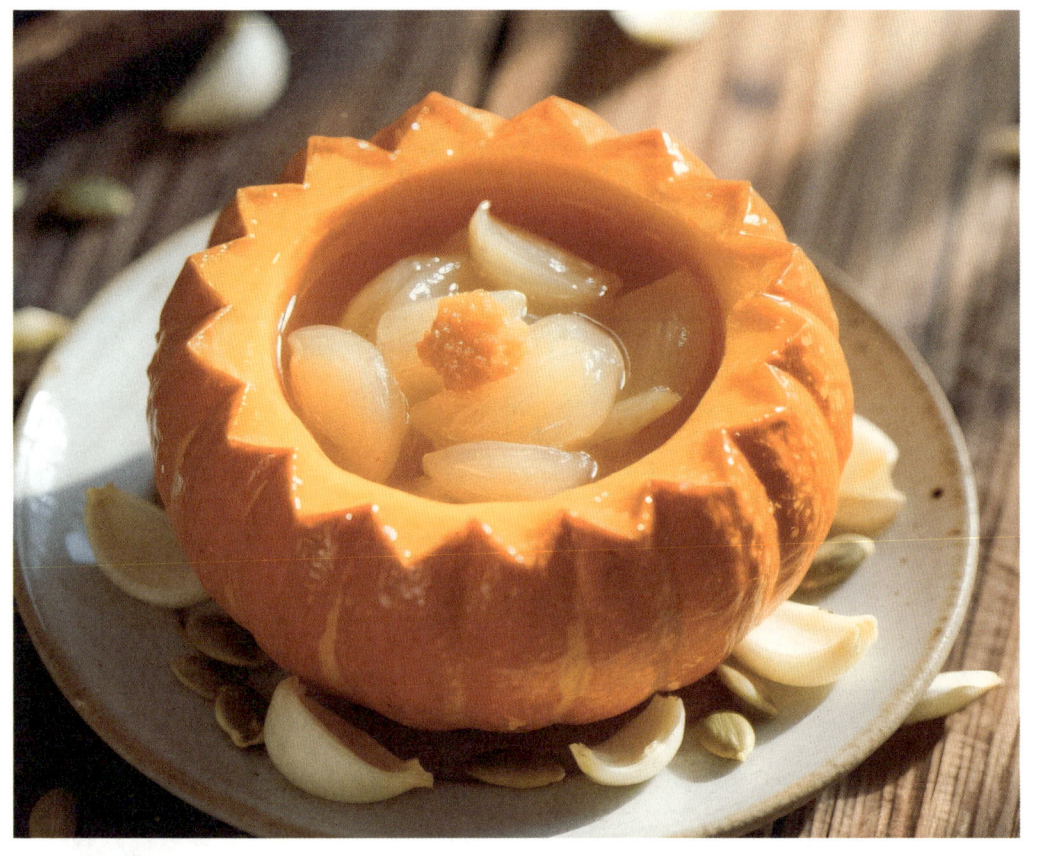

南瓜百合甜点 ● 轻松瘦出小蛮腰

🛒 材料

【食材】南瓜1个，鲜百合200克。

做法

1. 南瓜洗净切半，将其中半个的切开面边缘切成锯齿状的刀纹，中间掏空。
2. 百合剥开洗净，焯水后填入南瓜盅中，再将南瓜盅放入盘内。
3. 放入蒸锅中，锅中加入适量清水，大火煮开后小火煮10分钟即可。

药膳功效全解析

百合能够润肺止咳、清心安神；南瓜可以健脾养胃、消脂减肥，尤其适合肥胖及神经衰弱患者食用。

⚠ 品饮宜忌

黄疸患者不宜食用南瓜；存放时间较长、发霉变烂、有异味的南瓜不能食用；另外南瓜和羊肉不能一起吃，否则会导致胸闷腹胀。百合不宜多吃，否则伤肺气；风寒咳嗽、虚寒出血者、脾胃不佳者忌食百合。

食材小百科

南瓜富含膳食纤维和果胶，能促进肠胃蠕动，排出长期积累在肠道的毒素，预防大肠癌。同时南瓜还能提高人体抵抗力、护眼明目。

乌发生发

人人希望拥有一头乌黑亮丽的秀发，然而很多人的头发枯黄分叉，易断没有光泽，脱发问题严重。影响头发健康的原因很多，其中营养是否合理是其中的一个主因。只有饮食合理了，才能从根本上改善头质。

对症药材

① 茯苓　② 党参　③ 何首乌
④ 枸杞　⑤ 牛膝　⑥ 菟丝子

对症食材

① 香菇　② 芹菜　③ 黑芝麻
④ 韭菜　⑤ 猪脑　⑥ 虾

养生专家诊断

疾病成因

很多人年纪轻轻就出现了掉发、头发枯黄，甚至白发等问题，这主要是由压力过大、精神紧张、忧郁、恐慌、失眠以及营养不良等原因引起的。饮食睡眠不当，过度用脑、内分泌失调都是引起脱发的常见原因。

症状表现

常见症状有肾虚血亏、郁结气滞、头发枯黄分叉、脱发、头皮多油等。长时间压力过大，就容易断发、脱发；毛囊油脂分泌过剩也会导致脱发。

医师小叮咛

选用恰当材质的梳子正确梳理头发能有效预防脱发。其中木质或牛角的梳子是不错的选择，由头顶向下沿着发根生长的方向梳头。每天梳1000次左右，能有效防止脱发，还能提神醒脑。

本草药典详解

何首乌

功效：乌须润发，抗衰老。
选购：以质坚体重，粉性足者为佳。
服用禁忌：大便溏泻、有痰湿者慎食。
性味：性微温，味苦、甘。

黑芝麻

功效：养颜乌发，美容润肤。
选购：以不掉色、味道微甜有芝麻香者为佳。
服用禁忌：慢性肠炎、腹泻者禁食。
性味：性平，味甘。

饮食注意事项

宜
- 多吃富含蛋白质的食物有助于生发，如鸡蛋、牛奶、瘦肉等。
- 多吃一些核桃、黑芝麻等坚果。
- 多吃含锌食物，锌具有护发柔发，增强皮肤弹性和光泽的作用，如动物肝脏、干果等。

忌
- 尽量少吃甜食及辛辣、油腻的食物。

芝麻红枣粥 ●每天来一碗，白发变青丝

🛒 材料

【药材】红枣 25 克。
【食材】大米 150 克，黑芝麻 20 克，白糖适量。

🍲 做法

1. 芝麻炒香，研成粉末备用；红枣洗净泡软；大米洗净。
2. 锅中加入 6 碗清水，加入大米、红枣，大火烧沸后转小火熬煮至粥烂熟。
3. 加入黑芝麻粉、白糖，搅拌均匀即可。

☕ 药膳功效全解析

黑芝麻富含维生素 E，能够推迟头发衰老，促进头发生长；红枣能够益气补血。

⚠ 品饮宜忌

食用大枣一次最好不要超过 20 颗，食用过多会引起胃酸过多和腹胀，导致便秘。

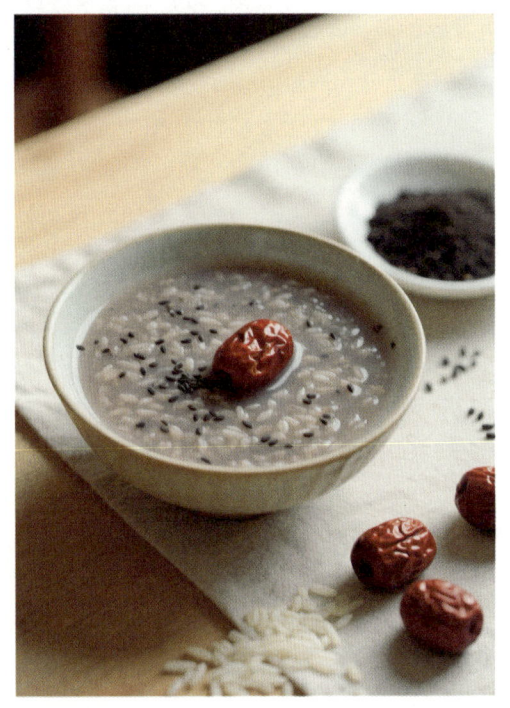

首乌核桃粥 ●秀发乌黑有光泽

🛒 材料

【药材】何首乌 10 克。
【食材】核桃仁 50 克，大米 80 克，盐适量。

🍲 做法

1. 何首乌洗净放入砂锅中，加 5 碗水，大火煮沸后小火煮 20 分钟后，取汁备用。
2. 大米洗净放入锅中，加入何首乌汁大火煮沸后小火煮半小时至大米开花。
3. 加入核桃仁、盐煮 5 分钟即可。

☕ 药膳功效全解析

核桃具有补血养气、补肾填精的功效；何首乌是养血固肾、降脂乌发的佳品。二者搭配能够延缓衰老。孕妇慎食。

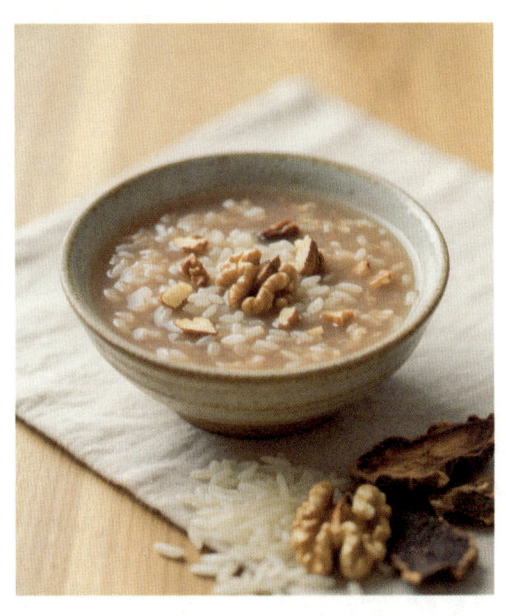

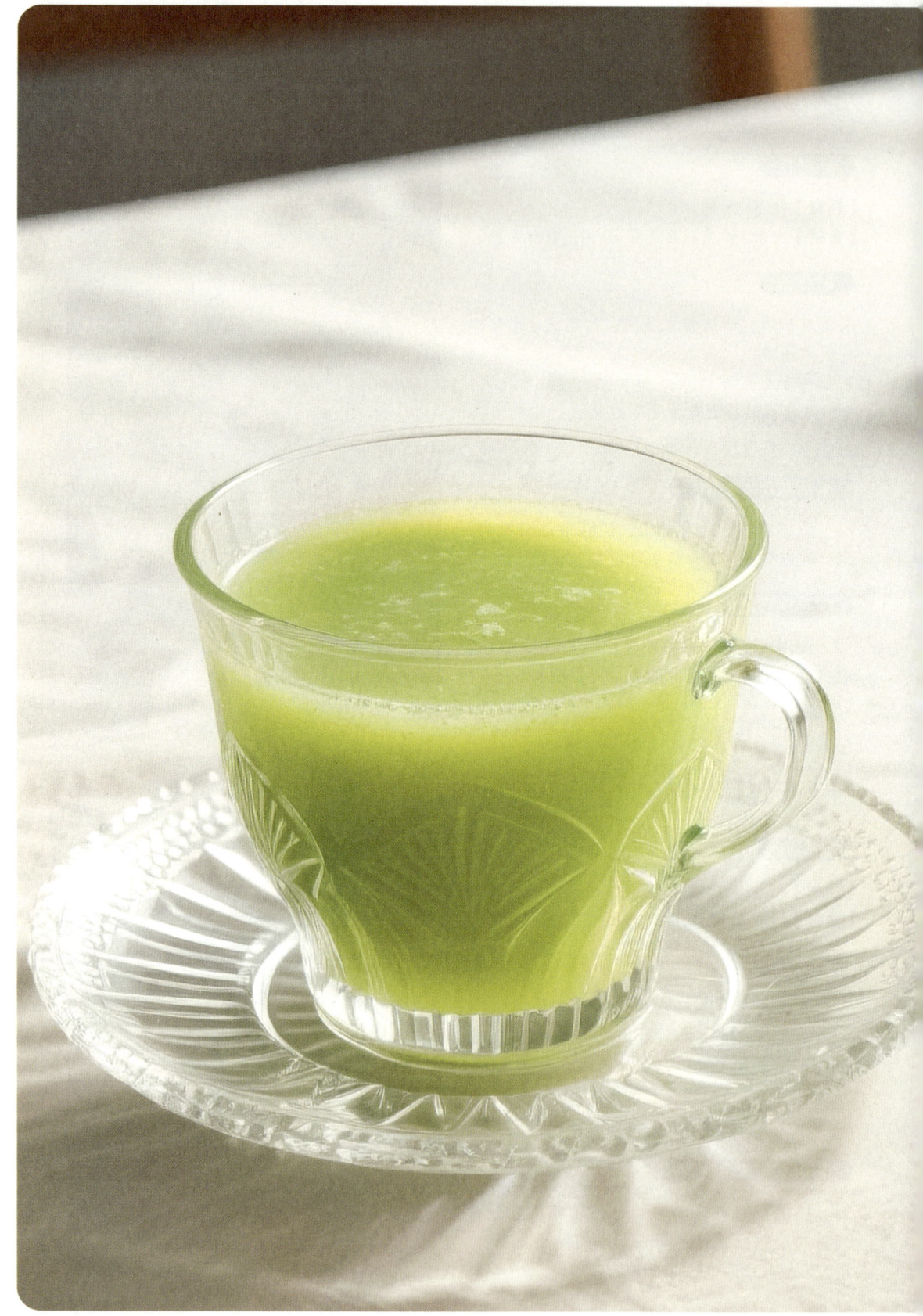

CHAPTER 8

呵护全家篇

营养科专家首推的各类人群养生餐

- ◇ 婴幼儿辅食
- ◇ 青少年成长
- ◇ 孕妈营养
- ◇ 产妇月子养护
- ◇ 更年期调养
- ◇ 男性保健
- ◇ 老年人补养

呵护全家 常用药材

西洋参
最佳功效
调节血压，提高免疫力。
适用体质
气虚、阴虚体质人群。
这些人不能吃
畏寒、脾胃虚弱腹泻者忌食。
怎样挑选
以质硬，气味清香浓郁者为佳。

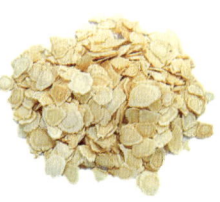

杜仲
最佳功效
降血压，抗衰老，安胎。
适用体质
气虚、阳虚体质人群。
这些人不能吃
阴虚火旺、低血压患者忌食。
怎样挑选
以皮厚而大，内表皮暗紫色者为佳。

蜂蜜
最佳功效
润肠通便，强身健体。
适用体质
一般人群皆可。
这些人不能吃
不要空腹喝蜂蜜水。
怎样挑选
以呈透明的白色、淡黄色或深黄色液体为佳。

红枣
最佳功效
补血养颜，保护肝脏。
适用体质
一般人群皆可。
这些人不能吃
脾胃虚寒、牙疼、便秘者不宜食用。
怎样挑选
以颗粒饱满、皱纹少、皮薄核小者为佳。

莲子
最佳功效
养心安神，防癌抗癌。
适用体质
一般体质皆可。
这些人不能吃
腹胀及大便干燥者忌服。
怎样挑选
以颗粒饱满，颜色呈米黄色者为佳。

鱼腥草
最佳功效
消炎抗菌，防辐射。
适用体质
一般人群皆可。
这些人不能吃
虚寒证及阴性外疡者忌食。
怎样挑选
干品以干燥、无杂质者为佳。

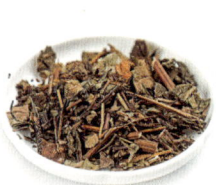

麦冬
最佳功效
保护心脏，增强免疫力。
适用体质
阴虚体质人群。
这些人不能吃
脾胃虚寒腹泻者及孕妇忌服。
怎样挑选
以表面淡黄色、完整壮硕、皮质细腻者为佳。

谷芽
最佳功效
健脾开胃，增强食欲。
适用体质
一般人群皆可。
这些人不能吃
胃下垂者忌服。
怎样挑选
以颗粒饱满、色黄、无杂质者为佳。

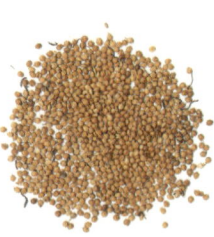

Chapter 8 呵护全家篇

呵护全家 常用食材

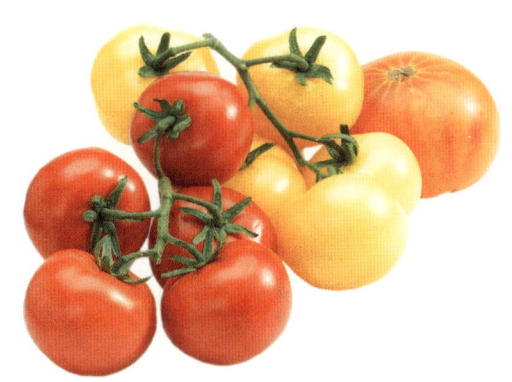

西红柿

最佳功效
健胃消食，防癌抗癌。

适用人群
一般人群皆可。

这些人不能吃
白癜风患者不宜食用。

怎样挑选
以颜色粉红中带有细微小白点，有光泽者为佳。

苹果

最佳功效
促进肠胃蠕动，补充维生素C。

适用体质
一般人群皆可。

这些人不能吃
肾病，糖尿病患者不宜多吃。

怎样挑选
以结实松脆、有果香、有光泽者为佳。

燕麦

最佳功效
抗氧化，降糖减肥。

适用体质
一般人群皆可。

这些人不能吃
肠胃湿滑，消化不良者忌食。

怎样挑选
以外观完整、大小均匀、饱满坚实者为佳。

鸡蛋

最佳功效
助消化，利于生长发育。

适用体质
一般人群皆可。

这些人不能吃
发烧、腹泻、肝炎患者忌食。

怎样挑选
新鲜匀称、蛋壳光滑、无裂缝者为佳。

红薯

最佳功效
补虚乏，益气力，健脾胃。

适用体质
一般人群皆可。

这些人不能吃
过敏体质者、胃酸过多者不宜食用。

怎样挑选
以大小适中、瓤发红、外皮干净者为佳。

草鱼

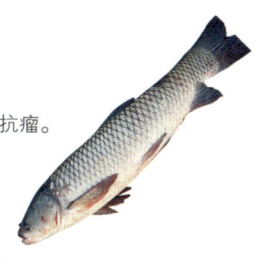

最佳功效
温脾胃、养阴补虚、抗癌抗瘤。

适用体质
一般人群皆可。

这些人不能吃
动脉硬化患者不宜食用。

怎样挑选
以嘴部稍圆、体色呈茶黄色者为佳。

婴幼儿辅食

宝宝长到4个月的时候就可以添加辅食了。婴幼儿时期是儿童成长发育的一个重要阶段。在这个阶段需要摄入多种营养物质,而这些营养物质都可以通过日常的合理饮食搭配来补充。

饮食原则

☑ 稀软 ☑ 易消化 ☑ 荤素搭配 ☑ 多样化 ☑ 清淡
☒ 油腻 ☒ 辛辣 ☒ 寒凉 ☒ 膨化食品 ☒ 碳酸饮料 ☒ 油炸

婴幼儿辅食招牌营养素

招牌营养素	主要功能	富含食物
锌	提高儿童免疫力、抵抗力	核桃、花生、蛋黄、瘦肉等
维生素C	促进身体各部分成长发育	各种蔬菜、水果
氨基酸	提供大脑所需营养,加速骨骼发育,提高免疫力	豆类、杏仁、核桃等坚果类
钙	促进儿童骨骼和牙齿发育	豆制品、牛奶、蛋类、瘦肉等
叶酸	帮助婴儿脑部发育	黄豆、菠菜、胡萝卜等
胡萝卜素	保护视力	胡萝卜、菠菜、玉米、南瓜等

红薯苹果奶汁 ● 每天一杯,宝宝不便秘

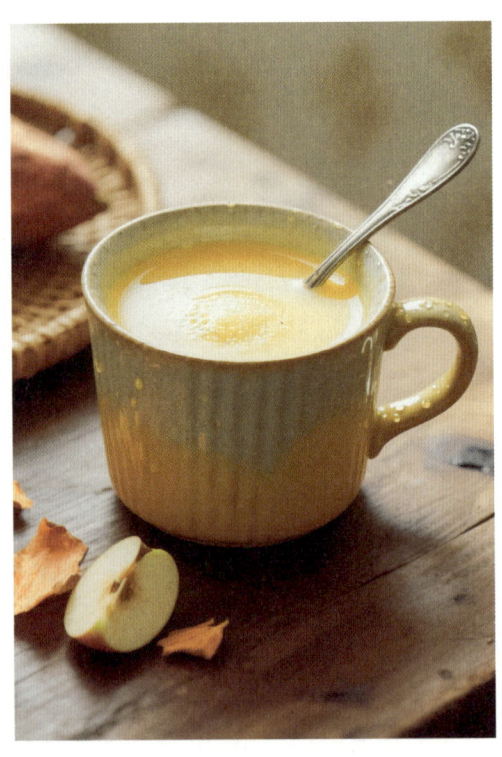

材料

【食材】红薯90克,苹果90克,牛奶90毫升。

做法

1. 红薯洗净,削皮,切成小块;苹果洗净,削皮,去核,切成小块。
2. 将上述食材倒入豆浆机中,加入牛奶,按动"果蔬汁"键。豆浆机提示果蔬汁做好后,倒入杯中搅拌均匀即可。

药膳功效全解析

红薯具有润肠排便的功效,可以预防儿童便秘和肥胖;牛奶富含蛋白质,能够增强儿童免疫力。本饮品尤其适合不喜欢吃水果、蔬菜的孩子。

品饮宜忌

红薯不宜与鸡蛋、西红柿一起食用,易引起消化不良,腹胀,腹泻。

金针菇面 ● 常吃金针菇，宝宝聪明身体棒

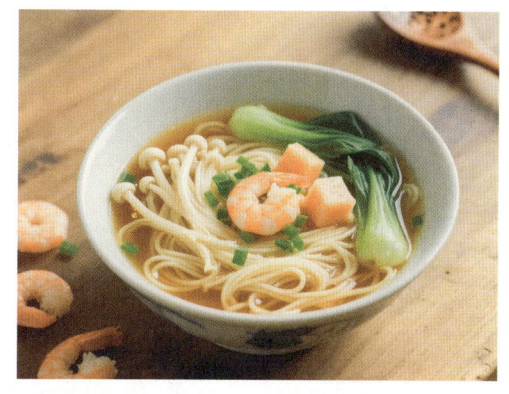

材料

【食材】金针菇50克，挂面1小把，虾仁20克，青菜2颗，食用油、葱丝、盐、香油适量。

做法

1. 金针菇洗净切段；青菜洗净切碎；葱、虾仁洗净切碎。
2. 热锅下油，放入金针菇、葱末、少量盐略炒。
3. 加入3碗清水，放入虾仁、青菜，水开后放入挂面，面熟后加入香油即可。

药膳功效全解析

金针菇富含人体必需的氨基酸，常吃对提高儿童记忆力、开发智力及增加身高、体重有明显的效果。

食材小百科

金针菇作为一种美味的保健食品，富含氨基酸，尤其是赖氨酸含量特别高，十分有利于儿童的智力发育。鲜金针菇应在冷水中浸泡2小时后，要彻底煮熟，否则容易产生有毒的二秋水仙碱。

蛋黄米糊 ● 宝宝好吸收，提高免疫力

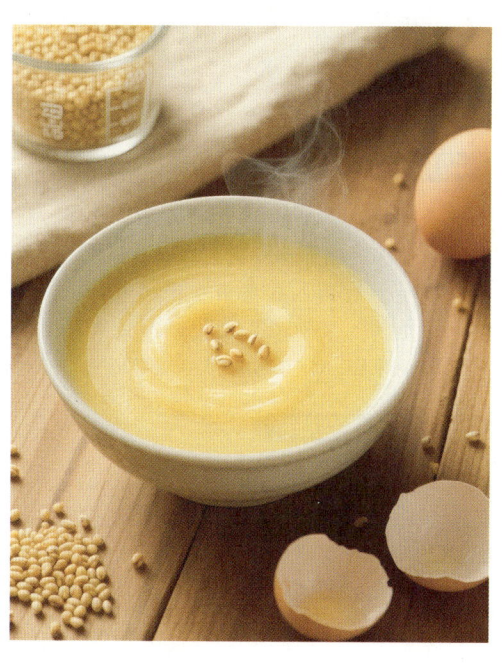

材料

【食材】鸡蛋1枚 小米25克。

做法

1. 将小米洗净，清水浸泡3小时；鸡蛋煮熟，取出蛋黄，压成泥状。
2. 将上述食材倒入豆浆机中，加水至上、下水位之间，按动"米糊"键。豆浆机提示米糊做好后，倒入碗中搅拌均匀即可。

药膳功效全解析

此款米糊含有丰富的蛋白质和卵磷脂，利于宝宝肠胃吸收，提高免疫力。

品饮宜忌

高热、腹泻、肝炎、肾炎患者不宜食用。

青少年成长

青少年时期是人体骨骼发育和生理成熟的关键时期。在这一时期，需要大量的营养来供给人体的生长发育。在吃好一日三餐的同时，搭配营养丰富，具有一定强身健脑功效的药膳非常必要。

饮食原则

☑ 清淡　☑ 易消化　☑ 早餐重要　☑ 多样化　☑ 膳食纤维
☒ 油腻　☒ 速食　☒ 咖啡因　☒ 膨化食品　☒ 碳酸饮料　☒ 过甜

青少年成长招牌营养素

招牌营养素	主要功效	富含食物
锌	促进青春期性腺、性器官发育	核桃、花生、蛋黄、瘦肉等
铁	补血，防止缺铁性贫血的发生	芝麻、蛋黄、黄豆、绿叶蔬菜等
钙	增加骨密度，促进骨骼发育	豆类、牛奶、鸡蛋、瘦肉等
维生素C	促进身体各部分成长发育，促进铁吸收	柑橘类、西红柿等蔬果
维生素A	保护视力，预防呼吸道疾病等	牛奶、鸡蛋等
胡萝卜素	保护视力	胡萝卜、菠菜、玉米、南瓜等
氨基酸	提供大脑所需营养，加速骨骼发育，提高免疫力	豆类、杏仁、核桃等坚果类

核桃花生黄豆浆

● 增强记忆，学习轻松不费劲

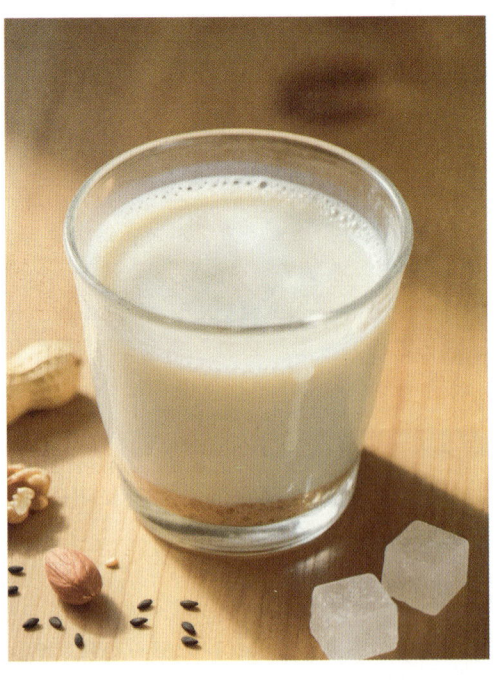

材料

【食材】黄豆50克，核桃仁、花生仁各10克，黑芝麻5克，冰糖适量。

做法

1. 将黄豆用清水浸泡10小时左右，洗净；核桃仁、黑芝麻碾碎；花生仁择去杂质。
2. 将上述食材倒入豆浆机中，加水至上、下水位之间，按动"豆浆"键。豆浆机提示豆浆做好后，加入冰糖搅拌均匀即可。

药膳功效全解析

　　黄豆能够促进大脑细胞修复，强大脑细胞；核桃具有防止细胞老化、健脑、增强记忆力的功效。二者搭配能够很好地增强青少年的记忆力，提高学习持久力，特别适合广大青少年儿童食用。

菠菜炒鸡蛋 ●鸡蛋让孩子更聪明

材料

【食材】菠菜350克,鸡蛋2个,葱丝、姜片、盐适量。

做法

1. 菠菜择好洗净,切段;鸡蛋打入碗中,打散。
2. 热锅下油,油热后倒入鸡蛋,炒熟后盛出。
3. 余油加热,放入葱、姜炝锅,放入菠菜翻炒,倒入鸡蛋略炒后加盐调味即可。

药膳功效全解析

鸡蛋中富含的蛋白质和卵磷脂及铁、磷等元素,对大脑及神经系统的发育有重要作用,能够健脑益智。

品饮宜忌

菠菜不应与富含钙质的豆类、虾米、海带同吃,否则其含有的草酸与钙质结合,易形成草酸钙,影响人体对钙的吸收。

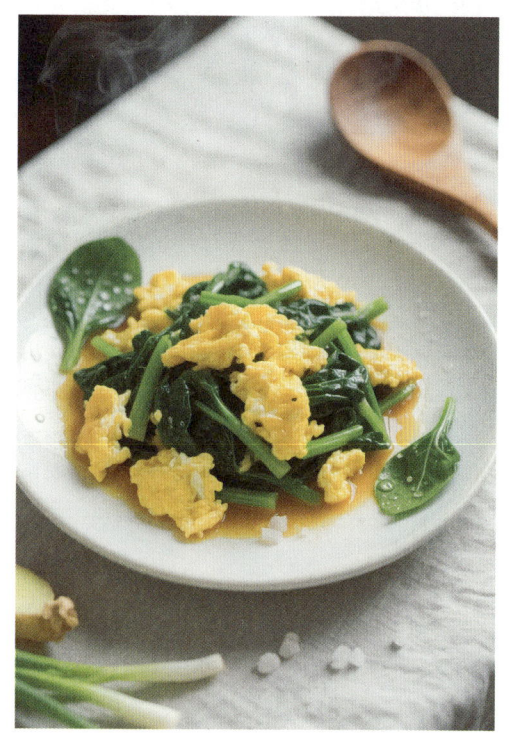

核桃花生糊 ●花生&核桃,强身又健脑

材料

【食材】米粉50克,核桃仁25克,花生仁5克,牛奶240毫升。

做法

1. 将花生仁、核桃仁洗净,碾碎;米粉用牛奶调匀。
2. 将上述食材倒入豆浆机中,加水至上、下水位之间,按动"米糊"键。豆浆机提示米糊做好后,倒入碗中搅拌均匀即可。

药膳功效全解析

花生含有丰富的营养,核桃具有预防细胞老化,强身健脑的功效。

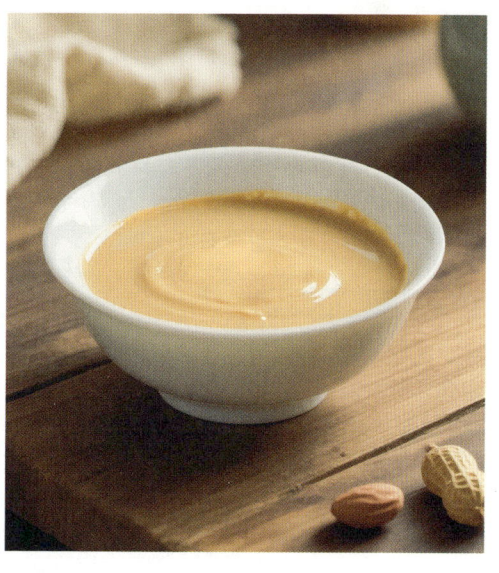

孕妈营养

人人都希望孕育出一个健康的宝宝。这可以通过准妈妈在怀孕期间的均衡饮食，为胎儿提供全面的营养，从而保证胎儿健康发育。同时，准妈妈在怀孕期间会出现一些便秘、水肿的症状，搭配适宜的药膳能起到很好的安胎作用。

饮食原则

☑ 少食多餐　☑ 易消化　☑ 多花样　☑ 少刺激　☒ 油腻　☒ 过甜过咸　☒ 咖啡因　☒ 抽烟　☒ 饮酒

孕妈营养招牌营养素

招牌营养素	主要功效	富含食物
叶酸	促进宝宝脑部发育，减少胎儿畸形	菠菜、芦笋、豌豆等
维生素E	稳定血压，改善小腿抽筋状况	豆类、谷类、坚果等
膳食纤维	促进胆固醇排泄，降低人体胆固醇	粗粮、绿叶蔬菜
钙	满足准妈妈身体需要，促进胎儿骨骼发育	牛奶、豆类、蛋类等

燕麦栗子糊 ● 孕期便秘，就喝燕麦栗子糊

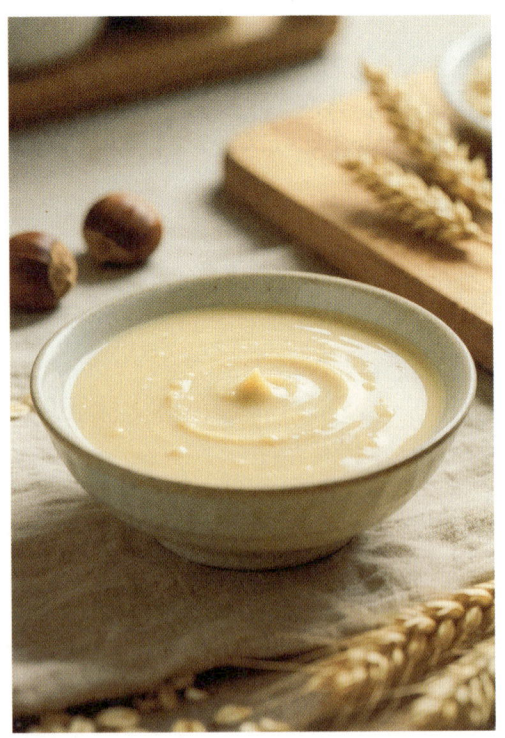

材料

【食材】黄豆50克，燕麦片、栗子、大米各25克。

做法

1. 将黄豆浸泡10小时，洗净；大米洗净，浸泡2小时；栗子去皮，切成小块；燕麦片洗净。
2. 将上述食材倒入豆浆机中，加水至上、下水位之间，按动"米糊"键。豆浆机提示米糊做好后，搅拌均匀即可饮用。

药膳功效全解析

这款米糊富含膳食纤维，能够缓解孕期便秘。健脾补肾，强身健体，特别适合准妈妈饮用。

品饮宜忌

脾胃功能弱、腹泻者不宜食用。

蔬果叶酸汁 ● 补充叶酸，减少宝宝畸形

🛒 材料
【食材】菠萝、西芹各50克，柠檬25克，青椒20克。

🍳 做法
1. 西芹去叶洗净，切段；菠萝去皮，切块，盐水浸泡10分钟；青椒洗净，去籽，切块。
2. 将上述食材倒入豆浆机中，加入适量清水，按动"果蔬汁"键。豆浆机提示果蔬汁做好后，搅拌均匀即可。

☕ 药膳功效全解析
此款蔬果汁含有丰富的叶酸，准妈妈及时补充叶酸能大大降低宝宝畸形的概率。

⚠ 品饮宜忌
准妈妈最好在准备怀孕前3个月就开始补充叶酸，以保证胚胎早期就有一个较好的叶酸营养状态。

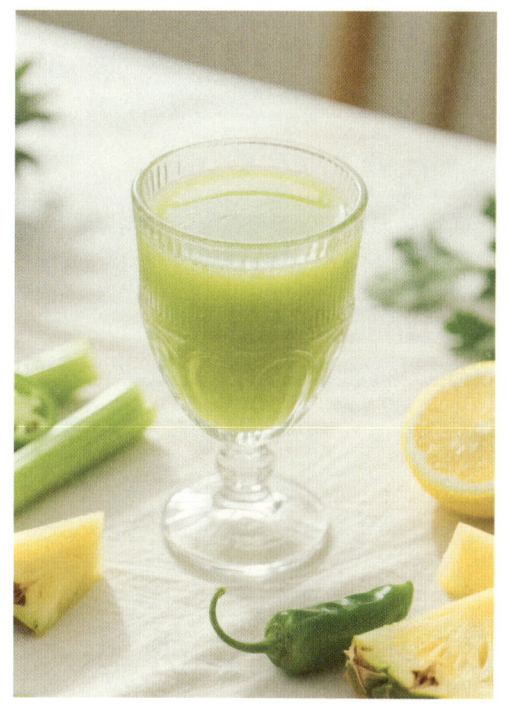

葡萄干粥 ● 孕期浮肿，吃葡萄

🛒 材料
【药材】葡萄干30克。
【食材】大米100克，白糖少许。

🍳 做法
1. 葡萄干洗净泡发；大米洗净。
2. 将大米、葡萄干放入锅中，加入6碗清水，大火煮沸后改小火煮至黏稠，加白糖调味即可。

☕ 药膳功效全解析
葡萄有补气血、强筋骨和利小便的作用，适宜气血不足的胎漏下血孕妇和浮肿孕妇食用。

⚠ 品饮宜忌
糖尿病患者、便秘、脾胃虚寒者不宜吃葡萄。

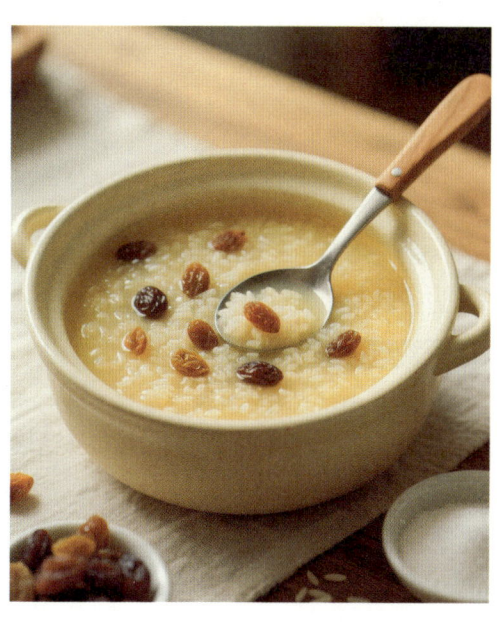

产妇月子养护

新妈妈经过漫长的孕期和艰难的生产,身体元气大伤,身体急需补充流失的各种营养成分,为接下来的哺乳做好准备。通过合理饮食来补充各种营养是最健康的一种方法。

饮食原则

☑ 稀软 ☑ 易消化 ☑ 荤素搭配 ☑ 少刺激 ☒ 油腻 ☒ 辛辣 ☒ 寒凉 ☒ 抽烟 ☒ 饮酒 ☒ 温燥

新妈妈养护招牌营养素

招牌营养素	主要功效	富含食物
铁	补充因怀孕、妊娠失血而流失的铁	红豆、红枣、枸杞等
维生素C	促进伤口愈合,提高免疫力	橘子、菠萝等蔬果
膳食纤维	促进肠胃蠕动,以防便秘	杏仁、核桃等坚果类
钙	补充钙质,帮助新妈妈恢复身材,预防骨质疏松	豆制品、乳制品、蛋类等

红枣糯米糊 ● 产后虚弱,多吃红枣

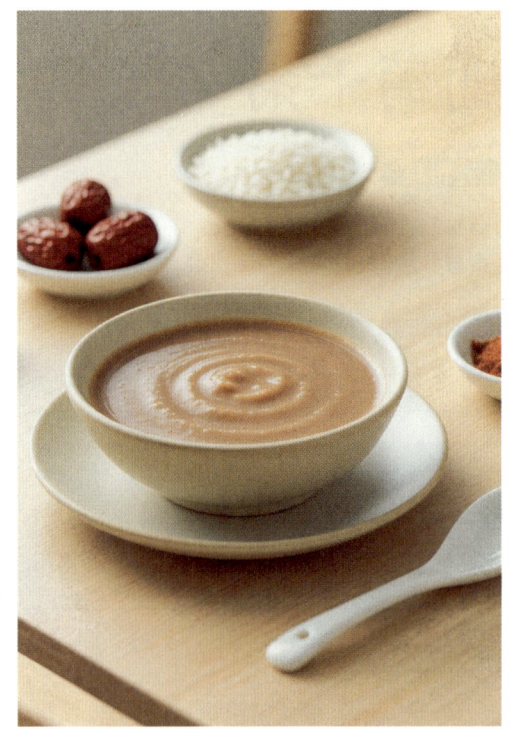

🛒 材料

【药材】红枣20克。
【食材】糯米90克,红糖适量。

做法

1. 将糯米用清水浸泡2小时,洗净;红枣洗净,去核,温水浸泡30分钟。
2. 将上述食材倒入豆浆机中,加水至上、下水位之间,按动"米糊"键。豆浆机提示米糊做好后,倒入杯中,加入红糖搅拌均匀即可。

药膳功效全解析

此款米糊具有滋阴补虚,益气补血的功效,尤其适合身体虚弱,气血不足的新妈妈饮用。

⚠ 品饮宜忌

糯米性黏,不易消化,一次不宜食用过多。

十全大补乌鸡汤 ●产后常喝乌鸡汤最滋补

🛒 材料

【药材】当归、熟地、党参、白术、茯苓、黄芪、川芎、肉桂、枸杞、大枣各10克。
【食材】乌鸡腿2个，盐适量。

做法

1. 乌鸡腿洗净剁块，焯水沥干；全部药材洗净。
2. 将鸡腿和全部药材放入炖锅中，加6碗水以大火煮沸。
3. 小火慢炖半小时，加盐调味即可。

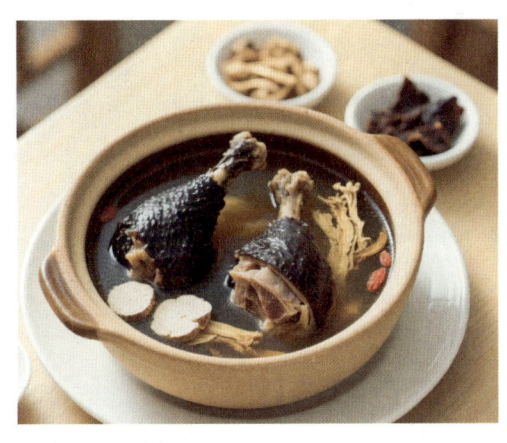

药膳功效全解析

此款药膳补气补血、利尿消肿、滋阴补肾、调经理带、消减疲劳，特别适合产后女性食用。

⚠ 品饮宜忌

此款药膳温补作用极好，体热烦渴、脑血管硬化者、高血压者及感冒咳嗽者、孕妇不宜食用。

黄芪猪肝汤 ●产后气虚乳汁少要常喝

🛒 材料

【药材】当归3克，黄芪8克，丹参、生地黄各3克。
【食材】猪肝200克，菠菜1小把，米酒半碗，葱丝、食用油、盐适量。

做法

1. 所有药材洗净，加3碗水，熬汁备用；猪肝洗净切片；菠菜洗净切段。
2. 热锅下油，葱丝爆香后加入猪肝炒至半熟备用。
3. 将米酒、药汁倒入锅中煮开，放入猪肝再次煮开后放入菠菜略煮，加盐调味即可。

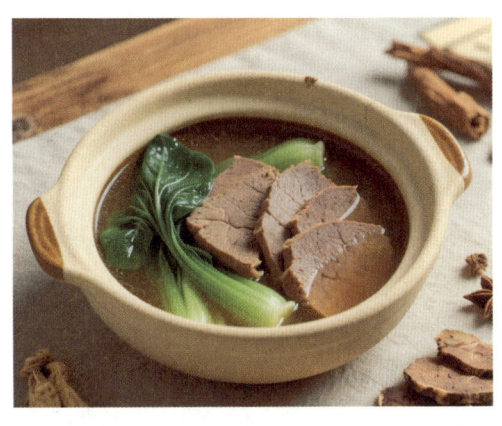

药膳功效全解析

此汤既能补血又能活血、益肝明目、利水消肿，适于产后气血虚弱，乳汁分泌不足的女性食用。孕妇及高血压患者忌食。

本草小百科

黄芪被称为"补气诸药之最"，有补气升阳、利尿排毒、敛疮生肌的功效，但阴虚、痰湿体质者、孕妇不宜食用。应选择圆柱形、分支少、上粗下细、味微甜的购买。

更年期调养

更年期是人体从中年向老年过渡的时期。在这一时期人体的各项功能都会减弱,因此常会引起心烦气躁、易怒等更年期典型症状。在这一时期,注意粗细粮的搭配,多吃蔬菜水果能有效减轻各种更年期症状。

饮食原则

☑ 清淡 ☑ 粗细搭配 ☑ 蔬果 ☑ 少油
☒ 油腻 ☒ 暴饮暴食 ☒ 咖啡因 ☒ 高脂肪 ☒ 抽烟 ☒ 饮酒

更年期调养招牌营养素

招牌营养素	主要功效	富含食物
蛋白质	提高免疫力,缓解更年期各种不适症状	豆类、牛奶、鸡蛋等
不饱和脂肪酸	推迟更年期,防治子宫癌、乳腺癌	芝麻、蛋黄、黄豆、绿叶蔬菜等
钙	增加骨密度,促进骨骼发育	核桃、榛子等坚果
维生素	抗氧化,延缓细胞衰老	绿叶蔬菜、水果等
膳食纤维	促进肠胃蠕动,以防便秘	粗粮、绿叶蔬菜等

黑米黄豆糊 ● 抗衰老黑米很管用

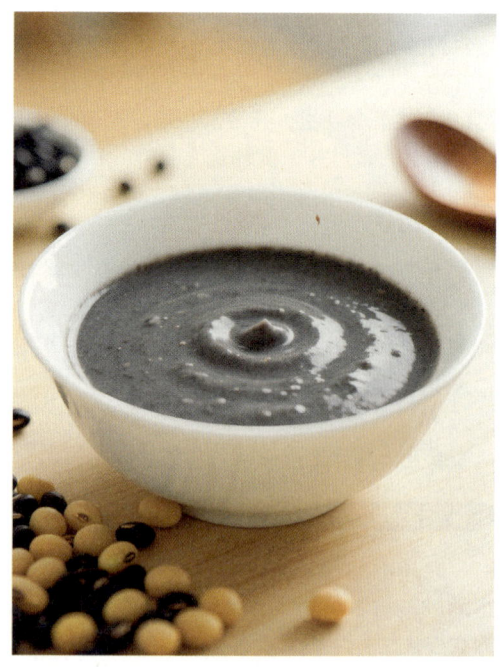

材料
【食材】黄豆50克,黑米45克。

做法
1. 将黄豆用清水浸泡10小时左右,洗净;黑米洗净,清水浸泡2小时。
2. 将上述食材倒入豆浆机中,加水至上、下水位之间,按动"米糊"键。豆浆机提示米糊做好后,倒入碗中,搅拌均匀即可。

药膳功效全解析
此款豆浆含有丰富的蛋白质和钙,能够健脾活血,明目乌发,滋补肝肾,适合更年期人士饮用。

品饮宜忌
肠胃功能弱者不宜食用。

麦草萝卜汤 ●更年期心烦失眠，就喝此汤

🛒 材料
【药材】甘草10克，红枣9颗。
【食材】小麦仁90克，萝卜20克，排骨250克，盐、鸡精适量。

做法
1. 小麦仁洗净，浸泡1小时沥干；排骨洗净切段，焯水沥干；萝卜洗净切块；红枣、甘草洗净。
2. 将所有材料放入砂锅中，加6碗水煮沸后转小火炖40分钟，加盐、鸡精调味即可。

药膳功效全解析
甘草能够清热解毒、补脾益气；小麦、萝卜都有补气止烦的功效。本药膳能够补虚除燥，促进睡眠。

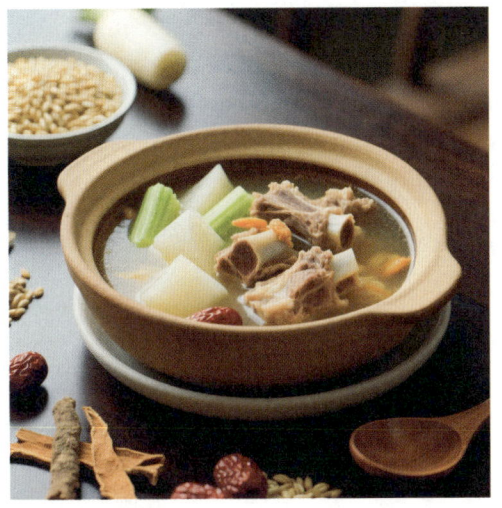

⚠ 品饮宜忌
胸腹胀满、呕吐者不宜食用甘草。

猪肚炖莲子 ●清心安神睡得香

🛒 材料
【药材】去芯莲子20克。
【食材】猪肚1副，姜片10克，花生油、葱丝、盐、鸡精适量。

做法
1. 猪肚用花生油、淀粉反复揉搓，除去黏液和异味，洗净焯水；莲子洗净泡发。
2. 将莲子放入猪肚中缝合，放入锅中加入4碗清水，清炖至猪肚烂熟。
3. 将猪肚捞出洗净切成丝，与莲子一起放入盘中，加入各种调味料搅匀即可。

药膳功效全解析
这道菜具有清心益肾、益肺安神、调理肠胃的功效，适于心悸失眠、体虚遗精等患者食用。

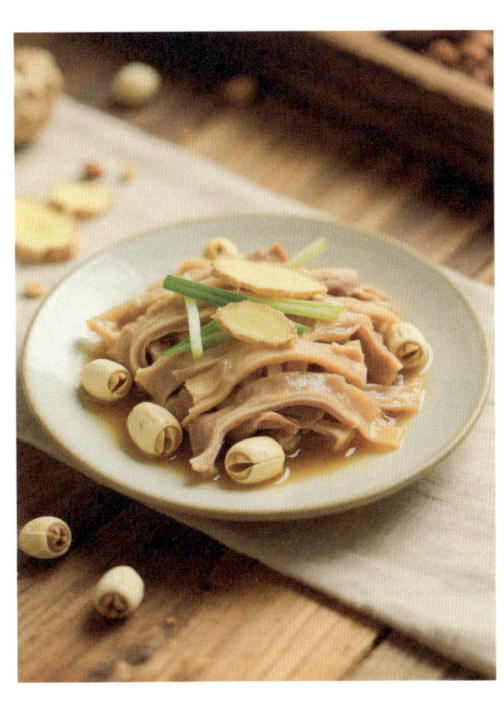

男性保健

现代男性的工作、生活压力很大,从而导致其抵抗力下降,身体健康受到多种男性疾病的威胁。通过对症食用一些具有养生功效的药膳,对调养身体亚健康有很大的帮助。

饮食原则

☑清淡 ☑粗细搭配 ☑少油 ☑蔬果　☒油腻 ☒咖啡因 ☒高脂肪 ☒抽烟 ☒饮酒

男性保健招牌营养素

招牌营养素	主要功效	富含食物
维生素A	提高免疫力、强身健骨、抗癌、保护视力	奶制品、鱼、西红柿等
维生素B_6	缓解失眠,补充因运动消耗的维生素	香蕉、土豆、鳄梨等
镁	降血压,减少心脏病发病率,增强生殖能力	豆类、绿色蔬菜、坚果等
膳食纤维	促进肠胃蠕动,排除体内毒素,减少便秘	黑米、草莓、西蓝花等

芝麻松子豆浆 ●男人常吃松子身体壮

材料

【药材】松子15克。
【食材】黄豆50克,糯米25克,黑芝麻15克。

做法

1. 将黄豆浸泡10小时,洗净;糯米洗净,浸泡2小时;黑芝麻碾碎;松子去壳,碾碎。
2. 将上述食材倒入豆浆机中,加水至上、下水位之间,按动"豆浆"键。豆浆机提示豆浆做好后,搅拌均匀即可。

药膳功效全解析

松子具有强阳壮骨、润肺止咳、润肠通便的功效,男士经常饮用此款豆浆可以强身健体,增强性功能。

⚠ 品饮宜忌

此款豆浆含有丰富的油脂,肝胆功能弱者不宜饮用。

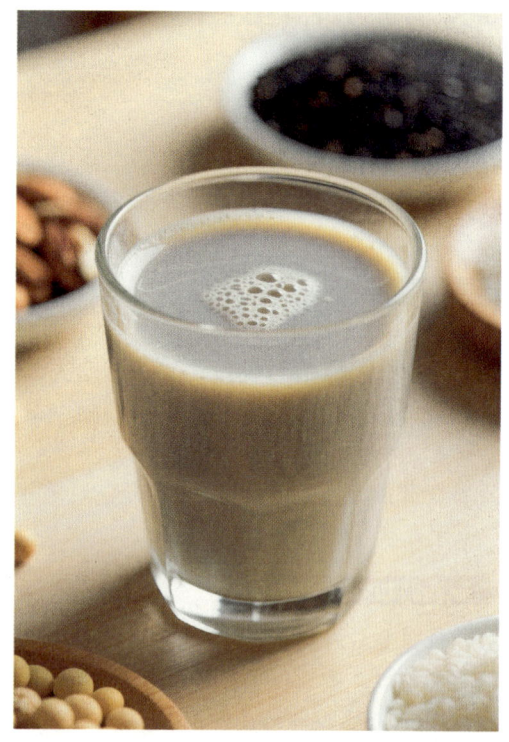

参麦乌鸡汤 ●男人前列腺的保护神

🛒 **材料**

【药材】人参片5克,麦冬10克,五味子5克。
【食材】乌鸡腿1个,盐适量。

🍳 **做法**

1. 乌鸡腿洗净剁块,焯水沥干;全部药材洗净沥干。
2. 将鸡腿和全部药材放入炖锅中,加5碗水以大火煮沸。
3. 小火慢炖半小时,加盐调味即可。

☕ **药膳功效全解析**

麦冬能够强心利尿、抗菌;人参能够促进性腺功能、提升精子质量;五味子则具有宁心安神的功效。孕妇及高血压患者忌食。

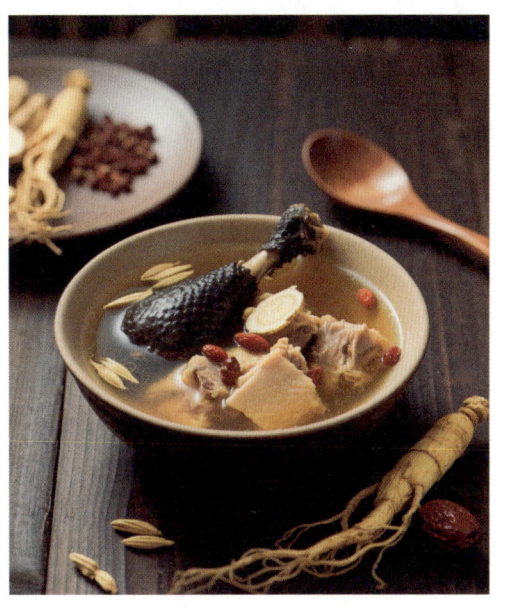

牛膝蔬菜鱼丸 ●肾虚浮肿,牛膝挺管用

🛒 **材料**

【药材】牛膝8克。
【食材】鱼丸300克,绿叶蔬菜30克,豆腐60克,酱油、盐适量。

🍳 **做法**

1. 牛膝洗净,放入锅中加2杯水,小火煎至1杯水取汁备用。
2. 锅中加入5碗水,放入鱼丸煮至鱼丸熟透后放入蔬菜、豆腐煮熟,约3分钟。
3. 加入药汁略煮后加入调味料调味即可。

☕ **药膳功效全解析**

本药膳能活血通络、强筋壮骨、利尿消肿,有利于滋阴补肾、强健身体。

⚠️ **品饮宜忌**

梦遗失精者及月经过多者、孕妇忌食牛膝。

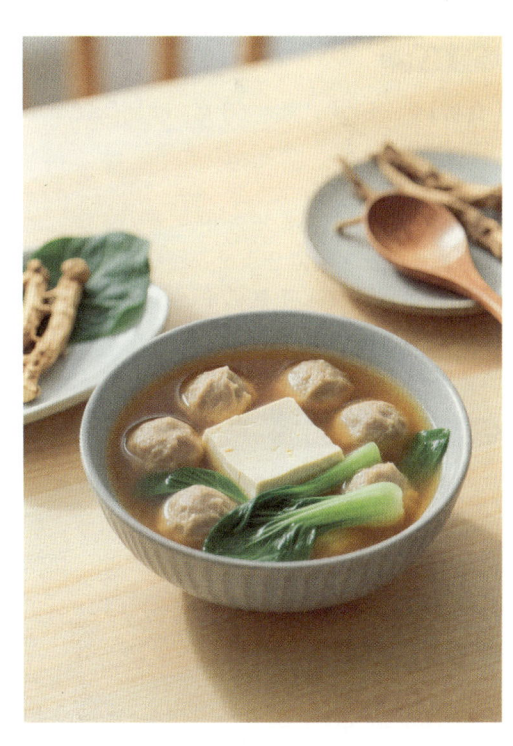

老年人补养

人到老年身体的各项机能都会减弱，抵抗力也会下降。此时通过合理的膳食调养，选择合适的药膳进行食疗能够让老人在享受美食的同时吃出健康。

饮食原则

☑ 清淡　☑ 少食多餐　☑ 易消化　☑ 蔬果
☒ 油腻　☒ 咖啡因　☒ 高脂肪　☒ 抽烟　☒ 饮酒

老年人补养招牌营养素

招牌营养素	主要功效	富含食物
维生素C	提高免疫力，消除体内自由基，还原维生素E	柳橙、草莓、猕猴桃等蔬果
维生素E	防止细胞膜氧化	菠菜及核桃、榛子等坚果
钙	增加骨密度，防治骨质疏松及骨折	豆类、奶制品、坚果等
胡萝卜素	消除体内自由基	胡萝卜、芒果等蔬果

黑米核桃豆浆 ●每天一杯，心脑血管疾病都远离

材料

【食材】黄豆 50 克，黑米 50 克，核桃仁 20 克。

做法

1. 将黄豆用清水浸泡 10 小时左右，洗净；黑米洗净，清水浸泡 2 小时；核桃仁切碎。
2. 将上述食材倒入豆浆机中，加水至上、下水位之间，按动"豆浆"键。豆浆机提示豆浆做好后，搅拌均匀即可。

药膳功效全解析

黑米富含维生素C、叶绿素、花青素等成分，滋补养身；黄豆能够降低胆固醇，减少动脉硬化。二者搭配具有滋补养心、强健身体，防治心脑血管疾病的功效。

品饮宜忌

脾胃功能弱，高血压患者不宜饮用。

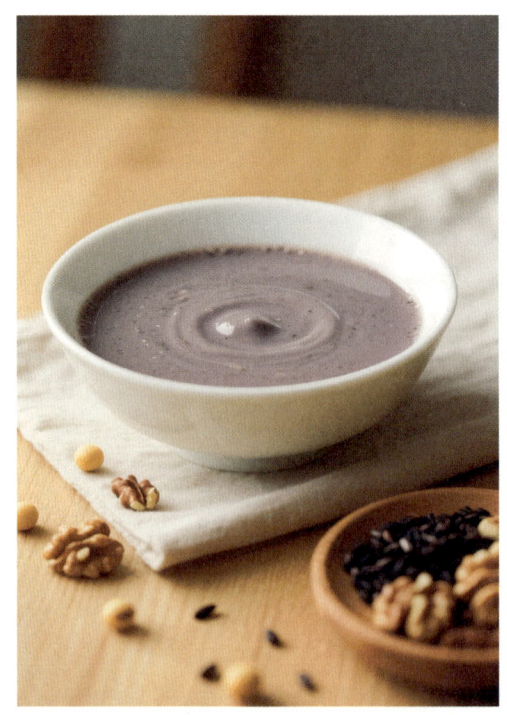

山药燕麦豆浆

●常喝此豆浆，延年又益寿

🛒 材料

【药材】枸杞10克。
【食材】山药25克，黄豆60克，燕麦片20克。

🍲 做法

1. 将黄豆浸泡10小时，洗净；山药洗净，削皮、切块；燕麦片、枸杞洗净，温水泡发。
2. 将上述食材倒入豆浆机中，加水至上、下水位之间，按动"豆浆"键。豆浆机提示豆浆做好后，搅拌均匀即可。

☕ 药膳功效全解析

山药含有蛋白质、碳水化合物、维生素等营养成分，可以延年益寿；枸杞具有滋阴补肾、益精明目的功效。

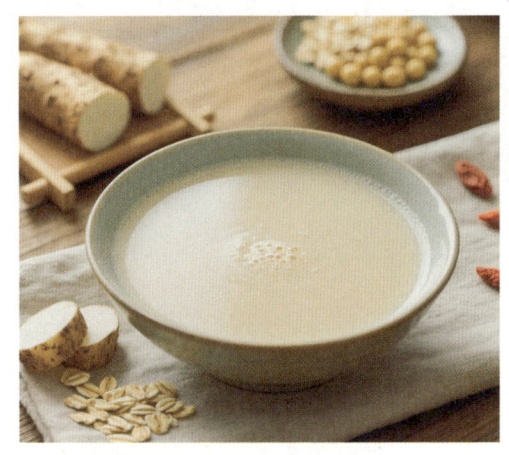

⚠ 品饮宜忌

感冒发烧、身体有炎症、腹泻者不宜饮用此款豆浆。

五加皮烧牛肉

●腰膝酸软吃牛肉

🛒 材料

【药材】五加皮、杜仲各5克。
【食材】牛肉250克，胡萝卜半根，米酒、葱段适量，酱油、姜末、盐少许。

🍲 做法

1. 药材洗净，煎煮成半碗药汁；胡萝卜洗净切片。
2. 牛肉洗净切片，加入姜末、米酒、酱油拌匀，腌渍20分钟。
3. 热锅下油，葱爆香后与牛肉一起炒；快炒熟时加入药汁、胡萝卜片一起炒熟后加入调味料即可。

☕ 药膳功效全解析

牛肉具有补中益气、强健筋骨的作用，适用于体虚乏力、腰膝酸软、面色苍白的人群食用。

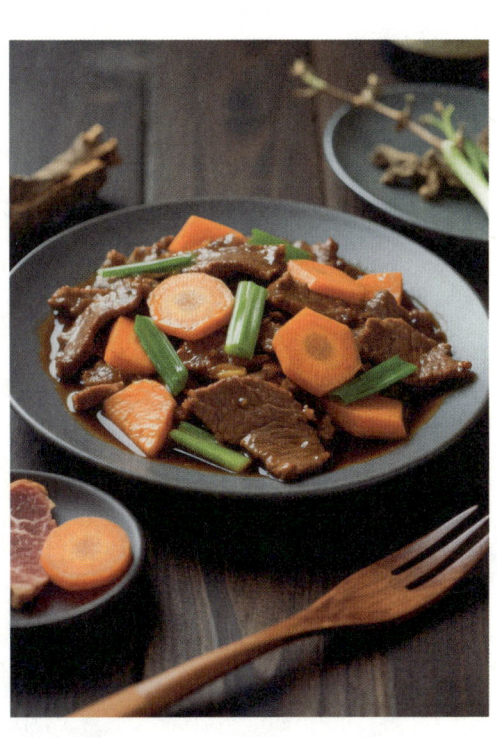

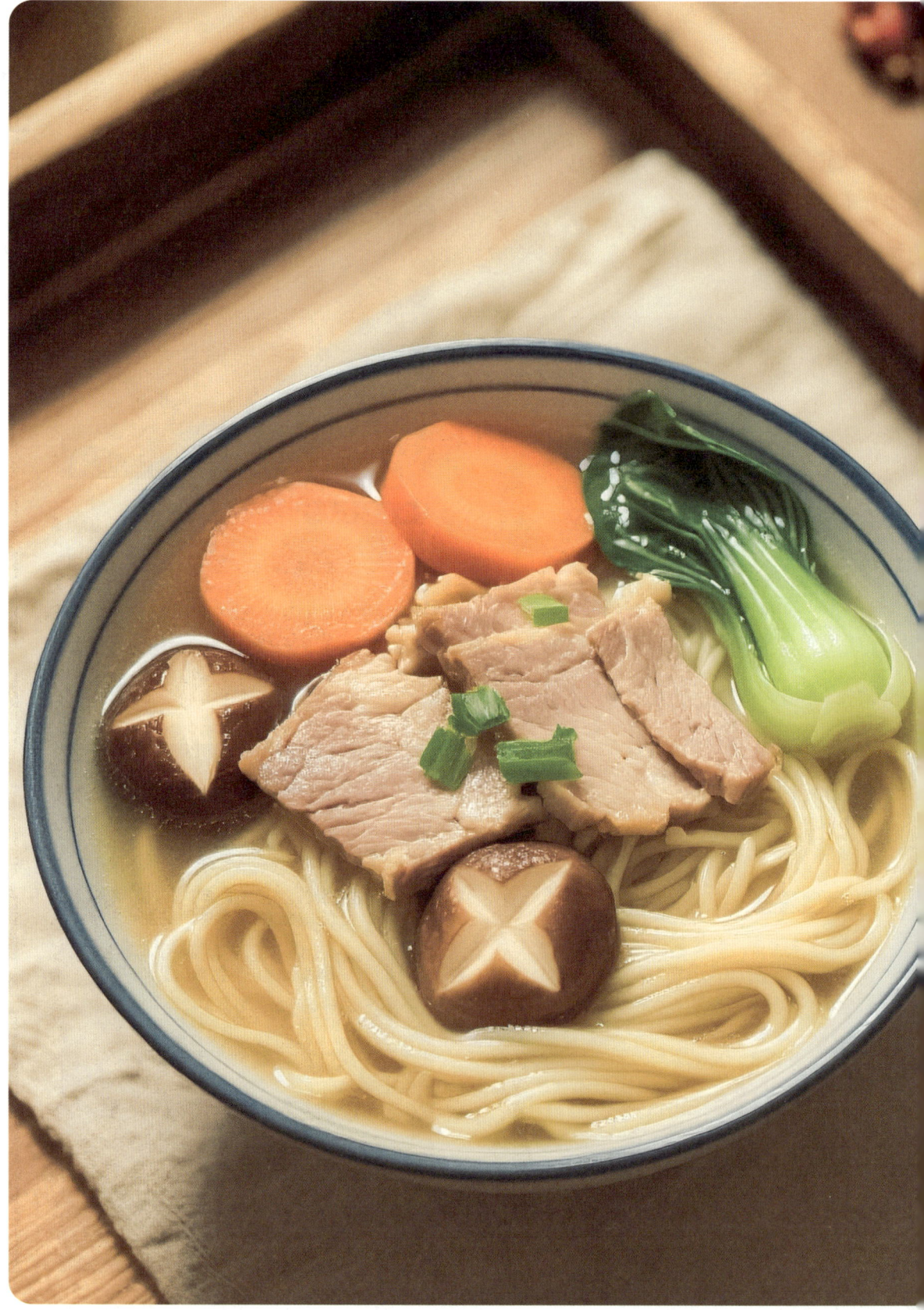

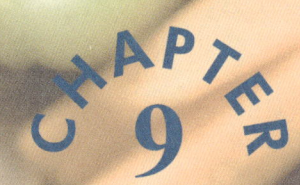

上班族篇

职场达人的加油、减压良方

- 口腔溃疡
- 电脑族
- 熬夜者
- 增强免疫力

上班族调理 常用药材

枸杞
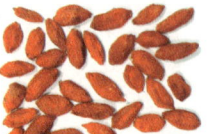
最佳功效
养肝明目，提高免疫力。
适用体质
肝肾虚弱体质人群。
这些人不能吃
外感实热、脾虚腹泻、高血压者忌食。
怎样挑选
以颗粒饱满、色泽鲜红、味道香甜者为佳。

胖大海
最佳功效
清热利咽，止咳化痰。
适用体质
痰湿体质人群。
这些人不能吃
脾胃虚寒、便溏者忌食。
怎样挑选
以个大、棕色、表面皱纹细者为佳。

桑叶
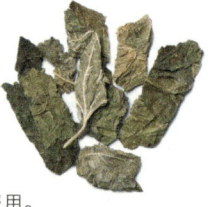
最佳功效
疏风清热，清肺润燥。
适合体质
湿热体质人群。
这些人不能吃
风寒感冒、流清涕者不宜服用。
怎样挑选
干品以叶大而肥，色黄橙者为佳。

陈皮

最佳功效
健脾理气，祛痰平喘。
适用体质
脾虚、气虚体质人群。
这些人不能吃
阴虚燥咳者不宜食用。
怎样挑选
以皮薄而大，色红，香气浓郁者为佳。

决明子
最佳功效
清热明目，定心安神。
适用体质
热性体质人群。
这些人不能吃
脾胃虚寒、气血不足者慎服，孕妇忌服。
怎样挑选
以表面呈棕褐色，有光泽的棱方形为真品。

山楂
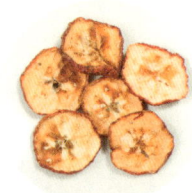
最佳功效
开胃化食，活血化瘀。
适用体质
积食、消化不良人群。
这些人不能吃
孕妇慎用。
怎样挑选
以果皮呈深红、暗红或鲜红色，有光泽者为佳。

菊花
最佳功效
降压降脂，提神明目。
适用体质
湿热体质人群。
这些人不能吃
痰湿、血虚型高血压患者忌服。
怎样挑选
以花朵完整、质轻、香气清香、杂质较少者为佳。

金银花
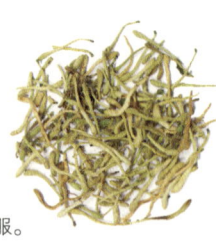
最佳功效
消炎解毒，利咽止痢。
适用体质
热性体质人群。
这些人不能吃
脾胃虚寒者，经期女性忌服。
怎样挑选
以花蕾尚未开放，颜色黄白，个体肥大者为佳。

Chapter 9 上班族调理常用食材

上班族篇

猕猴桃

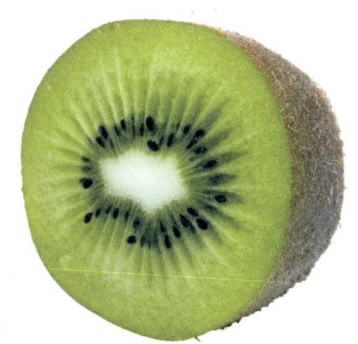

最佳功效
补充维生素、静心防癌。

适用体质
一般人群皆可。

这些人不能吃
体虚腹泻、风寒感冒、胃炎痛经者不宜食用。

怎样挑选
以个头较大、外形匀称、肉质坚实者为佳。

燕麦

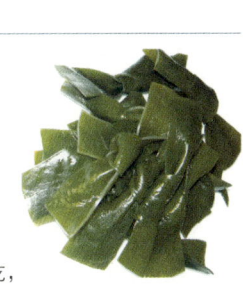

最佳功效
抗氧化，降糖减肥。

适用体质
一般人群皆可。

这些人不能吃
肠胃湿滑，消化不良者忌食。

怎样挑选
以外观完整、大小均匀、饱满坚实者为佳。

苦瓜

最佳功效
祛湿排毒，去脂降糖。

适用体质
一般人群皆可。

这些人不能吃
脾胃虚寒者，孕妇不宜食用。

怎样挑选
以瓜体嫩绿，皱纹纵深，水分充足者为佳。

海带

最佳功效
止咳平喘，去脂降压。

适用体质
一般人群皆可。

这些人不能吃
孕妇及哺乳期女性不宜多吃，甲亢患者忌食。

怎样挑选
干品以肉厚实，形状宽长，干度适宜者为佳。

香蕉

最佳功效
清热通便，减肥解毒。

适用体质
一般人群均可。

这些人不能吃
脾胃虚弱者不宜食用。

怎样挑选
以坚实、饱满、颜色明黄无损伤者为佳。

猪肉

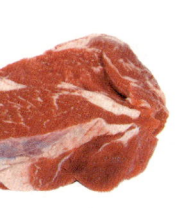

最佳功效
预防贫血，缓解疲劳。

适用体质
一般人群皆可。

这些人不能吃
湿热偏重，痰湿偏盛者不宜食用。

怎样挑选
以肉有弹性，软中带硬，红色均匀者为佳。

口腔溃疡

口腔溃疡是一种常见的口腔疾病,患病时溃烂部位疼痛难忍,且易反复发作。治疗口腔溃疡,饮食是很重要的一个方面,只有饮食均衡,多食富含维生素、蛋白质的食物,才能减少口腔溃疡的发生。

饮食原则

☑ 蔬菜　☑ 水果　☑ 清淡　☑ 少盐
☒ 饮酒　☒ 辛辣　☒ 饮酒

典型特征

多见于口腔黏膜,白色溃疡中心下凹,刺激时疼痛。

预防口腔溃疡的招牌营养素

招牌营养素	主要功效	富含食物
卵磷脂	维护口腔细胞膜完整	豆类、蛋类等
蛋白质	修复创伤口必需的营养素	豆类、蛋类、牛奶等
B族维生素	维护口腔上皮细胞的健康和完整	糙米等谷类

蒲公英大米豆浆 ● 清热消肿挺有效

材料

【食材】绿豆50克,大米25克,蒲公英20克,冰糖适量。

做法

1. 将绿豆用清水浸泡10小时左右,洗净;大米洗净,用清水浸泡2小时;蒲公英煎汁。
2. 将大米、绿豆倒入豆浆机中,再倒入蒲公英汁,加水至上、下水位之间,按动"豆浆"键。豆浆机提示豆浆做好后,过滤后加入蜂蜜搅拌均匀即可。

药膳功效全解析

绿豆具有很好的清热去火,解毒消暑功效;蒲公英能够清热解毒,散结消肿。二者搭配清热解毒,消肿止痛效果显著。

品饮宜忌

此款豆浆偏寒,体质虚弱、脾胃虚寒者不宜饮用。

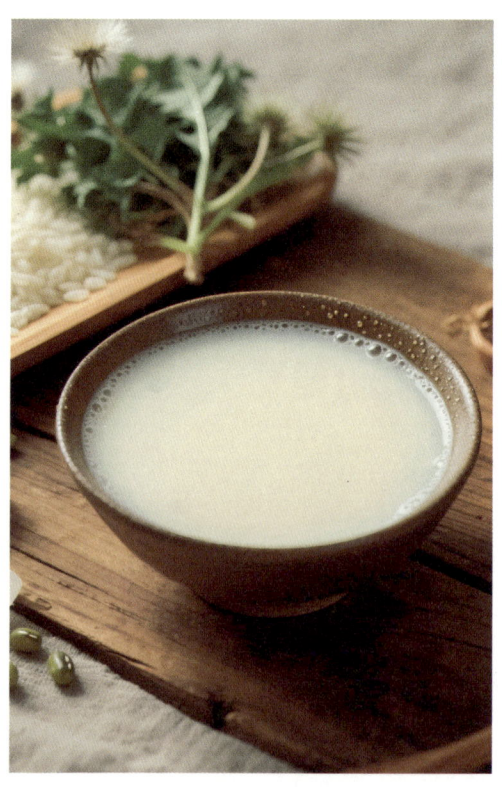

苹果油菜汁 ●补充维生素，溃疡早日好

🛒 **材料**

【食材】苹果 100 克，油菜 75 克，柠檬 30 克，蜂蜜适量。

🍳 **做法**

1. 将苹果、柠檬洗净，去皮，去籽，切块；油菜洗净，切成小段。
2. 将上述食材倒入豆浆机中，加入适量清水，按动"果蔬汁"键。豆浆机提示果蔬汁做好后，加入蜂蜜搅拌均匀即可。

☕ **药膳功效全解析**

此款果蔬汁含有丰富的 B 族维生素和胡萝卜素，对改善口腔溃疡有很好的疗效。

⚠️ **品饮宜忌**

不要在饭后立即饮用果蔬汁，会影响正常的消化。

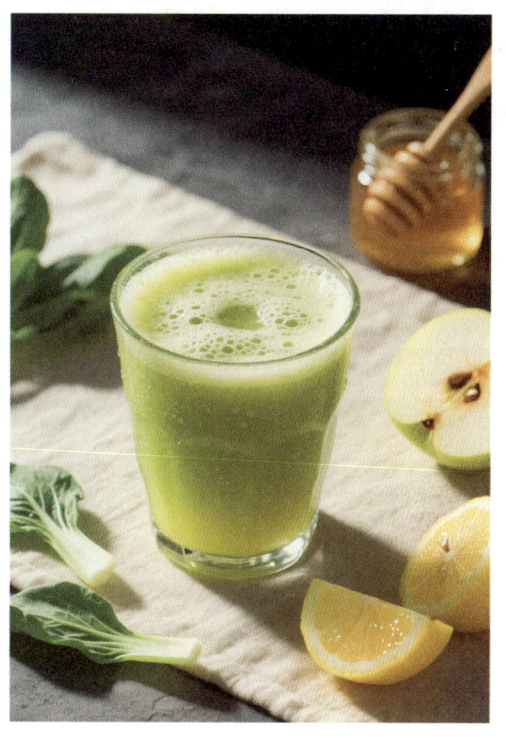

三味蔬菜汁 ●降压，降脂，防溃疡

🛒 **材料**

【食材】菠菜、胡萝卜各 70 克，西芹 50 克，冰糖适量。

🍳 **做法**

1. 将菠菜焯水后过凉水晾凉，切碎；胡萝卜、西芹洗净，切段。
2. 将上述食材倒入豆浆机中，加入适量清水，按动"果蔬汁"键。豆浆机提示果蔬汁做好后，加入蜂蜜搅拌均匀即可。

☕ **药膳功效全解析**

此款果蔬汁含有多种维生素、胡萝卜素及矿物质，能够有效降压降脂，预防口腔溃疡。

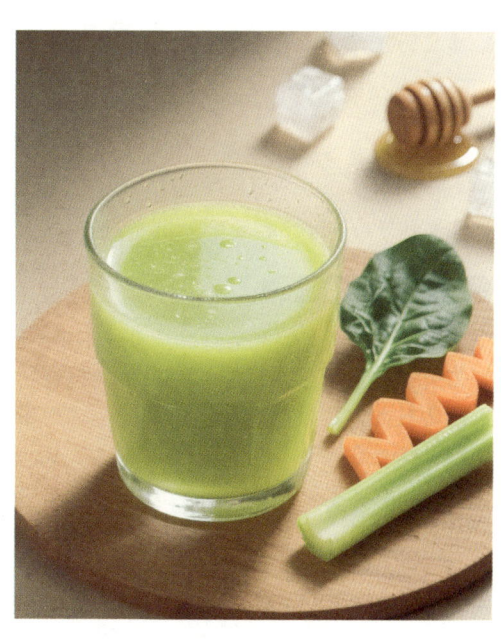

数码族

现在的生活离不开电脑、手机等数码产品,长期处于电磁辐射的状态下,对人们的健康有很大的损害。长期坐在电脑前会引起眼睛、皮肤不适,肥胖等症。通过药膳来调养,能够大大减轻这些症状。

饮食原则

☑ 蔬果　☑ 茶　　☒ 油腻　☒ 多肉

典型特征

眼干眼涩、皮肤黯淡无光、困乏无力、肥胖等。

电脑族的招牌营养素

招牌营养素	主要功效	富含食物
维生素 B_1	宁心安神、缓解焦虑、消除疲劳	豆类、谷类等
维生素 C	防辐射、延缓衰老、滋润皮肤	橘子、猕猴桃等
胡萝卜素	减缓眼睛疲劳、防辐射、保护皮肤健康	胡萝卜、南瓜等

绿豆海带豆浆　●绿豆＆海带,都能防辐射

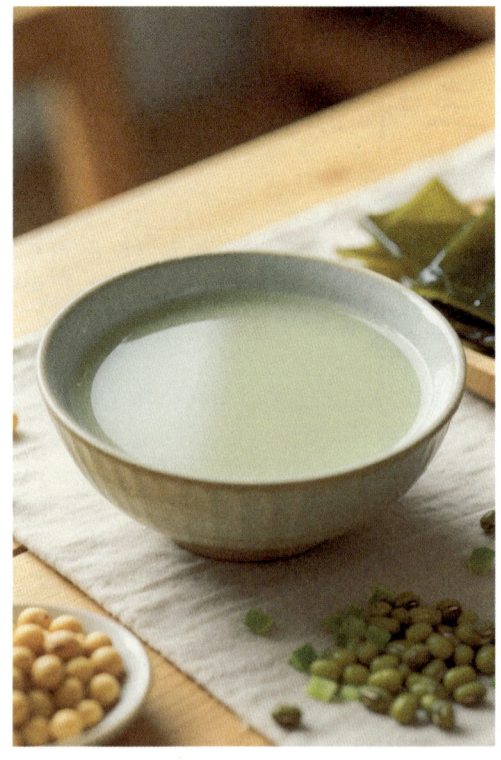

材料

【食材】黄豆40克,绿豆15克,湿海带15克。

做法

1. 绿豆用清水浸泡6小时,洗净;黄豆用清水浸泡10小时左右,洗净;湿海带洗净,切碎。
2. 将上述食材倒入豆浆机中,加水至上、下水位之间,按动"豆浆"键。豆浆机提示豆浆做好后,过滤后即可饮用。

药膳功效全解析

绿豆能够缓解辐射给身体带来的不适感。海带含有多种维生素,能够提高机体抗辐射的能力。此款豆浆能够防辐射,缓解辐射带来的各种不适。

品饮宜忌

这款豆浆带渣饮用,能更好地吸收绿豆、海带的营养,最好带渣一起饮用。

胡萝卜枸杞豆浆 ●常吃胡萝卜，眼睛不干涩

🛒 材料
【药材】枸杞 10 克。
【食材】黄豆 45 克，胡萝卜 75 克，冰糖 10 克。

做法
1. 将黄豆用清水浸泡 10 小时左右，洗净；胡萝卜洗净，削皮，切成小块；枸杞洗净。
2. 将上述材料倒入豆浆机中，加水至上、下水位之间，按动"豆浆"键。豆浆机提示豆浆做好后，过滤后加入冰糖搅拌均匀即可饮用。

药膳功效全解析
胡萝卜含有丰富的维生素 A 和胡萝卜素，能够护眼明目，抵抗传染病；枸杞具有养肝明目，补血养心的功效。

⚠ 品饮宜忌
高血压患者及气滞痰多者不宜吃枸杞。

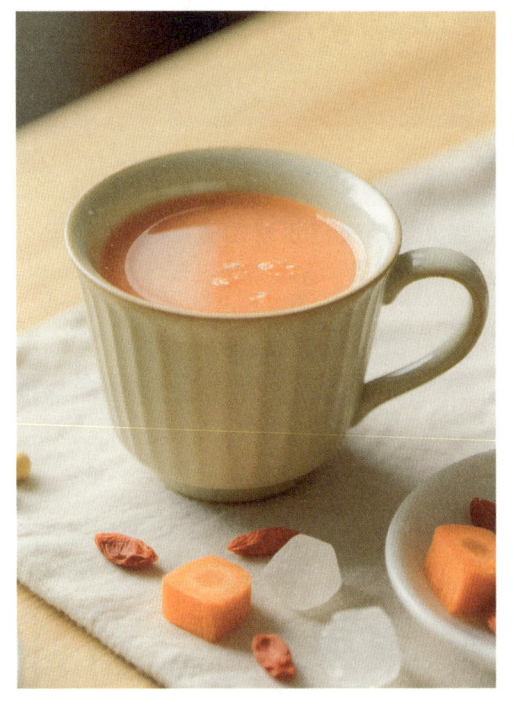

芹菜炒猪肝 ●猪肝是补血明目的首选食物

🛒 材料
【食材】芹菜、猪肝各 300 克，酱油、淀粉、姜末、盐适量。

做法
1. 猪肝洗净，切片焯水后淋上酱油、淀粉、姜末腌渍 20 分钟。
2. 芹菜摘叶，洗净切段。
3. 热锅下油，油热后爆炒猪肝，加入芹菜快炒，炒熟后加盐调味即可。

药膳功效全解析
芹菜能够清热解毒、降压护肝；猪肝是理想的补血明目食物。二者搭配具有很好的护肝明目的作用。

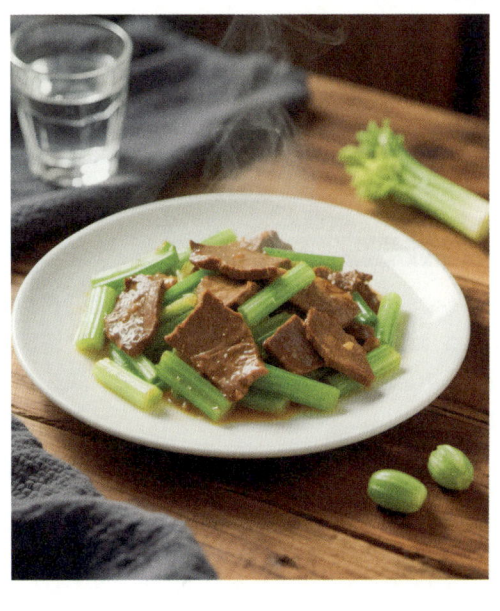

熬夜者

熬夜是人们经常会遇到的一种情况。频繁熬夜的人，健康会受到很大的影响，经常会感到困乏无力，黑眼圈严重，抵抗力下降等。面对这种情况，自制适合的药膳能够缓解熬夜带来的种种不适。

饮食原则

☑ 蔬果　☑ 清淡　☑ 少糖　☑ 低脂肪
☒ 抽烟　☒ 过量饮酒　☒ 咖啡　☒ 茶

典型特征

困乏无力，黑眼圈严重，抵抗力下降等。

熬夜者的招牌营养素

招牌营养素	主要功效	富含食物
B族维生素	宁心安神、缓解焦虑、保持皮肤健康、延缓衰老	芝麻、核桃、柑橘等
维生素C	增强抵抗力	蔬菜、水果等
钙	减缓眼睛疲劳、缓和情绪	牛奶、石榴等
镁	平衡身心、减压	香蕉、玉米、黄豆等

香蕉苹果葡萄汁 ● 经常用脑，常吃香蕉和葡萄

材料

【食材】苹果半个，香蕉1根，葡萄10克。

做法

1. 苹果、葡萄分别洗净，去皮，去核，苹果切成小块；香蕉剥皮，切成小块。
2. 将上述食材倒入豆浆机中，加入适量清水，按动"果蔬汁"键。豆浆机提示果蔬汁做好后，倒入杯中，搅拌均匀即可。

药膳功效全解析

常吃香蕉可放松心情，健脑；葡萄可以补益大脑神经，能够缓解神经衰弱，消除疲劳。二者搭配健脑效果极佳。

品饮宜忌

葡萄不能跟鳝鱼一起食用，葡萄中的鞣酸会影响鳝鱼中蛋白质、矿物质的吸收，降低其营养价值。

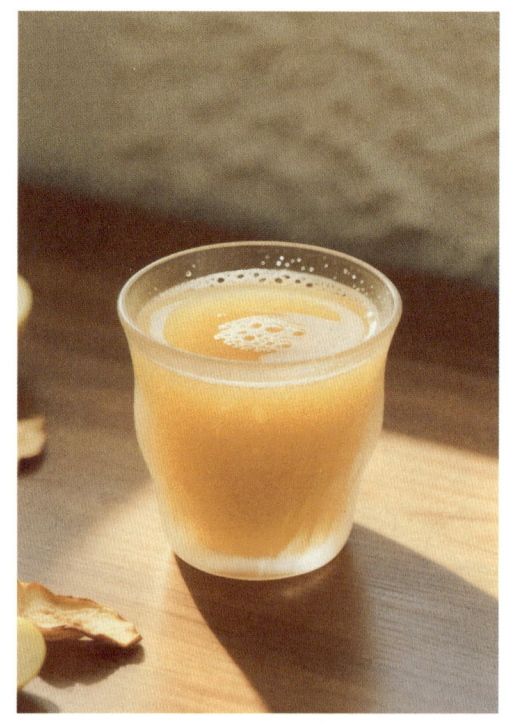

天麻鸡肉饭 ● 失眠多梦，来点天麻

🛒 材料
【药材】天麻 10 克。
【食材】大米 100 克，鸡肉 25 克，竹笋、胡萝卜各 30 克。

🍲 做法
1. 将鸡肉、竹笋、胡萝卜洗净切丁；大米、天麻分别洗净。
2. 将所有材料放入砂锅中，加入 3 碗水，大火烧开后，小火煨煮，煮成稠米饭即可。

☕ 药膳功效全解析
本药膳能够健脑强身、镇静安眠，对治疗失眠多梦、头晕眼花等症有很好的效果。

⚠ 品饮宜忌
血虚、阴虚及津液衰少者不宜食用天麻。

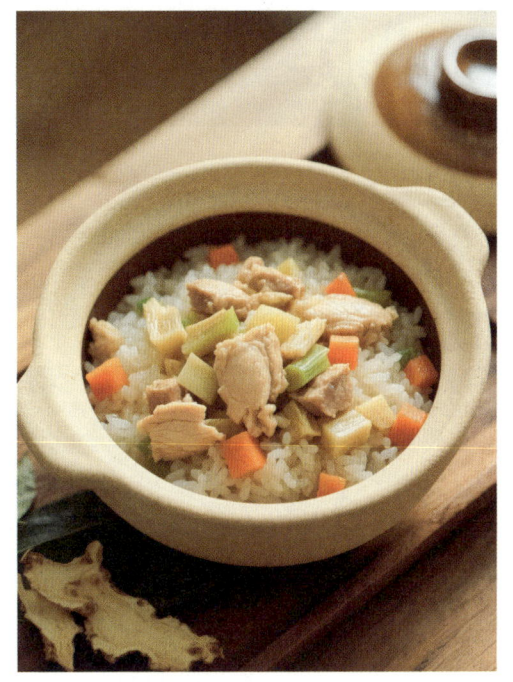

党参桂圆膏 ● 神经衰弱很烦人，党参桂圆除烦恼

🛒 材料
【食材】党参 200 克，沙参 100 克，桂圆肉 100 克。

🍲 做法
1. 所有药材洗净，加 4 碗水，加热熬熟。
2. 每 20 分钟取药汁 1 次，加水再煮，共取药汁 3 次，最后将药汁合并，小火煎熬。
3. 至黏稠如膏时加蜂蜜搅拌均匀，冷却后装瓶待用。

☕ 药膳功效全解析
桂圆可治疗神经衰弱、失眠健忘、心烦出汗等症；党参有治疗虚劳内伤、气喘烦渴等症的功效。本药膳每次食用 1 小勺即可。孕妇及高血压患者忌食。

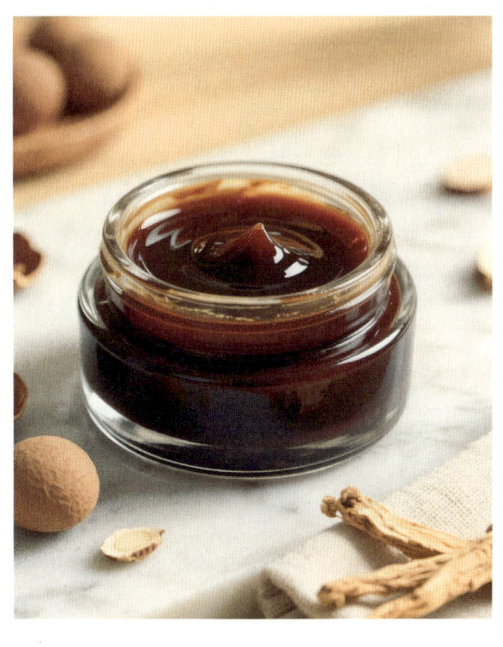

增强免疫力

免疫力是人体抵抗病毒、细菌入侵的防御机制。免疫力低下就会容易生病,病情反复、精神萎靡、没有食欲,困乏无力等。除了劳逸结合、加强锻炼外,保持均衡的营养,适当食用具有强身健体功效的药膳也是提高免疫力的重要方法。

饮食原则

☑ 高蛋白 ☑ 茶 ☒ 抽烟 ☒ 过量饮酒

典型特征

容易生病,病情反复、精神萎靡、没有食欲,困乏无力等。

提高免疫力的招牌营养素

招牌营养素	主要功效	富含食物
维生素A	促进糖蛋白的合成,加强呼吸道的抵抗力,预防感冒	绿色、黄色蔬菜
维生素C	保护体内白细胞,增强免疫力	绿色蔬菜、水果等
锌	加强细胞的免疫功能,加快受伤组织的愈合	干果、海产品、动物内脏等

五谷豆浆 ● 五谷杂粮能防癌

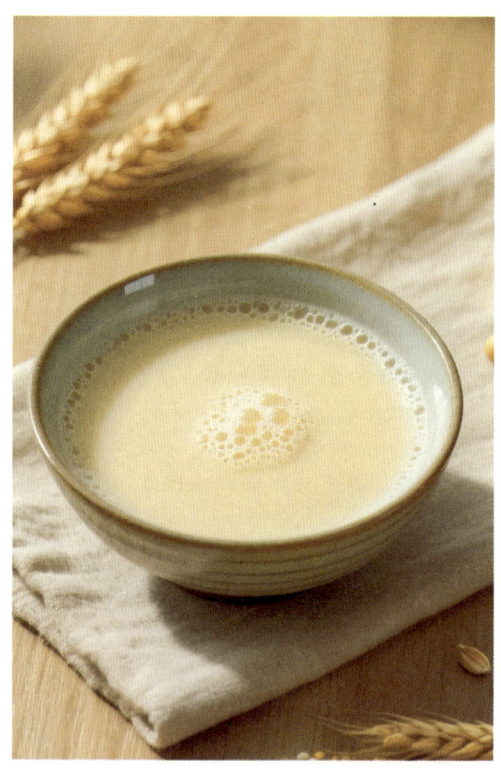

材料

【食材】黄豆50克,大米、小米15克,小麦仁、玉米楂各10克。

做法

1. 将黄豆、小麦仁用清水浸泡10小时左右,洗净;大米、小米、玉米楂洗净。
2. 将上述食材倒入豆浆机中,加水至上、下水位之间,按动"豆浆"键。豆浆机提示豆浆做好后,过滤后即可饮用。

药膳功效全解析

小麦仁富含膳食纤维,润肠通便、排毒抗癌效果显著。玉米富含维生素B_2等多种营养物质,具有很好的防癌功效。二者结合具有很好的排毒,抗癌,提高免疫力功效。

品饮宜忌

糖尿病患者及慢性肝病患者不宜饮用此款豆浆。

蔬菜鲜饭团 ●免疫力弱，经常吃点

🛒 材料

【药材】黄芪、党参各10克，枸杞5克。
【食材】黑芝麻5克，大米80克，冰糖10克，菠菜30克，盐适量。

做法

1. 黄芪、党参枸杞洗净，熬煮出汤汁，取汁备用。
2. 大米洗净，放入电饭煲中，加入药汁，煮成白饭，趁热拌入冰糖溶化。
3. 菠菜洗净切碎，将白饭、菠菜、芝麻、盐搅拌在一起做成饭团即可。

药膳功效全解析

黄芪和党参都是很好的补中益气药材；黑芝麻能够滋阴益肾；本药膳具有很好的抗衰老、增强免疫力的功效。高血压患者忌食。

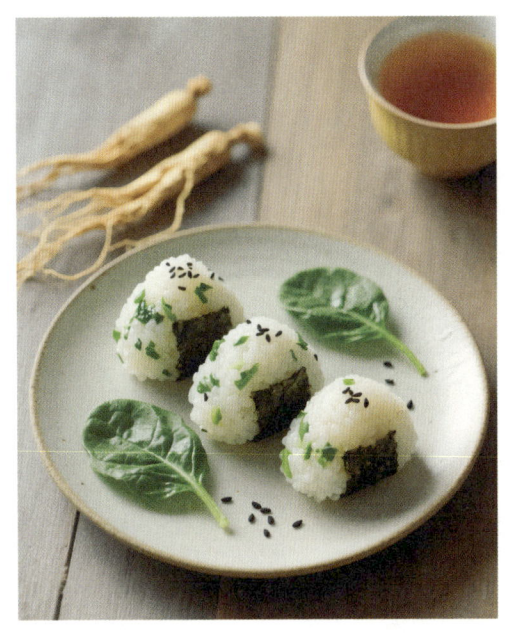

糯米甜红枣 ●腹泻无力者的美味滋补品

🛒 材料

【药材】红枣180克。
【食材】糯米粉90克，白糖25克。

做法

1. 红枣洗净泡软，切开枣肚去核。
2. 糯米粉加水揉成细团，放入枣腹中装盘。
3. 白糖加水溶化，均匀倒入糯米红枣中，将整盘放入蒸笼中，锅开后蒸5分钟即可。

药膳功效全解析

本药膳能够健脾益胃，尤其适合脾胃虚弱、腹泻、倦怠无力的人群食用。每次食用10颗左右的红枣即可。

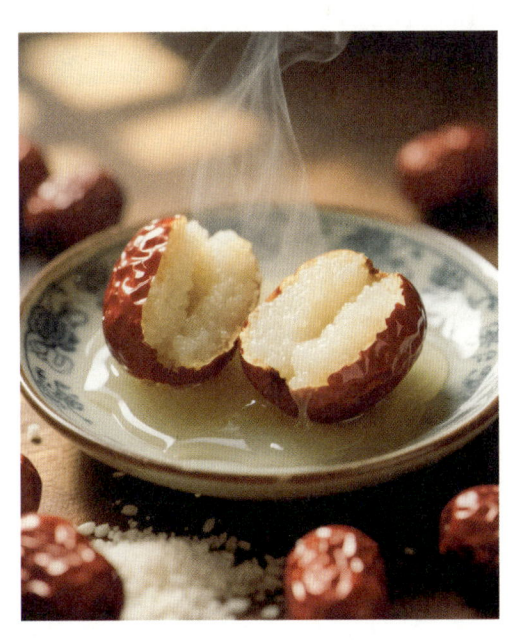

武警总医院 25 年临床权威专家
唯一推荐糖尿病人四周食谱

第一周食谱

	星期一	星期二	星期三	星期四	星期五	星期六	星期日
早餐	馒头 煮鸡蛋 牛奶 五香牛肉 腐竹三丝 木耳芹菜	芝麻饼 煮鸡蛋 牛奶 酱肘花 炝拌莴笋 雪菜毛豆	烙饼 煮鸡蛋 牛奶 五香猪肝 炝圆白菜 凉拌海带丝	葱花卷 煮鸡蛋 牛奶 黄瓜牛肉 麻酱拌茄泥 凉拌老虎菜	馒头 煮鸡蛋 牛奶 五香驴肉 木耳黄瓜 小葱拌豆腐	紫米糕 煮鸡蛋 牛奶 豆豉凌鱼 凉拌心里美 菠菜胡萝卜豆腐丝	肉笼 煮鸡蛋 牛奶 皮蛋豆腐 红翠大拌菜 八宝小咸菜
午餐	黄豆煲鸡汤 杂粮饭 双椒烧鸡块 京酱肉丝 清炒卷心菜 虾皮萝卜丝	鱼头豆腐汤 荞麦面条+ 花样面食 豉汁排骨 木须肉 醋熘大白菜 香菇油菜	排骨萝卜汤 小米饭 清蒸鱼块 青笋炒鸡丝 番茄菜花 素炒西葫芦	西红柿鸡蛋汤 红豆饭 豆腐节烧肉 油焖大虾 素炒什锦 蒜香娃娃菜	冬瓜海带鸭骨汤 绿豆面条+ 花样面食 小鸡炖蘑菇 冬瓜丸子 柿椒胡萝卜炒腐竹 虾皮圆白菜	海米冬瓜汤 红薯饭 红烧翅中 鱼香肉丝 西红柿炒鸡蛋 炝炒圆白菜	五色蔬菜汤 米饭+鲜玉米 黑椒牛柳 酱全鸭 木耳小炒肉 地三鲜 白菜炖豆腐
晚餐	番茄鸡蛋面疙瘩 粗粮花卷 三鲜日本豆腐 蘑菇胡萝卜炒肉片	鸡汤豆苗小馄饨 烙饼 肉片炒双椒 鸡汁菜丝	什锦小白菜汤 杂粮饭 萝卜炖羊肉 木耳白菜	罗宋汤 猪肉白菜饺子 素烩豆腐 醋烹银芽	香菜皮蛋鱼片汤 杂粮饭 炒合菜 素烧块菜	芹菜叶蛋花汤 紫米发糕 香干炒芹菜 清炒菜心	菠菜银耳汤 麻酱烧饼 肉末茄子 蒜蓉茼蒿

第二周食谱

	星期一	星期二	星期三	星期四	星期五	星期六	星期日
早餐	小馒头 煮鸡蛋 牛奶 五香豆腐丝 凉拌苦瓜	小馒头 煮鸡蛋 牛奶 黄瓜腐竹 蒜蓉菠菜	小馒头 煮鸡蛋 牛奶 凉拌生菜 蒸茄泥	小馒头 煮鸡蛋 牛奶 五香豆腐丝 凉拌笋丝	小馒头 煮鸡蛋 牛奶 蒜蓉圆白菜 凉拌三丝	小馒头 煮鸡蛋 牛奶 蒸茄泥 凉拌豇豆	小馒头 煮鸡蛋 牛奶 凉拌三丝 黄瓜腐竹
午餐	葱油花卷 锅塌肉片 咖喱鸡块 素炒什锦 红烧茄子	米饭 雪菜鸡丁 木须肉 鸡汁白萝卜 砂锅丸子豆腐	窝头 海带炖肉 四喜丸子 菠菜炒鸡蛋 小烧豆腐	米饭 青椒炒肉丝 肉末西葫芦 醋熘白菜 素炒什锦	烙饼 西红柿炖牛肉 红烧狮子头 素烩白萝卜 西芹百合	米饭 黄瓜熘肝尖 菠菜汆丸子 椒油绿豆芽 蒜香菜心	金银卷 回锅肉 孜然羊肉 虾皮小白菜 木耳炒豆腐
晚餐	米饭 青椒肉丝 肉沫丝瓜 冻豆腐白菜 蒜蓉油麦菜	发糕 京酱肉丝 清蒸鱼 番茄鸡蛋 素烧西葫芦	米饭 银芽炒鸡丝 农家炒合菜 蒜蓉西蓝花 海米冬瓜	烙饼 红烧带鱼 牛肉三丁 鸡汁香菇 蒜蓉苦瓜	米饭 菠菜炒猪肝 木耳炒肉 番茄豆腐 红烧冬瓜	小花卷 葱爆羊肉 家常熏鱼 西红柿炒鸡蛋 红柿椒青笋丝	米饭 肉片西葫芦 番茄鸡蛋 海米芹菜 香菇油菜丁

第三周食谱

	星期一	星期二	星期三	星期四	星期五	星期六	星期日
早餐	馒头 煮鸡蛋 牛奶 红油耳丝 腐竹黄瓜 芹菜花生胡萝卜	馒头 煮鸡蛋 牛奶 白切鸡 爽口老虎菜 皮蛋拌豆腐	馒头 煮鸡蛋 牛奶 五香肘花 炝圆白菜三丝 西芹香干	馒头 煮鸡蛋 牛奶 香菜拌牛肉 椒麻莴笋丝 凉拌双耳	馒头 煮鸡蛋 牛奶 五香驴肉 麻酱拌茄泥 白菜豆腐丝	馒头 煮鸡蛋 牛奶 豆豉凌鱼 凉拌心里美 素什锦	馒头 煮鸡蛋 牛奶 凉拌口条 海带丝绿豆芽 八宝小咸菜
午餐	芹菜叶鸡蛋汤 小米饭 香菇鸡块 蘑菇胡萝卜炒肉片 番茄圆白菜 姜汁油麦菜	萝卜丝汤 荞麦面条+ 花样面食 酱香鸡块 鱼香肉丝 清炒油麦菜 素炒什锦	排骨萝卜汤 杂粮饭 红烧鱼块 肉丝炒苦瓜 三鲜日本豆腐 蒜香娃娃菜	冬瓜香菜汤 红薯饭 红烧狮子头 肉片炒双花 小白菜炖白菜 醋烹西葫芦	罗宋汤 绿豆面条+ 花样面食 洋葱爆炒猪肝 京酱肉丝 鸡汁双色萝卜丝 蒜蓉小油菜	冬瓜海带鸭骨汤 红豆饭 油焖大虾 木须肉 三鲜茄条 素烧块菜	五色蔬菜汤 米饭+鲜玉米 豉汁排骨 小白菜余丸子 上汤娃娃菜 海米炒鲜蘑
晚餐	紫菜蛋花汤 玉米饼 红烧肉炖海带 牛肉片炒菜花 香菇菜心 蒜蓉蒿子杆	白菜豆腐汤 烙饼 炖排骨 双椒木耳炒肉片 蒜蓉西兰花 黄豆盖菜	西红柿鸡蛋汤 杂粮饭 番茄牛肉 肉丝木耳炒西芹 海米炒油菜 素烧冬瓜	三鲜汤 粗粮花卷 红烧鸡翅 黑椒牛柳 清炒菜心 西红柿炒鸡蛋	香菜皮蛋鱼片汤 杂粮饭 萝卜炖羊肉 浇汁凉皮豆花 炝炒莴笋丝 醋烹银芽	芹菜叶蛋花汤 紫米发糕 腐竹烧鸡块 红烧带鱼 木耳菜心 素炒青笋	菠菜银耳汤 麻酱烧饼 宫爆鸡丁 土豆猪肉炖豆角 肉末豆腐 蚝油生菜

第四周食谱

	星期一	星期二	星期三	星期四	星期五	星期六	星期日
早餐	小馒头 煮鸡蛋 牛奶 蒜泥茄子 五香豆腐丝	小馒头 煮鸡蛋 牛奶 拌海带丝 凉拌苦瓜	小馒头 煮鸡蛋 牛奶 炝拌三丝 凉拌豇豆	小馒头 煮鸡蛋 牛奶 凉拌黄瓜 炝拌菠菜	小馒头 煮鸡蛋 牛奶 拌圆白菜丝 五香豆干	小馒头 煮鸡蛋 牛奶 炝拌莴笋丝 蒜蓉圆白菜	小馒头 煮鸡蛋 牛奶 蒜蓉碎菠菜 凉拌生菜
午餐	花卷 肉末炒洋葱 木须肉 素炒圆白菜 银芽青椒	米饭 红烧带鱼段 鸡鸭乱炖 黄瓜炒鸡蛋 素烩白萝卜	窝头 青椒炒肉丝 莴笋鸡片 蒜蓉油麦菜 海米炒冬瓜	米饭 豆瓣鱼 余丸子冬瓜 素炒什锦 红烧茄子	小花卷 肉末青笋丝 海带结烧肉 鸡蛋炒三丁 香菇油菜	米饭 清蒸鱼 香菇鸡块 西红柿碎圆白菜 菠菜炒鸡蛋	金银卷 砂锅丸子豆腐 菠菜炒猪肝 青椒炒茄丝 炝黄瓜丝
晚餐	米饭 滑熘里脊 回锅肉 西芹百合 蒜蓉苦瓜	发糕 西芹炒肉丝 银芽里脊丝 菠菜油豆腐 虾皮小白菜	米饭 红焖羊肉 锅塌肉片 生煸豆苗菜 香菇菜心	烙饼 苦瓜炒肉片 农家炒合菜 素炒西葫芦 芫爆三丝	米饭 香酥翅中 滑熘里脊 番茄炒蛋 素烧娃娃菜	烙饼 黄瓜熘肝尖 肉片焖豆角 红柿椒青笋 冻豆腐白菜	米饭 西红柿炖牛肉 京酱肉丝 木耳双色菜花 蘑菇炒莴笋

注：此食谱已经专家审核，确保专业和实用。但患者在实际应用中仍需按照自己每日所需的总热量和控糖程度选择搭配。

图书在版编目（CIP）数据

百病食疗一本通 / 李卉，王梅康主编 . -- 南昌：江西科学技术出版社，2025.5. -- ISBN 978-7-5390-9564-6

Ⅰ . R247.1

中国国家版本馆 CIP 数据核字第 2025HU5704 号

百病食疗一本通
BAIBING SHILIAO YIBENTONG

李卉 王梅康 / 主编

出　版	江西科学技术出版社
发　行	
社　址	南昌市蓼洲街 2 号附 1 号
印　刷	艺堂印刷（天津）有限公司
经　销	全国新华书店
开　本	710 毫米 ×1000 毫米　1/16
字　数	110 千字
印　张	15
版　次	2025 年 5 月第 1 版
印　次	2025 年 5 月第 1 次印刷
书　号	ISBN 978-7-5390-9564-6
定　价	59.90 元

国际互联网（Internet）地址：http://www.jxkjcbs.com　选题序号：ZK2025080　赣版权登字：-03-2025-163
责任编辑：龙轲轲　杨艺　　装帧设计：紫图图书 ZITO®
版权所有　侵权必究
（赣科版图书凡属印装错误，可向承印厂调换）